In die Sammlung von „Monographien aus dem Gesamtgebiete der Neurologie und Psychiatrie" sollen Arbeiten aufgenommen werden, die Einzelgegenstände aus dem Gesamtgebiete der Neurologie und Psychiatrie in monographischer Weise behandeln. Jede Arbeit bildet ein in sich abgeschlossenes Ganzes.

Das Bedürfnis ergab sich einerseits aus der Tatsache, daß die Redaktion der „Zeitschrift für die gesamte Neurologie und Psychiatrie" wiederholt genötigt war, Arbeiten zurückzuweisen nur aus dem Grunde, weil sie nach Umfang oder Art der Darstellung nicht mehr in den Rahmen einer Zeitschrift paßten. Wenn diese Arbeiten der Zeitschrift überhaupt angeboten wurden, so beweist der Umstand andererseits, daß für viele Autoren ein Bedürfnis vorliegt, solche Monographien nicht ganz isoliert erscheinen zu lassen. Es stimmt das mit der buchhändlerischen Erfahrung, daß die Verbreitung von Monographien durch die Aufnahme in eine Sammlung eine größere wird.

Die Sammlung wird den Abonnenten der *Zeitschrift für die gesamte Neurologie und Psychiatrie* und des *Zentralblatt für die gesamte Neurologie und Psychiatrie* zu einem Vorzugspreise geliefert.

Angebote und Manuskriptsendungen sind an einen der Herausgeber, Professor Dr. O. FOERSTER, Breslau, und Professor Dr. K. WILMANNS, Heidelberg, erbeten.

MONOGRAPHIEN AUS DEM GESAMTGEBIETE DER NEUROLOGIE UND
PSYCHIATRIE

HERAUSGEGEBEN VON

O. FOERSTER-BRESLAU UND K. WILMANNS-HEIDELBERG

HEFT 55

# PSYCHOLOGIE DER SCHIZOPHRENIE

VON

**Dr. JOSEF BERZE**
A. O. PROFESSOR FÜR PSYCHIATRIE
AN DER UNIVERSITÄT
WIEN

UND

**Dr. HANS W. GRUHLE**
A. O. PROFESSOR FÜR PSYCHIATRIE UND
MED. PSYCHOLOGIE AN DER UNIVERSITÄT
HEIDELBERG

MIT 11 ABBILDUNGEN

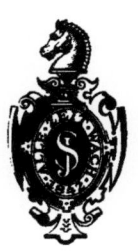

SPRINGER-VERLAG BERLIN HEIDELBERG GMBH
1929

ISBN 978-3-7091-5971-2      ISBN 978-3-7091-6005-3 (eBook)
DOI 10.1007/978-3-7091-6005-3

**ALLE RECHTE, INSBESONDERE DAS DER ÜBERSETZUNG
IN FREMDE SPRACHEN, VORBEHALTEN.**
COPYRIGHT 1929 BY SPRINGER-VERLAG BERLIN HEIDELBERG
URSPRÜNGLICH ERSCHIENEN BEI JULIUS SPRINGER IN BERLIN 1929

# Inhaltsverzeichnis.

## Erster Teil.

### Von Josef Berze, Wien.

| | Seite |
|---|---|
| Einleitung | 3 |
| I. Gruppierung der Schizophrenien nach wesentlichen psychologischen Unterschieden | 4 |
| II. Die schizophrenen Primärsymptome als Ausdruck des schizophrenen Prozesses | 15 |
| III. Abgrenzung der schizophrenen Primärsymptome | 20 |
| IV. Die schizophrene Denkstörung | 36 |
| V. Unterschiede der Denkstörung in schizophrenen Prozeßphasen und in schizophrenen Defektzuständen | 56 |
| VI. Psychologische Theorie der Schizophrenie | 66 |
| Literatur | 72 |

## Zweiter Teil.

### Von Hans W. Gruhle, Heidelberg.

#### Mit 11 Abbildungen.

| | |
|---|---|
| Einleitung | 75 |
| I. Sinnestäuschungen | 79 |
| II. Schizophrene Grundstimmung (Ichstörung) | 86 |
| III. Die Impulse | 94 |
| IV. Die Denkstörung | 97 |
| V. Der Wahn | 121 |
| VI. Theorie der Schizophrenie | 139 |
| VII. Problem des individuellen Verlaufs | 145 |
| VIII. Psychologie des Ausdrucks bei der Schizophrenie | 157 |
| Literatur | 164 |

# Erster Teil.

## Psychologie der Schizophrenie.
### Von Josef Berze, Wien.

## Einleitung.

Diese Beiträge zur Psychologie der Schizophrenie sind zu einem großen Teile aus einem Referate hervorgegangen, das dem „Deutschen Verein für Psychiatrie" am 13. September 1927 (Jahresversammlung in Wien) erstattet worden ist.

Ein Hauptgedanke wird darin verfolgt: Die psychische Symptomatologie der Schizophrenie umfaßt Prozeß-Symptome einerseits, Defekt-Symptome anderseits. Der Unterschied zwischen diesen beiden Symptomgruppen ist ein in phänomenologischer und genetischer Hinsicht fundamentaler. Es wird nicht eher möglich sein, Ordnung in die schizophrene Symptomatologie zu bringen und eine feste Grundlage für die Psychologie und ebenso für die psychologische Theorie der Schizophrenie zu schaffen, bevor es uns nicht gelungen sein wird, eine möglichst reinliche Scheidung der Prozeß- und der Defektsymptome zu vollziehen.

Unstreitig treten uns die schizophrenen Defektsymptome in den sogenannten Endzuständen in reinster Ausbildung entgegen. Ihre Entwicklung geht aber schon in den Phasen der Prozeßpsychose vor sich, in denen sie daher bereits früher oder später -- nach Maßgabe des bis dahin bereits entstandenen Defektes — neben den Prozeßsymptomen erscheinen können. Oft werden sie freilich, besonders im Anfange, von den letzteren zum großen Teile überdeckt. Anderseits erfahren sie, auch bei mehr vorgeschrittener Entwicklung, unter dem Einflusse der sich aus dem Prozesse unmittelbar ergebenden psychischen Grundstörung, allerlei oft recht weitgehende Veränderungen. Unsere Kenntnis der Symptomatik der „stationären" schizophrenen Zustände (Restzustände, Endzustände) ermöglicht uns daher für sich allein noch nicht die sichere und restlose Unterscheidung zwischen Prozeß- und Defektsymptomen in den verschiedenen Ablaufsphasen der Schizophrenien.

Einstweilen stehen wir diesem wichtigen Problem noch recht ratlos gegenüber, wenn auch da und dort schon ein Licht aufleuchtet und die Hoffnung auf Gewinnung neuer Gesichtspunkte erweckt. Zweck dieser Beiträge konnte es unter solchen Umständen — abgesehen vom dem Versuche, die Bedeutung der Unterscheidung zwischen schizophrener Prozeß- und Defektsymptomatik zunächst einmal überhaupt ins richtige Licht zu stellen — nur sein, einiges Material, daß der Lösung des Problems dienlich sein könnte, zusammenzutragen.

In Verfolgung dieses Zieles sind in diesen Beiträgen im allgemeinen nur diejenigen psychischen Symptome der Schizophrenie eingehender besprochen, auf deren genauere Erfassung es bei der Behandlung des gestellten Problems vor allem anzukommen scheint.

## I. Gruppierung der Schizophrenien nach wesentlichen psychologischen Unterschieden.

Die Schizophrenien, so verschiedenartig sie in ihrer Erscheinung auch sein mögen, umschließt samt und sonders zweifellos eine gewisse psychologische Gemeinschaft. Daran ändert der Umstand nichts, daß es bisher noch niemandem gelungen ist, das Gemeinsame seinem Wesen nach voll zu erfassen und in erschöpfender Weise begrifflich zu bestimmen. Über dieses Gemeinsame hinaus zeigen sich nun aber innerhalb der Schizophrenien weitgehende psychologische Unterschiede, die uns zwingen, Untergruppen gerade im Hinblick auf die psychologischen Verhältnisse aufzustellen, Untergruppen, die nun allerdings mit der geläufigen äußerlichen Unterscheidung hebephrener, katatonischer und paranoider Formen nichts zu tun haben, sondern sich vom Gesichtspunkte der Unterscheidung aus ergeben, ob sich die Symptome der Psychose als Ausdruck einer zur Zeit bestehenden psychotischen Grundstörung erkennen lassen oder nicht, letzterenfalls, ob sie sich als einfache Defektsymptome oder als Symptome psychotischer Entwicklung auf Grund eines Defektes darstellen. Dabei wird zu berücksichtigen sein, daß mit dieser Gruppierung keineswegs nur eine Unterscheidung von Fällen, sondern auch und noch mehr eine Unterscheidung von Stadien gemeint ist. Denn der gewöhnliche Gang ist ja der, daß eine Schizophrenie zunächst die psychotische Grundstörung erkennen läßt („frische Fälle"), und daß sich dann mit dem Aufhören dieser Grundstörung eine Defektschizophrenie („alte Fälle") herausbildet, auf der sich endlich noch eine psychotische Entwicklung aufbauen kann, die übrigens oft schon während der Dauer der Grundstörung eingesetzt hat.

Außer dem Mangel einer allgemein anerkannten psycho- bzw. psychopathologischen Terminologie ist es namentlich die Außerachtlassung dieser Verhältnisse, worin die oft weitgehenden Meinungsdifferenzen der Autoren auf dem Gebiete der Psychologie und psychologischen Theorie der Schizophrenie begründet sind.

Der Begriff der *psychotischen Grundstörung* bedarf, wie aus der Literatur hervorgeht, der Klärung. Er wird oft verwechselt mit dem Begriffe der psychotischen *Primärsymptome*. Psychotische Primärsymptome sind unmittelbar konstatierbare Symptome, die sich von anderen, sekundären, Symptomen nur dadurch unterscheiden, daß sie in keiner Weise psychologisch weiter zurückgeführt werden können. Die psychotische Grundstörung ist dagegen phänomenologisch an sich *nicht* aufzeigbar; es kann darauf vielmehr nur aus der Gesamtheit der Primärsymptome geschlossen werden, und zwar, wie hier schon ausdrücklich bemerkt, später ausführlicher gezeigt werden soll, auf Grund von Analogien. Weiter: Die Primärsymptome einer bestimmten Psychose können noch so zahlreich sein und ihre gemeinsame Grundlage dennoch in einer einzigen, einheitlichen Grundstörung haben. Ganz falsch ist es also, die Versuche, die Grund*störung* zu ermitteln, als ein Suchen nach *einem* Kardinalsymptom hinzustellen. Ebenso falsch ist die Annahme, der eigentlichen psychotischen Grundstörung müsse ein „*durchgängiges*" Symptom entsprechen. Wie sich die Symptome einer Psychose gestalten, hängt niemals von der Art der psychotischen Grundstörung allein ab; immer — und ganz besonders bei leichteren Graden der Grundstörung — kommt dabei auch die sonstige psychische Gesamtkonstitution des Individuums zur Geltung. Auch auf den Grad der Ausbildung gewisser psychotischer *Primär*-

symptome scheint die letztere von beträchtlichem Einfluß zu sein. Dies zeigt sich unter anderem darin, daß bei den einzelnen Fällen bald dieses, bald jenes Primärsymptom in einem das Gesamtbild beherrschenden Maße in Erscheinung tritt. Ferner können sonstige Momente der psychischen Verfassung offenbar auch qualitativ umgestaltend auf Primärsymptome einwirken, so daß diese sozusagen entstellt und daher nur schwer und unsicher als mit den Symptomen in ihrer geläufigen Erscheinungsform wesensgleich erkennbar werden. Alle diese Momente stehen der Durchgängigkeit, bzw. der Feststellbarkeit der Durchgängigkeit, eines Primärsymptoms gegebenfalls entgegen, wenn es auch im allgemeinen einwandfrei zu erheben ist.

Was in der Schilderung der zuerst als Dementia praecox (KRAEPELIN), dann als Gruppe der Schizophrenien (BLEULER) zusammengefaßten Psychosen vom Anfang an den breitesten Raum einnahm, das waren die *sekundären* Symptome. Die *primären* Symptome, an deren Herausstellung zunächst überhaupt nicht gedacht wurde, liefen dabei, soweit sie überhaupt erkannt waren, nur mit unter. BLEULER vollzog erst klar und deutlich die Unterscheidung zwischen primären Symptomen, d. h. „unmittelbaren seelischen Äußerungen eines organischen Prozesses", und sekundären Symptomen, d. h. „teils psychischen Funktionen unter veränderten Bedingungen, teils den Folgen mehr oder weniger mißglückter oder auch geglückter Anpassungsversuche an die primären Störungen". Damit war ein höchst wichtiger Schritt getan, die Aufmerksamkeit war auf Primärsymptome gelenkt, ein Weg war gezeigt, welcher uns, von der hinsichtlich Art und Maß ihrer Ausbildung von der individuellen psychischen Gesamtkonstitution in hohem Maße abhängigen und schon aus diesem Grunde so außerordentlich mannigfaltigen sekundären Symptomatik weg, dem psychologischen Wesen der Schizophrenien näherbringen konnte. Zugleich war aber auch, wie sich bald zeigte, der Grund gelegt für einen folgenschweren Irrtum. Es wurde nämlich — gewiß nicht im Sinne BLEULERS — daraus, daß die primären Symptome, im Gegensatz zur Unwesentlichkeit der sekundären, als notwendige, wesentliche Erscheinungen der Schizophrenien hingestellt worden waren, die Ansicht abgeleitet, daß sie nun auch wirklich in jedem Falle von Schizophrenie zu jeder Zeit gegeben sein müßten. Dies trifft nun aber nicht zu. Im Gegenteile ist die Zahl der Schizophrenien überaus groß, in deren Bild von den eigentlichen Primärsymptomen (scil. des Prozesses) nicht die Spur zu finden ist.

Wie ist denn dies möglich? Erstaunlicherweise ist dieses Problem nicht einmal so recht gestellt, geschweige denn zureichend erörtert worden.

Jeder organische Prozeß wird in zweifacher Weise zur Ursache von Leistungsstörungen oder kann es wenigstens werden: erstens, indem er, solange er besteht, unmittelbar störend auf eine bestimmte Funktion bzw. auf bestimmte Funktionen einwirkt, zweitens indem er bleibende Veränderungen an dem von ihm befallenen Organe (Läsionen, Defekte) setzt, die ihrerseits Defektsymptome ergeben. Man denke an einen beliebigen organischen Przoeß, der eine Organveränderung gesetzt hat. Immer wird man finden, daß nach dem Abschlusse des Prozesses die Symptome des lebendigen Prozesses, die *prozessualen Symptome*, abgelöst werden von Symptomen, die den Prozeß überdauern, von *postprozessualen* Symptomen, die unter Umständen, nämlich, wenn die Organveränderung rückbildungsfähig ist, oder wenn etwa auf kompensatorischem Wege eine Behebung der Ausfallserscheinungen möglich ist, allmählich verschwinden können, anderenfalls aber dauernd bestehen bleiben. Bei länger dauernden Prozessen sehen wir ferner, daß sich schon, während sie noch im Gange sind, zu den prozessualen Symptomen immer mehr auch postprozessuale Symptome gesellen, auf Grund der Organveränderungen, die der Prozeß in seinem bisherigen Verlaufe bereits gesetzt hat.

All dies gilt nun auch für die echten Prozeßschizophrenien. Solange der ihnen zugrunde liegende organische Prozeß im Gange ist, zeigt sich — als unmittelbares prozessuales Ergebnis, als Ausdruck der *aktuellen* Prozeßhaftigkeit — die schizophrene Grundstörung in den ihr entspringenden Primärsymptomen. Zugleich aber führt der organische Prozeß der Schizophrenie zu einer allmählichen organischen Destruktion, der im Psychischen eine allmähliche Destruktion der Persönlichkeit entspricht. Diese besteht, als *postprozessuale* Störung, auch wenn der organische Prozeß bereits abgelaufen und damit die Grundstörung behoben ist, weiter, und zwar im Falle der endgültigen Unkorrigierbarkeit der gesetzten Destruktion, für das ganze weitere Leben.

Mit ihr dauert aber auch ein großer Teil der sekundären schizophrenen Symptomatik weiter. An Stelle ihrer früheren Abhängigkeit von den primären Störungen hat sie gleichsam eine Art Verselbständigung erfahren. Man könnte bildlich auch sagen, das geistige Leben, das durch den Prozeß auf ein falsches Geleise geschoben worden sei, gehe nun auch nach dem Ablaufen des Prozesses auf diesem falschen Geleise weiter.

Die allermeisten Schizophrenien sind, wenn sie in unsere Beobachtung kommen, gewiß bereits postprozessuale Psychosen. Damit steht anscheinend im Widerspruche, daß bei vielen von ihnen niemals zuvor ein richtiges Prozeßstadium bzw. eine richtige Prozeßphase, beobachtet worden ist. Aber eben nur anscheinend! Vielfältige Erfahrung lehrt uns, daß das Ausmaß der postprozessualen schizophrenen Persönlichkeitsveränderung durchaus nicht etwa durchgehends in einem gleichen, geraden Verhältnisse zur Intensität der Grundstörung, geschweige denn zum Maße der Ausbildung der primären Symptomatik im Stadium des lebendigen organischen Prozesses steht. Es stehen vielmehr Fällen, in denen sich nach einer äußerst eindrucksvollen Prozeßphase mit ganz ausgesprochener primär schizophrener Symptomatik eine auffallend geringe bleibende Persönlichkeitsveränderung ergeben hat, solche gegenüber, in denen eine wegen Mangels ausgeprägter Symptome kaum sicher feststellbare Prozeßphase zu einer tiefgehenden Destruktion der Persönlichkeit geführt hat. Sie führen uns hinüber zu jenen Schizophrenien, die — obwohl als postprozessual charakterisiert — sich anscheinend ganz ohne vorgängiges Prozeßstadium entwickelt haben [1].

Das Gebiet der postprozessualen Persönlichkeitsveränderungen, die aus einer latent gebliebenen Phase des organischen Prozesses der Schizophrenie hervorgegangen sind, ist unermeßlich. Von leichtesten Persönlichkeitsveränderungen, die sich nur in gewissen mehr oder weniger auffälligen Charakterzügen zeigen und oft nicht einmal als aus psychotischer Wurzel entsprungen erkennbar sind, führen alle Übergänge bis tief hinein ins Gebiet der ausgesprochenen schizophrenen Endzustände.

---

[1] Unter anderem weist KAHN (46) auf Dementia praecox-Prozesse hin, die sich „so sehr und so lange gewissermaßen unter der Oberfläche abspielen, daß sie sich unserer diagnostischen Feststellung als Prozeßkrankheiten vorübergehend oder dauernd entziehen."

Zwei wichtige Fragen müssen auch von diesem Gesichtspunkt aus zumindest betrachtet, zum Teil offenbar auch beurteilt werden: die Frage des *Schizoids* und die Frage des *schizophrenen* (bzw. schizoiden) *Reaktionstypus*. Das Hineintragen gewisser, aus noch keineswegs geklärten erbbiologischen Ergebnissen voreilig abgeleiteter Annahmen hat diese Frage in beträchtlichem Maße verwirrt. Eine Entwirrung ist nur möglich, wenn zunächst einmal der Hinblick auf erbbiologisch fundierte Vermutungen bewußt vermieden wird.

Zur Frage des Schizoids hat schon BUMKE in diesem Sinne beigetragen, indem er darauf hinwies, daß wir zu allernächst versuchen müssen, ,,aus den Psychopathen die Fälle herauszulösen, die in Wirklichkeit verkappte Schizophrenien sind", bzw. daß wir auf diesem bereits von WILMANNS eingeschlagenen Wege fortfahren müssen. Wir werden auch bei den verkappten Schizophrenien die Unterscheidung zwischen solchen im Prozeß und solchen, die als postprozessuale Zustände aufzufassen sind, prinzipiell aufrecht zu halten haben. Die Annahme einer verkappten Schizophrenie *im Prozeß* wird namentlich für solche Fälle naheliegen, in denen sich ein Schizoid sozusagen vor unseren Augen ausgebildet hat und sich noch immer mehr ausprägt, um schließlich in eine richtige Schizophrenie überzugehen, für die Fälle also, in denen es auf dem Wege über ein ,,Schizoid" zu einer Schizophrenie gekommen ist, ohne daß je einmal jene ,,Abknickung" deutlich geworden wäre, die in typischen Fällen die beginnende Schizophrenie gegen den präpsychotischen Zustand absetzt. Die Annahme eines aus einer verkappten Schizophrenie, d. h. aus dem schleichenden organischen Prozesse, der ihr zugrunde gelegen war, hervorgegangenen *postprozessualen* Zustandes paßt andererseits wieder mehr für gewisse lange unverändert bleibende Schizoide. Auch bei solchen kann es, selbst nach viele Jahre langem Bestehen, doch noch zur Entwicklung einer ausgesprochenen Schizophrenie kommen, da ja der Prozeß, der das Schizoid seinerzeit verursacht hat, auch nach sehr langem Zessieren wieder einsetzen und nun — und zwar, wie manche Fälle zeigen, auch in auffallend rascher Progression — zur vollen Ausbildung der Psychose führen kann, in ähnlicher Weise, wie wir ja bei von Haus offenkundigen Schizophrenien selbst nach Dezennien langem Stillstand plötzlich einsetzende stürmische Erscheinungen, die oft zu rascher Progression der schizophrenen Demenz führen, beobachten können, Erscheinungen, die wir auch da auf ein Wiederaufflackern des organischen Prozesses nach langem Ruhen beziehen müssen.

Es wird in diesem Zusammenhang auch zu berücksichtigen sein, daß, wie jüngst wieder NEUSTADT (75) betont hat, ,,das Erkrankungsalter der Hebephrenie bemerkenswert früh liegt, ganz abgesehen von den seltenen Fällen von Dementia praecocissima (DE SANCTIS, HIGIER, WEYGANDT) und Dementia infantilis (HELLER)", und daß frühzeitige Erkrankungen ebenso, wie sie voll ausgebildet zu beträchtlicher geistiger Schwäche führen, bei abortivem Verlauf aller Wahrscheinlichkeit nach Veränderungen setzen können, die irgendeiner Form von ,,Schizoid" entsprechen.

Wie steht es nun aber um die anderen ,,Schizoide", die nach Abzug derjenigen Fälle, die schon Schizophrenien, wenn auch ,,verkappte" Schizophrenien, sei es in einem Prozeß-, sei es in einem postprozessualen Stadium, sind, in Schizosefamilien noch übrig bleiben?

Theoretisch möglich ist es ja, daß es unter den ,,Schizoiden", die nicht als im bezeichneten Sinne *erworben* aufgefaßt werden können, auch Psychopathien gibt, *originäre* Psychopathien, die mit der Schizophrenie in irgendeiner Beziehung stehen, etwa indem bei ihnen ein angeborener Anlagedefekt vorliegt, welcher eine Abartung der Grundlagen des psychischen Lebens bedingt, die der psychischen Veränderung analog ist, welche sich bei erworbenen Schizoiden erst aus dem organischen Prozeß ergeben hat. Es wäre ferner möglich, daß jener Anlagedefekt auf eine genotypische Gegebenheit zu beziehen ist, die mit derjenigen identisch ist, welche — gegebenenfalls — der erbkonstitutionellen Disposition zur schizophrenen Prozeßpsychose zugrunde liegt. Aber dieser Zusammenhang ist eben nur möglich, keineswegs als tatsächlich erwiesen. Es ist nicht sichergestellt, daß es unter den nach Abzug der verkappten Schizophrenien restierenden „Schizoiden" überhaupt noch solche gibt, für welche die Erwägung dieses oder eines ähnlichen Zusammenhanges angeht.

Für den bei weitem größten Teil des bezeichneten Restes trifft dies gewiß *nicht* zu. Auch in weit und breit schizophreniefreien Familien gibt es Psychopathien mannigfacher Art, und zwar oft in nicht unbeträchtlicher Zahl, Psychopathien, die zum großen Teil von analogen, in Schizosefamilien vorkommenden Typen nicht zu unterscheiden sind. Diese Psychopathien, dann, wenn, bzw. darum, weil sie in gewissen Familien neben Schizophrenien und neben als abortive Schizophrenien (im Prozeß- oder im postprozessualen Stadium) charakterisierten Schizoiden auftreten, wahl- und ausnahmslos gleichfalls schizoid zu nennen und als schizoid zu werten, ist ein grober Fehler, der unter anderen zu höchst fragwürdigen, zum Teile geradezu in der Luft hängenden Folgerungen auf erbbiologischem Gebiete geführt hat. „Wo sind", fragt Ewald mit Recht, „die Charaktere, die wir bisher als reaktiv labile, als hysterische, als phantastische zu bezeichnen pflegen? Wo sind die paranoid Eingestellten und wo die Epileptoiden? Wo sind die Haltlosen und Sthenischen, die mit labilem Persönlichkeitsbewußtsein und die Starrköpfigen? Alle nimmt die weite Mutter des Schizoids in die Arme." Es ist kaum zu bezweifeln, daß auch manche von den Typen, die Ewald da nennt, wenigstens fallweise, doch noch den Schizoiden zuzurechnen sind, vermag doch auch ein abortiver schizophrener Prozeß jenen geistigen Überbau, der bei normaler Ausbildung die mehr oder weniger weitgehende Beherrschung gewisser Charaktereigenschaften verbürgt, zu schädigen, so daß letztere dann als scharfe, markante, schroffe, ungemilderte Züge zutage treten, — worin ja sicherlich ein Hauptmerkmal vieler Schizoide zu erblicken ist. Aber andererseits muß festgehalten werden, daß die meisten von Ewald genannten Typen mit der Schizophrenie und ebenso mit den Schizoiden, die diesen Namen verdienen, wahrscheinlich nichts zu tun haben.

Abgerechnet müssen ferner die Typen werden, die zu Unrecht als psychopathisch hingestellt werden. In Übereinstimmung mit Bumke spricht Bostroem (18) den für *diese* Typen gewiß zutreffenden Satz aus, „daß wir es bei den sogenannten schizoiden Eigenschaften mit Zügen des *normalen* Seelenlebens zu tun haben". Die charakteristischen psychischen Symptome der Schizophrenie lassen sich sohin „nicht als eine Steigerung schizoider Eigenschaften auffassen". Bostroem zieht es daher auch vor, „nicht von schizoiden, sondern von ‚dystonen' Eigenschaften zu sprechen". (Vielleicht wäre es besser „asynton" zu sagen, weil nichts sonst als ein Abgang an Syntonie gemeint ist und andererseits die mit „dys" gebildeten Ausdrücke viel mehr auf Pathologisches weisen.) Erst wenn nachweisbar pathologische Momente[1] daran schuld sind, daß irgendwelche Charakterzüge abnorm scharf hervortreten, oder auch, daß sie verzerrt, entstellt erscheinen, kann ihr Träger als Psychopath aufgefaßt werden. So ist auch dem Gedanken, daß ein fließender Übergang von dem in der Gesundheitsbreite liegenden „Schizothymen" zu dem als Psychopathie aufzufassenden Schizoid führe, nur in diesem Sinne eine gewisse Berechtigung zuzubilligen. Es kann ja manchmal so liegen, daß ein einschleichender Prozeß aus einer „schizothymen" (asyntonen) Persönlichkeit allmählich ein Schizoid hervorgehen läßt.

BOSTROEM (l. c.) macht auch darauf aufmerksam, daß eine weitere psychologische Beziehung zwischen sogenannten Schizoiden und Schizophrenie darin zu erblicken ist, daß „schizoide" oder richtiger dystone (asystone) Persönlichkeitseigenschaften „sich pathoplastisch in der Psychose bemerkbar machen". In gleicher Weise sehen wir aber auch „bei Schizophrenien, die Personen *syntoner* Natur betroffen haben, eine entsprechende zirkuläre Symptomengestaltung". „Erst nach Ausscheidung des pathologischen Beiwerkes der dystonen bzw. syntonen Persönlichkeit" — auch andere Persönlichkeitstypen werden wir da wohl noch zu berücksichtigen haben! — ergeben sich in Reinheit die dem Krankheitsvorgang *eigenen*, die *schizophrenen* Symptome.

Die zweite oben erwähnte Frage, die des schizophrenen (bzw. schizoiden) Reaktionstypus ist bisher nur als eine Frage des Genotypus behandelt worden. Sicherlich wird ja auch für den Großteil der Fälle ein genotypischer Faktor oder Faktorenkomplex als Grundlage, wie der Reaktionstypen überhaupt, so auch dieser spezifischen Reaktionsnorm, anzusehen sein. Diese Art, die Dinge zu sehen, darf uns aber nicht dazu verleiten, die Möglichkeit einer Ausbildung dieser oder einer analogen Reaktionsnorm im Laufe des Lebens unter dem Einflusse äußerer Faktoren, also die Möglichkeit des Vorkommens eines *erworbenen* exogenen schizophrenen Reaktionstypus außer acht zu lassen, auch nicht dazu, die Möglichkeit der Bedingtheit der Schizophrenie- bzw. Schizoidähnlichkeit mancher „Reaktion" durch die Eigenart der jeweils wirkenden Noxe bzw. Noxenkombination — ohne, sei es bereits konstitutionell gegebene, sei es schon im Leben zuvor erworbene spezifische Reaktionsnorm — ganz von der Hand zu weisen. Auch nach KAHN wird man „durchaus die Anschauung gelten lassen müssen, daß auch ohne Anwesenheit schizoider und schizophrener Anlagen im Idiotypus schizophren ausgehende Krankheitszustände zur Ausbildung kommen, die sich — wenigstens vorläufig — klinisch und psychopathologisch von den konstitutionell unterlegten Fällen nicht unterscheiden lassen" („schizoforme Zustände"). Es ergibt sich, „aus dem Zusammenspiel einer Anzahl exogener ursächlicher Bedingungen die nicht erbkonstitutionell bedingte *schizoforme* Reaktionsweise, die sich in breiter Form mit den schizophrenen Reaktionsweisen BUMKES berührt".

Andererseits muß sich uns aber auch der Gedanke aufdrängen, daß wir uns auch für die Fälle, in denen wir einen *originären* Reaktionstypus oder, wie KAHN sagt, eine „idiotypisch unterlegte" schizoide Reaktionsweise anzunehmen ver-

---

[1] Oft sind es ja *äußere* Momente, die gewisse — namentlich asoziale — Eigenschaften der Persönlichkeit hervortreten lassen. So kann sich z. B. aus einer besonders günstigen Lebensstellung für eine entsprechend veranlagte Person ein „Gefühl der Unumschränktheit" [vgl. HOLLÄNDER, (40)] ergeben, das zu einer gewissen Ungebundenheit, einem hemmungslosen Sichausleben führt.

anlaßt zu sein glauben, nicht einfach mit der Vorstellung begnügen dürfen, die Reaktion sei sozusagen *unmittelbar* aus dem *Genotypus* hervorgeholt oder, mit anderen Worten, der in Betracht kommende genotypische Faktor (Faktorenkomplex) gewinne nun erst in der Situation, die durch die als Reiz zur Reaktion wirkenden Faktoren gesetzt wird, Einfluß auf den Phänotypus, sondern daß wir damit zu rechnen haben, daß es sich in solchen Fällen um eine schon vordem gegebene *phänotypische* Veränderung handelt, die bis dahin nur symptomlos geblieben ist, um erst unter der Einwirkung der die Reaktion auslösenden Faktoren als spezifische konstitutionelle Disposition in der Reaktionsweise offenkundig zu werden[1].

Wie es in dieser Hinsicht die Autoren meinen, die sich eingehender mit dem schizophrenen (schizoiden) Reaktionstypus befaßt haben, ist von ihnen nirgends deutlich genug gesagt worden. Nach POPPER (79) holt die Reaktion „aus dem betreffenden Individuum ... alles hervor, was an individual-spezifischer Eigenheit und Wesenheit vorher mehr oder weniger latent war". „Latent" kann da im Grunde nur etwas phänotypisch Gegebenes, und zwar solange es verborgen bleibt, genannt werden. Die Manifestation des Reaktionstypus bedeuten dann, daß dieses latente Phänotypische, indem es Symptome hervorruft oder anderweitig hervorgerufene Symptome in bestimmter Weise färbt, aus der Verborgenheit tritt. Es ist möglich, aber nicht sicher, daß POPPER es so meint. KAHN (45) sagt gelegentlich: „Durch ein Auftreffen irgendwelcher Milieufaktoren auf den Genotypus bzw. auf den schizophrenen (oder schizophreniebereiten) Teil des Genotypus kommt das Rad der Schizophrenie ins Rollen ..." Danach wäre etwas bis dahin bloß genotypisch Gegebenes gemeint. Schwer auszudenken ist es aber freilich, wie Milieufaktoren auf etwas nicht auch schon irgendwie im Phänotypus Realisiertes „auftreffen" können sollen.

Das erbbiologische Problem tritt für POPPER in den Hintergrund. Die Auffassung des schizophrenen Reaktionstypus ist nach ihm „rein klinisch und praktisch" von Wert. Die schizophrene Reaktion wäre „vom schizophrenen Krankheitsvorgang und überhaupt vom Reaktionsbegriffe der Schizophrenie strikte zu fordern". — KAHN stellt umgekehrt die erbbiologische Seite des Problems in den Vordergrund. Der von POPPER aufgestellte schizophrene Reaktionstypus gehört nach KAHN, ebenso wie die schizophrenen Prozeßpsychosen, „erbbiologisch zur schizoid-schizophrenen Gesamtgruppe", in welcher die Conditio sine qua non die Erbanlage zu Schizoid ist. „Die Erbanlage zu Schizoid" erscheint nicht selten „in schizoiden Persönlichkeitstypen phänotypisch realisiert."

Wie die phänotypische Veränderung beschaffen ist, die dem schizophrenen (schizoiden) Reaktionstypus gegebenenfalls zugrunde liegt, können wir, da eben nichts deskriptiv Erfaßbares in Frage kommt, nur vermuten. Aller Wahrscheinlichkeit nach liegt auch hier keine Einheitlichkeit vor. Im ganzen wird vielleicht auch für den schizophrenen Reaktionstypus all das gelten, was zum Problem der Schizoide gesagt wurde. Auch hier wird es also neben verkappten Schizophrenien bzw. Dauerveränderungen nach abgelaufenen leichten Prozeßphasen Fälle von konditioneller schizoformer Reaktionsweise (KAHN) geben und werden schließlich auch Fälle mit unterlaufen, in denen es nicht eigentlich um eine schizophrene Reaktionsweise, sondern um die Reaktion einer dystonen Persönlichkeit im Sinne BOSTROEMS handelt. Und der Unterschied zwischen dem Träger eines irgendwie bedingten „schizophrenen Reaktionstypus" und einem ihm hinsichtlich der Bedingtheit gleichen Schizoid besteht, zumal wir auch Schizoide in gleicher Weise reagieren sehen können, im Grunde überhaupt nur darin, daß ersterer „schizoide" Merkmale in seinem Habitualzustande nicht zeigt, bzw. daß sie bei ihm nicht in einem die Feststellung ermöglichenden Maße ausgebildet sind.

---

[1] Diese Überlegungen gelten nicht nur für den *schizophrenen* Reaktionstypus.

Von den Äußerungsformen des schizophrenen Reaktionstypus prinzipiell zu scheiden sind diejenigen schizophrenen Psychosen, welche die Bezeichnung als *symptomatische* Schizophrenien verdienen.

KRONFELD (57) weist klar auf den Doppelsinn im Gebrauch des Wortes Reaktion hin. Im übertragenen Sinne ist schließlich jede Psychose „Reaktion", nämlich Reaktion auf die Gesamtheit ihrer Bedingungen. Jedoch unter einem Reaktionstypus verstehen wir in der Psychiatrie „etwas wesentlich anderes, nämlich die *seelische Verarbeitung von Erlebnissen*". Aber diese Definition bedarf noch einer Ergänzung, wie gerade dann ersichtlich wird, wenn der Begriff des Reaktionstypus dem der symptomatischen Psychosen gegenübergestellt wird. Es ist nicht gleichgültig, worin es begründet ist, daß die seelische Verarbeitung von Erlebnissen pathologische, z. B. schizophrene, Züge trägt oder sich unter Umständen gar zu Psychosen, z. B. schizophren-psychotischen Bildern, gestaltet. Nur dann, wenn dieser Grund in einer *konstitutionellen Anomalie* der psychischen Grundlagen liegt, sei diese nun als originäre Persönlichkeitsanlage schon von Haus aus gegeben gewesen oder als erworbene Persönlichkeitsveränderung erst im Laufe des Lebens entstanden, kann — streng genommen — von einem pathologischen, z. B. dem schizophrenen Reaktionstypus gesprochen werden. Für die richtigen symptomatischen Psychosen, z. B. Schizophrenien, trifft dies nun aber nicht zu. Hier ist die pathologisch veränderte seelische Verarbeitung von Erlebnissen Teilerscheinung einer Symptomatik, die nicht auf eine schon zuvor gegebene konstitutionelle Anomalie, sondern auf einen erst *zur Zeit vor sich gehenden* Umwandlungsprozeß zu beziehen ist. In dieser prinzipiellen Unterscheidung zwischen Äußerungsformen des schizophrenen Reaktionstypus und symptomatischer Schizophrenie dürfen uns die Schwierigkeiten nicht beirren, die sich fallweise ergeben, wenn ein Prozeß, der möglicherweise eine symptomatische Schizophrenie zu begründen vermag, bei einem Individuum vorliegt, das uns — namentlich aus erbbiologischen Gründen — der Zugehörigkeit zum schizophrenen Reaktionstypus verdächtig erscheint.

Sprechen wir von *symptomatischen* Schizophrenien, so setzen wir das Vorkommen *idiopathischer* Schizophrenien voraus. Das Problem der Herausstellung und Umgrenzung der idiopathischen Schizophrenien ist nun aber äußerst schwierig, weit schwieriger noch als das der Abgrenzung irgendeiner idiopathischen *Krankheit* gegen ihre analogen symptomatischen Formen. Dies liegt daran, daß wir kein Recht haben, die idiopathischen Schizophrenien als eine klinische Einheit anzusehen. KRONFELD betont mit Recht, daß selbst dann, wenn sich die völlige psychologisch-deskriptive Einheitlichkeit der Gruppe Schizophrenie herausstellte, „noch nichts darüber ausgesagt wäre, ob diese psychologisch-deskriptive Einheit auch einer klinischen Gruppeneinheit entsprechen müsse". Das gleiche gilt aber auch für jede von irgendeinem Gesichtspunkte aus aufgestellte Teilgruppe der Schizophrenien, so auch für die, welche wir als die Gruppe der idiopathischen Schizophrenien ansehen wollen.

Bei dem Versuche der Umgrenzung der idiopathischen Schizophrenien müssen wir zweifellos von der Dementia praecox KRAEPELINS ausgehen. Aber die Grenzen dieser Gruppe sind bekanntlich immer mehr erweitert worden, so daß sie schließlich weit mehr umschlossen als jene Kerngruppen, die etwa Anspruch auf die Bezeichnung als idiopathisch hätten, und KRAEPELIN sich nachgerade selbst gedrängt sah, sie durch Aussonderung gewisser Formen, besonders der von ihm als Paraphrenien bezeichneten, wieder enger zu gestalten.

Offenbar sind generelle Gesichtspunkte notwendig, wenn eine brauchbare Abgrenzung der idiopathischen Schizophrenien erreicht werden soll. Vor allem muß da festgehalten werden, daß die idiopathischen Schizophrenien durch einen Prozeß bedingte Schizophrenien, *Prozeß*-Schizophrenien, sind. Es ergibt sich daraus als allererste Forderung, aus der Dementia praecox im Sinne KRAEPELINS alle Formen auszuscheiden, die nach ihrer Erscheinungsweise als psychische Entwicklungen („psychische Prozesse"), deren Abwegigkeit in einer originären Abartung oder in einer erworbenen Veränderung der Persönlichkeit anderer Art begründet ist, zu erkennen sind. Auszuscheiden sind also z. B. gewisse *„degenerative"* Charakterentwicklungen, die eine weitgehende Ähnlichkeit mit prozeßhaften Hebephrenien haben. Auszusondern sind besonders auch gewisse *paranoische* Entwicklungen, die heute noch im allgemeinen mit der prozeßhaften Dementia paranoides zusammengeworfen werden. Daß bei ihnen von der spezifisch schizophrenen Denkstörung und den sich um sie unmittelbar gruppierenden Symptomen nichts zu finden ist, die *aktuelle* Persönlichkeit sich nicht gestört erweist, daß in intellektueller Verarbeitung der unter dem Einflusse pathologischer Einstellungen entwickelten Wahnideen oft ein wohlgefügtes Wahnsystem zustande kommt, daß auch nach langer Dauer der Entwicklung (des psychischen Prozesses) keinerlei „Zerfalls-"Erscheinungen bemerkbar werden, — all dies wird gemeinhin mit der geringen Intensität, mit dem schleichenden Charakter des supponierten lebendigen Prozesses erklärt. Es müßte aber erkannt werden, daß für die Annahme eines solchen bei vielen von diesen Fällen überhaupt kein Grund vorliegt. Auszusondern ist aller Wahrscheinlichkeit nach auch der bei weitem größte Teil der bereits von KRAEPELIN abseits gestellten Paraphrenien, nicht aber, weil die Annahme berechtigt wäre, daß ihnen ein *anderer* Prozeß zugrunde liege als den Prozeßschizophrenien, sondern weil sie offenbar überhaupt nicht durch einen lebendigen Prozeß, sondern wie die Mehrzahl der eben erwähnten paranoischen Entwicklungen, durch Dauerveränderungen der Persönlichkeit *nach* einem abgelaufenen Prozeß bedingt sind. Für die meisten dieser wie gesagt, auszusondernden Formen bzw. Fälle ist aber andererseits eben doch ein Zusammenhang mit den Prozeßschizophrenien insofern gegeben, als die Persönlichkeitsveränderungen, aus denen ihre Symptomatik hervorgeht, das Ergebnis einer abgelaufenen, oft verborgen gebliebenen *schizophrenen* Prozeßphase sind. Diese Annahme wird auch dadurch gestützt, daß bei nicht wenigen von ihnen manchmal selbst noch nach einem Dezennium oder nach noch längerer Dauer ungestörter psychischer Entwicklung plötzlich oder auch in allmählichem Anstieg ein Prozeß einsetzt, der mit seiner spezifisch prozeßschizophrenen Symptomatik sozusagen die Szene beleuchtet. Namentlich in Fällen paranoischer Entwicklung, dann auch bei manchen Paraphrenien ist dieser Wechsel des Gesamtbildes zuweilen sehr auffällig. Was die Paraphrenien betrifft, hat ja BLEULER schon vor längerer Zeit betont, daß all das, was als angeblich bezeichnend für die Paraphrenien angeführt worden ist, auch bei Fällen vorkommt, „die nach Jahr und Tag ein typisches Praecoxbild aufweisen". Und BUMKE (23), der wohl betont, daß das Wort „Paraphrenie" heute lediglich „ein Fragezeichen bedeute, ein offenes, aber kein gelöstes Problem decke", im ganzen aber doch eher *für* die Abgrenzung der Paraphrenien und Schizophrenien eintritt, gibt ohne weiteres zu, daß sich „die meisten Fälle, die *im Beginn* KRAEPELINs Schilderung der Paraphrenien entsprechen, *später* als Schizophrenien erweisen". Wenn wir trotz alledem sagen, die bezeichneten Formen seien aus der Dementia praecox auszusondern, wenn es sich um Herausschälung einer schizophrenen Kerngruppe handelt, so darum, weil die jeweils erkennbaren Verhältnisse doch nicht immer zur sicheren Feststellung des Gegebenseins oder der Art ihrer Beziehung zur Schizophrenie ausreichen.

Obschon wir nun die Dementia praecox auch in der sich so ergebenden engeren Begrenzung nicht als klinische Einheit hinzustellen berechtigt sind, wenn auch namentlich die Ergebnisse der erbbiologischen Forschung, wie unter anderen WILMANNS (120) betont, eher dafür zu sprechen scheinen, so liegt doch, soweit wir derzeit urteilen können, ein Gemeinsames der ihr zugehörigen Formen darin, daß sich das ihnen zugrunde liegende Organisch-Prozeßliche *ausschließlich* in den Symptomen, einschließlich der körperlichen, die wir eben schizophren nennen, kundgibt, daß uns, mit anderen Worten, das Schizophrene in diesen Formen *selbständig* entgegentritt. Gewiß ein Kriterium von recht geringem, bloß relativem Wert! Aber liegt es nicht überall so, wo es gilt, Idiopathisches gegen Symptomatisches abzugrenzen, und muß es nicht auch so sein, solange das Wesen des für idiopathisch gehaltenen Prozesses nicht erfaßt ist? Jeder neue Tag kann uns da durch Anwendung bis dahin unberücksichtigt gebliebener Untersuchungsmethoden oder durch Benutzung neu entdeckter Untersuchungswege zu Ergebnissen führen, die uns zeigen, daß diese oder jene Form, die wir bis dahin für idiopathisch gehalten haben, doch auch noch zu den symptomatischen zu schlagen sei. So z. B. bei den Epilepsien, so auch bei den Schizophrenien. Was nach der voraussichtlichen Abbröckelung als symptomatisch erkannter Teile der Gruppe der Schizophrenien, die wir heute noch im ganzen für idiopathisch halten, schließlich übrig bleiben wird, braucht noch immer keine klinisch nosologische Einheit zu sein. Aller Wahrscheinlichkeit nach wird sich als idiopathische Restgruppe eine Gruppe ergeben, die zugleich genuin ist, eine Gruppe erbkonstitutioneller Degenerationsformen, die untereinander nur noch in dem Sinne verschieden sind, daß die Degeneration entweder dasjenige cerebrale Partialsystem, auf dessen Funktionsdefekt die schizophrene Grundstörung zu beziehen ist, allein oder mit ihm zusammen auch noch ein oder das andere Partialsystem betrifft. Ob diese Restgruppe einen *beträchtlich* geringeren Umfang und Inhalt haben wird als die Dementia praecox in ihrer oben bezeichneten engeren Begrenzung, bleibt dahingestellt.

Zur symptomatischen Schizophrenie werden alle Prozesse führen können, die jenes cerebrale Partialsystem zu schädigen bzw. mitzuschädigen geeignet sind. Je mehr der Prozeß darüber hinausgreift, werden die schizophrenen Erscheinungen durch andere, zumeist allgemeinere psychische Störungen in den Hintergrund gedrängt oder schließlich ganz verdrängt. Demgemäß sehen wir die symptomatische Schizophrene oft nur in kurzdauernden Phasen der fallweise vorliegenden Krankheit in Erscheinung treten. Zuweilen ergeben sich aber aus derartigen vorübergehenden Phasen auch bei symptomatischen Schizophrenien bleibende Persönlichkeitsveränderungen, die dem Gesamtbild noch für weitere Verlaufsstrecken ein ,,schizophrenes" Gepräge geben können.

Schon wenn es sich nicht einfach um allgemeine psychische Symptomatologie der Schizophrenien handelt, sondern um die Schilderung der psychischen Symptomenbilder, die für die einzelnen vom genetischen Gesichtspunkt aus zu unterscheidenden Untergruppen der Schizophrenien charakteristisch sind, ganz besonders aber, wenn auf die Ermittelung der schizophrenen Primärsymptome ausgegangen wird, ist eine entsprechende Auswahl unter den Schizophrenien zu treffen. Die Gesamtgruppe der Schizophrenien umfaßt folgende in dieser psychopathogenetischen Hinsicht abzugrenzende Teilgruppen:

1. *Aktive Prozeßschizophrenien*, d. h. Schizophrenien mit zugrunde liegendem organischem Prozeß, zur Zeit der Aktivität dieses Prozesses. Der letztere kann akut einsetzen und akut verlaufen oder sich schleichend entwickeln und schleichend verlaufen. Fällen, in denen er rasch seinen Abschluß findet, stehen solche gegenüber, in denen er viele Jahre lang fortdauert. Der Verlauf kann kontinuierlich, intermittierend oder remittierend sein.

2. *Inaktive Prozeßschizophrenien*, d. h. Prozeßschizophrenien in Stadien des vorläufigen Stillstandes oder in dem des endgültigen Abschlusses, also prozeßschizophrene Rest- und Endzustände. Selbst nach Dezennien langem Stillstande kann wieder ein „Schub" des organischen Prozesses einsetzen und damit die inaktive Prozeßschizophrenie wieder aktiv machen. — Zu dieser Gruppe gehört aller Wahrscheinlichkeit nach auch die große Mehrzahl der Paraphrenien KRAEPELINS.

3. *Reaktive Schizophrenien*, d. h. Schizophrenien, die sich, *ohne daß* — zur Zeit — ein *aktiver* organischer Prozeß im Spiele wäre, *psychogen (psychisch-reaktiv)* im Sinne einer schizophren-psychotischen Verarbeitung von Erlebnissen[1] entfalten. Sie können rasch vorübergehen, können aber auch die Form sich fortspinnender psychischer Entwicklungen (chronischer „psychischer Prozesse") annehmen und dann auch von unabsehbarer Dauer sein. Viele reaktive Schizophrenien sind psychisch ausgelöste Manifestationen des schizophrenen Reaktionstypus. Andere sind als reaktive Psychosen schizoider Persönlichkeiten zu erkennen. Die große Mehrheit der Fälle letzterer Art betrifft Personen mit erworbener (postprozessualer) Schizoidie. In diese Gruppe gehören wohl fast ausnahmslos auch die Fälle, deren ganze Symptomenreihe, wie BLEULER und nach ihm andere annehmen, ohne zugrundeliegenden Prozeß, nur auf Grund leichterer quantitativer Abweichungen vom Normalen, irgendwie psychisch bedingt zu sein scheint. Sie führen hinüber zu psychischen Entwicklungen auf Grund ausgesprochener prozeßschizophrener Restzustände. Auch ein großer Teil der sogenannten Pfropfschizophrenien gehört in diese Gruppe; der „Schwachsinn", auf den sich die Schizophrenie als reaktive Psychose bei diesen Fällen „aufpfropft", ist als schizophrener Restzustand, d. h. als das Ergebnis eines schizophrenen organischen Prozesses aufzufassen, der sich in früher oder frühester Kindheit abgespielt hat. In anderen Fällen freilich liegt der sogenannten Pfropfschizophrenie, wie dann aus ihrer aktiv-prozeßschizophrenen Erscheinungs-

---

[1] Unter Erlebnissen sind hier, wie besonders betont sei, nicht nur, ja nicht einmal zuvörderst, solche zu verstehen, die *äußere* Geschehnisse zum Gegenstand haben, sondern ganz besonders pathologische Innenvorgänge, wie die Erlebnisse der Erleuchtung, der Verzückung oder auffallende „geisterhafte Vorfälle", oft auch besonders eindrucksvolle sporadische Halluzinationen usw.

weise zu erkennen ist, ein neuer Schub des *Prozesses* zugrunde[1]. Diese Fälle sind dann den aktiven Prozeßschizophrenien und nicht den reaktiven Schizophrenien im hier gemeinten Sinne zuzurechnen.[2]

4. *Komplizierte Schizophrenien*, d. h. reaktiv-psychotische Entwicklungen bei *aktiven* Prozeßschizophrenien. Namentlich bei geringer Intensität des organischen Prozesses allmählich ein- und weiterschleichende aktive Prozeßschizophrenien sind es, bei denen sich oft auf den durch ein Erlebnis, welches unter den pathologischen psychischen Verhältnissen als psychisches Trauma wirkt, gegebenen Anstoß hin reaktionspsychotische Entwicklungen einstellen. Zumeist akut einsetzend und sich zunächst stürmisch gestaltend, täuschen sie, wenn die vorausgegangene Phase der aktiven Prozeßschizophrenie ob ihrer Symptomenarmut übersehen worden ist, leicht den Beginn der Schizophrenie überhaupt vor. In ihrem Gesamtbilde stehen im allgemeinen die reaktiv-schizophrenen Symptome entschieden im Vordergrunde und überwuchern oft die wesentlichen Symptome der akuten Prozeßschizophrenie bis zur völligen Verdeckung. Niemals aber fehlen die letzteren gänzlich. Nur müssen sie unter Umständen eben erst durch schürferes Eindringen aus der Verschüttung hervorgeholt werden. Nicht in unmittelbarer Abhängigkeit vom organischen Prozeß stehend, können derartige reaktivpsychotische Entwicklungen jederzeit ihren Abschluß, aber auch ihre mehr oder weniger vollständige Rückbildung finden, wenn auch der organische Prozeß weiter geht und daher auch die Zeichen der aktiven Prozeßschizophrenie weiter bestehen.

## II. Die schizophrenen Primärsymptome als Ausdruck des schizophrenen Prozesses.

Da die schizophrenen *Primärsymptome* Ausdruck des lebendigen organischen Prozesses sind, finden wir sie nicht bei den reinen reaktiven Schizophrenien, nicht mehr bei den inaktiven Prozeßschizophrenien, finden wir sie vielmehr nur bei den aktiven Prozeßschizophrenien und, zumeist weniger leicht greifbar, bei komplizierten Schizophrenien.

Die Feststellung, welcher Gruppe ein einzelner Fall von Schizophrenie angehört, ist gegebenenfalls nicht leicht. Es wäre daher auch kaum möglich, etwa den Gesamtbestand einer größeren Anstalt an Schizophrenien mit zulänglicher Sicherheit restlos auf die verschiedenen Gruppen aufzuteilen, bzw. z. B. die Gruppen der aktiven Prozeßschizophrenien restlos aus ihm herauszustellen. Zunächst ist der aktive Charakter einer Schizophrenie oft schon an sich recht wenig ausgeprägt und daher schwer erkennbar. Oft ist er zudem durch eine sekundäre Symptomatik, die sich von der inaktiver Schizophrenien nicht recht unterscheiden läßt, stark oder ganz verdeckt. Schleichend und unmerklich geht in vielen Fällen die aktive Prozeßschizophrenie in eine Inaktivitätsphase oder auch in den dauernden Endzustand über. Die Grenzen gegen die rein reaktiven Prozeßschizophrenien

---

[1] Es soll nicht in Abrede gestellt werden, daß der schizophrene *Prozeß* auch einmal ein mit einer originären Oligophrenie oder mit einem früh erworbenen Schwachsinn irgendwelcher anderer Genese behaftetes Individuum befallen kann. Dies wären im Grunde erst richtige Pfropfschizophrenien.

[2] Die Frage, ob auch der Prozeß selbst „reaktiv" einsetzen könne, ist für unsere Betrachtung irrelevant. Wo ein lebendiger Prozeß zugrunde liegt, liegt eine aktive Prozeßschizophrenie vor, gleichviel wie der Prozeß herbeigeführt worden ist.

verschwimmen andererseits dadurch, daß sich auch bei aktiven Prozeßschizophrenien, und zwar nicht nur bei den — in unserem Sinne — komplizierten Schizophrenien, zahlreiche und weitgehende verständliche Zusammenhänge der Inhalte der Psychose und bestimmter Erlebnisse herausstellen können, während nicht *wenige* reaktive Schizophrenien wieder gerade zu den Reaktionen gehören, bei denen derartige Zusammenhänge völlig fehlen und der Inhalt des auslösenden Erlebnisses in der Psyche ganz hinter anderen, durch Einstellungen der verschiedensten Herkunft oder auch durch „Komplexe" determinierten Inhalten verschwindet.

Handelt es sich nun aber vollends um die Erhebung der Primärsymptome, so wird man Fälle, die der Gruppen-Differentialdiagnose Schwierigkeiten bereiten, überhaupt beiseite lassen und nur in dieser Hinsicht klarliegende Fälle heranziehen.

Nicht bei allen Autoren, die sich bisher mit der Psychologie der Schizophrenie befaßt haben, sehen wir die Forderung der Unterscheidung psychologisch bzw. psychogenetisch differenter Untergruppen der Schizophrenien beachtet. Ja KRETSCHMER geht sogar — unter dem dominierenden Einflusse der erbbiologischen Untersuchungen — geradezu grundsätzlich in entgegengesetzter Richtung so weit, daß er seinen Untersuchungen über das Wesen der schizophrenen Störung nicht nur die Gesamtheit der Schizophrenien ohne Unterschied, sondern, über dieses weite, an sich schon so viel Verschiedenartiges umfassende Gebiet hinausgreifend, auch noch Präpsychotisches bzw. Schizoides und Postpsychotisches, ja sogar Nichtpathologisches, „Schizothymes", mit zugrunde legt. Daß dabei gerade das Wesentliche, die psychotische Grundstörung, zu kurz kommen mußte, liegt auf der Hand.

Im allgemeinen bricht sich aber der Gedanke immer mehr Bahn, daß man bestimmte Formen bzw. Phasen der Schizophrenien herausgreifen und für sich betrachten muß, wenn man zu einem unanfechtbaren Ergebnisse in der Frage der Primärsymptome der Schizophrenie kommen will.

Gegen BLEULER, der die Meinung vertrat und vielleicht noch vertritt, eine bestimmte psychische Störung sei nur dann als psychotische Grundstörung anzuerkennen, wenn sie sich bei allen Formen und in allen Phasen der Psychosengruppe, im besonderen auch der Schizophrenien, finden lasse, hat BERZE (9) schon vor Jahren mit Nachdruck darauf hingewiesen, daß zwischen „Schizophrenen, bei welchen der eigentliche Krankheitsprozeß, welcher der Grundstörung der Schizophrenie zugrunde liegt, *im Gange ist*", und Schizophrenen, bei welchen dieser Krankheitsprozeß zur Zeit *nicht im Gange* ist, „... bei welchen aber Veränderungen bestehen, die durch den Krankheitsprozeß, als er im Gange war, gesetzt worden sind und das weitere geistige Leben zu einem im schizophrenen Sinne gestörten gestalten," unterschieden werden müsse. SCHILDER (87) führte darauf zurückkommend aus, daß „das wesentliche Symptom unter Umständen nur dem akuten Schub zuzukommen brauche", BLEULER suche dagegen sein Primärsymptom in jeder Phase der Krankheit und finde es auch, aber nur „dank der Weite des Begriffes." WILMANNS wies dann in seinem bekannten Referate auf gewichtige Bedenken hin, die seines Erachtens gegen BLEULERs Bestreben, „die akuten und chronischen schizophrenen Zustände auf die gleichen Grundstörungen zurückzuführen", bestehen. C. SCHNEIDER (92) spricht in gleichem Sinne gelegentlich von der Notwendigkeit der „klinischen Differenzierung zwischen stationären und progredienten Prozessen", wobei er unter „progredienten Prozessen" die Fälle versteht, in denen „der Prozeß noch nicht zur Ruhe gekommen ist"[1]. Auch betont

---

[1] Stationär kann ein Zustand sein, nicht aber ein Prozeß. Ein Prozeß, der zur Ruhe gekommen ist, ist nicht „stationär", sondern überhaupt nicht da. Solange er aber da ist, ist er auch eo ipso immer „progredient". Die von SCHNEIDER gebrauchte Wendung ist also nicht gerade glücklich gewählt.

er an anderer Stelle, daß „gerade die Anfangspsychosen Schizophrener oder die leichteren Fälle ein wesentlich anderes Aussehen haben" als die Endzustände.

Vor allem ist man gänzlich von dem Verfahren BLEULERS abgekommen, gerade die Endzustände der Schizophrenie der psychologischen Analyse zugrunde zu legen. Im Gegenteile haben es fast alle neueren Autoren, wenn auch zum Teile ohne klar bewußte Einstellung auf den aktiv prozeßhaften Charakter, auf „frische", auf „akute" Fälle bzw. Schübe abgesehen.

REISS (82) zieht es vor, „an die akuten Formen traumhafter Verworrenheit anzuknüpfen, wo das schwankende Zustandsbild oder häufige gute Remissionen weitgehende Fühlungnahme mit dem Kranken gestatten". Wer vorwiegend akute Formen, Phasen, Schübe wählt, tut sicher gut; wenn es ihm gelingt, akut einsetzende reaktive Schizophrenien auszuscheiden, wird er es durchweg mit aktiven Prozeßschizophrenien zu tun haben. Ob es aber richtig ist, gerade diejenigen akuten Formen zu bevorzugen, bei denen die „traumhafte Verworrenheit" das Bild beherrscht, muß zumindest dahingestellt bleiben. Sie sind es vor allem, die den Gedanken an toxische Genese und damit auch daran aufkommen lassen, daß die toxische Noxe, die im Spiele ist, auch noch über die eigentlichen schizophrenen Prozeßsymptome hinausgehende andersartige Störungen zu setzen vermochte. Dieses Plus von Störungen, wodurch oft die schizophrenen Primärsymptome geradezu in den Hintergrund gedrängt oder sogar gänzlich überdeckt werden können, rückt diese Formen oft in die Nähe der Amentia. BUMKE (23) gibt, allerdings in sehr vorsichtiger Weise — er spricht von „Möglichkeiten, die sich vorläufig noch nicht einmal zu Hypothesen verdichten" — dem Gedanken Ausdruck, „ob nicht in der schizophrenen Zerfahrenheit der nicht ausgleichbare Rest eines Syndroms erblickt werden darf, das nur in seiner akuten Gestaltung zugleich die Erschwerung der Auffassung und des Merkens, die Neigung zur Versinnlichung der Vorstellungen usf., kurz alle Zeichen der Bewußtseintrübung mit einschließt"[1]. Sicher steht es ja, wie BUMKE zugleich betont, daß „die große Mehrzahl der Fälle, die früher als akute halluzinatorische Verworrenheit, bzw. als Amentia beschrieben worden sind, schließlich in schizophrener Verblödung enden". Wenn wir nun auch die von BUMKE angedeutete Möglichkeit, wie er will, nicht ganz aus dem Auge verlieren wollen, wozu wir ja schon dadurch veranlaßt werden, daß sich in den Fällen mit „amentiaartigem" Beginn das Schizophrene — rein klinisch betrachtet — in der Tat nach dem Schwinden des Amentiellen als ein „Rest" betrachten läßt, so werden wir doch andererseits davon nicht abgehen können, daß sich das Schizophrene, *psychologisch* betrachtet, nicht etwa einfach als eine Unterstufe des Amentiellen hinstellen läßt, wenngleich die psychologische Erforschung der „Verwirrtheitszustände von typisch schizophrenem Gepräge", wie auch MAYER-GROSS (69) trotz aller Hervorhebung der bereits zu verzeichnenden Fortschritte zugibt, „zu einer endgültigen Formulierung noch nicht gelangt ist". Wäre das Schizophrene auch *stets* schon im Amentiellen mit enthalten — dies müßte der Fall sein, wenn es gegebenenfalls als Rest des letzteren übrigbleiben können soll —, so wäre es höchst erstaunlich, daß wir im Übergange der überaus seltenen richtigen Amentia zur Heilung niemals schizophrene Zerfahrenheit finden, um so erstaunlicher, als sich die Klärung bei der echten Amentia fast immer recht langsam vollzieht, im Gegensatz zu den oft plötzlichen Unterbrechungen amentiaartiger Zustände der Schizophrenie. Schon darum ist es weit wahrscheinlicher, daß die traumhafte Verworrenheit im amentiaartigen Beginn von Schizophrenien als eine Bewußtseinsstörung eigener Art aufzufassen ist, die, solange sie besteht, die schizophrene

---

[1] BLEULER findet, daß die „Arten von Verwirrtheit", welche „oft den Gipfel der Kurve einer subakut verlaufenden schizophrenen Phase bilden", wahrscheinlich „der direkte Ausfluß der Steigerung des Krankheitsprozesses sind, und folglich die geringeren Grade der gleichen schizophrenen Assoziationszerspaltung, wie wir sie überall treffen, ein primäres Symptom darstellen". Man wird zugeben können, daß diese Verwirrtheit direkt Ausfluß der Steigerung des Krankheitsprozesses sei, aber bestreiten müssen, daß daraus folge, die „schizophrene Assoziationszerspaltung, wie wir sie überall treffen", sei von der Verwirrtheit nur als „geringerer Grad" unterschieden. Eine Steigerung des Krankheitsprozesses kann auch qualitativ neue Symptome bringen.

Grundstörung überlagert, ebenso wie dies offenbar für gewisse der Amentia zumindest ähnliche Syndrome zutrifft, die nicht allzu selten gewisse exogen bedingte oder mitbedingte Manien anfänglich oder in Exazerbationsstadien überlagern. Tritt dann mit der allmählichen Behebung der amentiellen Bewußtseinsstörung die schizophrene Grundstörung in den schizophrenen Symptomen immer reiner zutage, so kann sie wohl als ein Rest angesehen werden, aber nicht als Rest der Amentia, sondern als Rest im Sinne einer Einschränkung der zusammengesetzten Gesamtwirkung, welche die schuldige Noxe im Beginne, da sie mit voller Wucht wirksam war, zu entfalten vermochte, auf die schizophrene Komponente. Indes, wie immer es sich verhalten mag, das amentielle Plus an Störungen erschwert in solchen Fällen zweifellos die Ermittelung und Darstellung des spezifisch Schizophrenen. Da es auch akute Anfänge und akute Schübe der Schizophrenie gibt, denen die traumhafte Verworrenheit völlig abgeht, liegt es weit näher, von diesen auszugehen.

Aber es liegt kein Grund vor, nun wieder die Beschränkung des Materiales zur Untersuchung der schizophrenen Primärsymptome auf die „akuten" Fälle bzw. auf Anfangsphasen, geradezu zum Prinzip zu erheben. Wir gehen nur am wenigsten leicht irre, wenn wir zunächst nur sie wählen. Sicher gibt es aber auch Schizophrenien, denen ein ausgesprochener *chronischer* Prozeß zugrunde liegt, mit dessen Progredienz sich die schizophrene Grundstörung nur immer deutlicher geltend macht, falls die Primärsymptome nicht allzusehr von sekundären überwuchert werden. Es gilt dies vor allem für gewisse Hebephrenien und andere zu richtiger schizophrener *Demenz* führende Formen, die man vielleicht einmal als Dementia praecox im engeren Sinne aus der Gesamtheit der Schizophrenien herauszuheben imstande sein wird.

BERINGER (3) machte die Beobachtungen, die er in einem Beitrage zur Analyse schizophrener Denkstörungen verwendete, an einer bestimmten kleinen Gruppe von solchen Schizophrenien, „die in ihrem Gesamtbild das charakteristische Merkmal der Zerfahrenheit zeigen, bei denen sich aber trotz eindringlicher Untersuchung keine Anhaltspunkte für das Bestehen der üblichen faßbaren Schizophreniesymptome, wie Wahnideen, Sinnestäuschungen, abnorme Gefühlszuständigkeiten und dergleichen mehr nachweisen ließen". Er findet, daß „gerade diese Symptomenarmut und Unproduktivität bezüglich des Inhaltlichen, das Bild der versandenden leeren Hebephrenie bietend, mancherlei Vorzüge zur Erfassung der Denkstörungen bezüglich des *Formalen* zu haben" scheint. Mit Recht hebt BERINGER hervor, daß für solche Fälle „die Frage, wie weit irgendeine Kundgabe auf Auswirkung von Wahnkomplexen oder Sinnestäuschungen beruht, also sekundärer Herkunft ist, weitgehend wegfalle". Außerdem kann zugunsten seiner Wahl aber auch angeführt werden, daß gerade bei Hebephrenen der (organische) Prozeß in der Regel von längerer Dauer und von kontinuierlichem Verlauf ist und man daher bei ihnen relativ wenig Gefahr läuft, Phasen des Prozeßstillstandes zum Gegenstande der Untersuchung zu machen.

Die Unterscheidung, ob eine Prozeßschizophrenie noch als aktiv oder bereits als inaktiv anzusehen ist, begegnet unter Umständen — geringe Intensität des organischen Prozesses, langsames Abflauen des Prozesses, üppige sekundäre Symptomatik — großen Schwierigkeiten. Man ist versucht anzunehmen, daß, wie so viele andere Probleme, vor die uns die Schizophrenie stellt, auch dieses erst mit der Erkennung des Wesens des organischen Prozesses seine Lösung finden wird, indem zu erwarten steht, daß sich dann auch die Möglichkeit des Nachweises der Aktivität und Inaktivität dieses organischen Prozesses mittels somatischer Untersuchungsmethoden ergeben wird. Solange dies nicht der Fall ist — und es scheint, daß wir noch recht lange darauf werden warten müssen —, bleibt uns aber doch nichts übrig, als die Unterscheidung, so gut es geht, auf Grund psychologischer Kriterien zu treffen. Ermittelt sind diese Kriterien noch nicht. Vorarbeit ist nicht viel in der Literatur zu finden. In Lehrbüchern und umfassenden Schizophreniedarstellungen wird wohl in der Regel ein Kapitel den „Endzuständen", den „Ausgängen", gewidmet. Im übrigen aber setzt man sozusagen stillschweigend die Dauer des organischen Prozesses gleich der Dauer der Schizophrenie in psychischer Entwicklung, nicht bedenkend, daß psychotische Entwicklungen den organischen Prozeß im Grunde unbegrenzt lange überdauern können. Die Kriterien, die wir zu suchen haben, müssen aber eben dazu ausreichen, außer den ausgesprochenen geistigen Wracks, als welche uns die Träger der Endzustände erscheinen, auch jene ungezählten geistig leicht oder doch leichter Havarierten auszuscheiden, bei denen sich die Schizophrenie nach Ablauf des organischen Prozesses als psychischer Prozeß weiterentwickelt.

C. Schneider (92) meint: „Solange die Psychose noch z. B. zwischen Stupor, Zerfahrenheit und Wahnideen oder analogen Kombinationen einherschwankt, solange ist der Prozeß noch nicht zur Ruhe gekommen." Gewiß, wenn eine Schizophrenie, die einen derartigen „Syndromwechsel" vorerst in ausgesprochener Weise gezeigt hat, ihn von einem gewissen Zeitpunkte an vermissen läßt, wird man diese Änderung in der Regel als ein Zeichen, wenn auch nicht gerade des Aufhörens, so doch des Abflauens des organischen Prozesses auffassen können. Aber abgesehen davon, daß der Wert dieses Kriteriums immerhin zweifelhaft ist, gibt es doch auch zahlreiche Schizophrenien, die von Haus aus keinerlei Syndromwechsel erkennen lassen.

Es mutet heute noch fast wie ein Circulus vitiosus an, wenn einerseits gesagt wird, zum Zwecke der Untersuchung auf Primärsymptome müsse man die aktiven Prozeßschizophrenien auswählen, und andererseits die These hingestellt wird, die *schizophrenen Primärsymptome* seien einzig und allein *sichere Kennzeichen der aktiven (organischen) Prozeßhaftigkeit* einer Form bzw. Phase *der Schizophrenie*. Aber das Vorwiegen der primären Symptomatik in akuten Fällen sowie in Anfangsstadien von Schizophrenien nicht akuten Charakters, ferner das lange Erhaltenbleiben primärer Symptome in zu wahrer schizophrener Demenz tendierenden Fällen, das Wiedereinsetzen der primären Symptomatik in richtigen Schüben, d. h. in Phasen des Wiederauflebens des organischen Prozesses, umgekehrt ihr Zurücktreten oder gänzliches Verschwinden in den Zeiten vor und nach Schüben, endlich das Fehlen der Primärsymptome in ausgesprochenen Endzuständen, all dies spricht doch eindeutig genug für die Richtigkeit ihrer Einschätzung in diesem Sinne.

Daraus ergibt sich aber, wie hier nebenbei bemerkt sei, daß die Erforschung der schizophrenen Primärsymptome eine Angelegenheit von nicht nur rein psychopathologischer, sondern zugleich auch eminent praktischer Bedeutung ist. Zunächst hängt die *Prognose* eines speziellen Falles in beträchtlichem Maße davon ab, ob der organische Prozeß noch im Gange ist oder nicht, ob letzterenfalls sein Wiederaufleben, also ein Rezidiv des organischen Prozesses, nach dem bisherigen Verlaufe zu befürchten ist oder nicht, von Momenten also, über die wir uns, wenn die angeführte Annahme zutrifft, an Hand der Primärsymptome unterrichten können. Aber auch bei der Wahl der *Therapie* für den einzelnen Fall werden wir uns vor allem davon leiten zu lassen haben, ob uns schizophrene Primärsymptome organische Prozeßhaftigkeit (aktive Initialphase oder späterer Schub) anzeigen oder ob sie fehlen. Heute wird, im allgemeinen ohne rechte Rücksichtnahme auf die besondere Natur des einzelnen Falles und im ganzen ohne leitende Gesichtspunkte überhaupt, bald Organtherapie, bald Psychotherapie, je nach der Grundeinstellung des Arztes in therapeutischer Hinsicht, bevorzugt. Man wird aber gerade hier klar und deutlich zu unterscheiden haben: Solange der organische Prozeß im Gange ist, wird sich die Therapie auf ihn richten müssen, ist also somatische Therapie, insbesondere wohl Organtherapie, am Platze; sobald aber der organische Prozeß unter Hinterlassung bleibender Defekte abgelaufen ist, ist keine Möglichkeit mehr gegeben, der Psychose mit somatischer Therapie an den Leib zu rücken. Andererseits wird es keinen rechten Sinn haben, ausgesprochen aktive Prozeßschizophrenien, namentlich solche akuteren Charakters, mit Psychotherapie angehen zu wollen. Bei stärkerer Intensität der schizophrenen Grundstörung lassen sich wirkliche psychotherapeutische Erfolge überhaupt nicht erzielen; bei geringerer Intensität der Störung läßt sich ab und zu, wenn es sich um komplizierte Schizophrenien handelt, wohl einiges im Sinne der Abtragung eines Teiles des sekundären Überbaues erreichen, geht der Erfolg aber in der Regel allmählich wieder verloren oder wird das mühsam Erreichte durch eine Exazerbation der Grundstörung rasch wieder zerstört, zuweilen geradezu plötzlich über den Haufen geworfen. Dagegen sind die reaktiven Schizophrenien bei leichteren Graden des zugrunde liegenden Defektes zum Teile nicht nur psychotherapeutischen Einwirkungen in beträchtlicherem Maße zugänglich, sondern durch sie auch in nachhaltigerer Weise beeinflußbar[1].

## III. Abgrenzung der schizophrenen Primärsymptome.

Wir wissen nicht, *wie viele* schizophrene Primärsymptome es gibt, d. h. wie viele schizophrene Symptome unmittelbar aus der psychischen Grundstörung entspringen. Das einzige Kennzeichen der primären Natur eines psychotischen Symptoms ist die Unmöglichkeit seiner psychologischen Zurückführung auf ein anderes, das selbst erst unmittelbarer Ausdruck der Grundstörung wäre. Unser Urteil über diese Zurückführbarkeit hängt aber auch vom Stande unserer Kenntnisse auf diesem Gebiete, von der Tiefe unseres Einblickes in die gegebenen Verhältnisse ab. Möglicherweise nehmen wir heute zu viel Primärsymptome an, und wird es einmal gelingen, zwei oder mehrere von ihnen oder gar alle auf ein einziges, einstweilen noch nicht richtig erfaßtes zurückzuführen. Möglicherweise auch nehmen wir aber heute zu wenig Primärsymptome an, indem wir als eine der Erscheinungsseiten eines bestimmten Primärsymptoms deuten, was richtig als selbständiges Primärsymptom gewertet werden müßte.

Vor allem muß ein Primärsymptom eine deskriptiv-phänomenologisch faßbare Gegebenheit sein — im Gegensatze zur psychotischen Grundstörung (vgl. I., S. 4). Daher können die von BLEULER an die Spitze der primären Symptome der Schizophrenie gestellten „Assoziationsstörungen" nicht als solche angesehen werden. Indem BLEULER die ihm von seinem assoziationspsychologischen Standpunkte aus als psychotische Grundlage der schizophrenen Denkstörung erscheinenden „Assoziationsstörungen", obwohl sie — was er verkennt — nur erschlossen,

---

[1] Vergleiche unter anderen KOGERER (54), der sich für STRANSKYs „Kompensatorische psychische Übungstherapie" bei Schizophrenen, Paraphrenen und Paranoikern einsetzt. Ziel dieser Therapie ist nach KOGERER, „das Krankhafte im Denken durch logische Überredung sowie Bestärkung eigener Zweifel am Wahne zu bekämpfen".

nicht unmittelbar phänomenologisch erfaßt und überhaupt nicht erfaßbar sind, selbst schon „Symptom" nennt, rückt für ihn die schizophrene Denkstörung folgerichtig bereits in die zweite Linie, wird sie ihm zum *sekundären* Symptom, und nicht nur die schizophrene Denkstörung, sondern auch noch ein oder das andere Symptom, dessen primäre Natur zumindest erwogen werden muß.

Es geht nicht an, alle Störungen des Denkens, die bei der Schizophrenie beobachtet werden, in dieser Hinsicht gleich zu werten. Sicher ist nur, daß sich aus den Denkstörungen der aktiven Prozeßschizophrenien eine *primäre* schizophrene Denkstörung herausheben läßt. Ihrer Darstellung ist das folgende Kapitel (IV) gewidmet.

Außer der „Assoziationsstörung" machen nach BLEULER auch die „*Benommenheitszustände*, in denen sich die Kranken Mühe geben, ihre Gedanken oder ihre Bewegungen zu irgendeinem bestimmten Zwecke zu sammeln und doch nichts zustande bringen", „Eindruck des Primären". Ungewiß sei es aber, ob die diesen Benommenheitszuständen „zugrunde liegende Hirnveränderung dem schizophrenen Prozeß selber angehört oder einer sekundären Komplikation desselben". — Die meisten *manischen* Anfälle scheinen ihm „dem schizophrenen Krankheitsprozeß selbst anzugehören". Bei den melancholischen Zuständen treffe man „außerdem oft sekundäre (d. h. psychische) Genese".

GRUHLE (34) weist mit Recht darauf hin, daß sich bei der Schizophrenie nicht selten „eine Vermehrung oder Verminderung nicht bestimmter Impulse, sondern der Impulse überhaupt zeigt, wobei (wie auch bei anderen Psychosen) das Plus oder Minus mehr das Motorische oder Gedankliche oder auch beides treffen kann". Auch KLEIST meine dies vielleicht, wenn er von Aktivierungssteigerung und Aktivierungshemmung spreche. Es wird GRUHLE beizupflichten sein, wenn er diese „Hypo-" und „Hyperphasen" als ein „psychologisch nicht weiter ableitbares Primärsymptom ansieht", dessen „physiologische Ursachen vielleicht einmal werden aufgedeckt werden"[1]. In einem vom Verfasser beobachteten Falle wechselten diese schizophrenen Hypo- und Hyperphasen durch Jahre Tag für Tag. Der Kranke war regelmäßig einen Tag vom Erwachen an geradezu stuporös, am anderen Tage wieder vom Erwachen an von einem Plus von Impulsen getrieben, was seinem Gebaren in diesem Zustande einen ausgesprochenen manischen Charakter gab.

Mit JAHRMÄRKER nimmt BLEULER ferner an, daß die *Disposition* zu *Halluzinationen* unter den primären Erscheinungen anzuführen sein dürfte. Doch sei

---

[1] Im Irrtum ist GRUHLE aber, wenn er die „Hyperfunktion" in den „Hyperphasen" auf eine Linie mit der Aktivitätsinsuffizienz im Sinne BERZES (9) stellt und durch den Hinweis auf die Hyperphasen zeigen will, daß es unmöglich sei, das Moment der Aktivität, wie es BERZE versucht hat, „allein in seiner negativen Seite zu fassen". Aktivität im Sinne BERZES und „Impulse" sind zwei verschiedene Begriffe. Die Impulse können bei Aktivitätsinsuffizienz eine beträchtliche Vermehrung aufweisen. Denn es gibt nicht nur Impulse, die aus der Aktivität im Sinne BERZES (Eigenaktivität) stammen, sondern auch solche, die unmittelbar aus physiologischen Ursachen (vgl. GRUHLE) hervorgehen, welche nicht geeignet sind, zugleich auch die Eigenaktivität zu heben. Die Aktivitätsinsuffizienz ermöglicht es sogar oft erst, daß etwas zum „Impuls" wird, was der Aktivität des normalen Wachzustandes gegenüber in diesem Sinne nicht aufkommt. Sie begünstigt sozusagen die Impulswerdung zahlreicher nicht dem Selbst, nicht der *aktuellen* Persönlichkeit entsprungener Regungen.

„nicht auszuschließen, daß die halluzinatorische Disposition etwas in jeder Psyche Vorhandenes ist, und daß die Schizophrenie, wie viele andere Umstände, dieselbe nur manifest macht". Abgesehen davon, daß kein Grund vorliegt, diese Möglichkeit gerade nur für die Halluzinationen besonders zu betonen, hätten wir die Halluzinationen auch dann als primär anzusehen, wenn es sich nur um ein Manifestwerden einer bereits von Haus aus vorhanden gewesenen Disposition handelt, sofern sich dieses Manifestwerden nur unmittelbar aus der schizophrenen Grundstörung ergibt. Dagegen ist ein anderer Gesichtspunkt von größter Wichtigkeit. Bei der großen phänomenologischen Mannigfaltigkeit der bei den Schizophrenien auftretenden Sinnestäuschungen ist es unmöglich, die Frage nach der primären oder sekundären Natur der schizophrenen Halluzinationen generell zu erledigen. SCHRÖDER (100) hat erst vor kurzem wieder gegen die „einheitliche Bewertung aller Halluzination genannten Erscheinungen" und gegen ihre Loslösung aus dem Rahmen derjenigen „Symptomenkomplexe, in denen sie vorkommen", in trefflicher Weise Stellung genommen. Verschieden sind nun aber auch die schizophrenen Symptomenkomplexe, deren Teilerscheinung Halluzinationen sind. Vor allem ist auch da wieder zwischen aktiven Prozeßschizophrenien einerseits, inaktiven Prozeßschizophrenien und reaktiven Schizophrenien andererseits zu unterscheiden. Außerdem gibt es dann freilich auch noch innerhalb jeder einzelnen von diesen Teilgruppen Halluzinationen von verschiedener Erscheinungsweise und Genese. Halluzinationen *primärer* Art kommen wohl nur für die *aktiven* Prozeßschizophrenien in Betracht. Hier ist das Halluzinieren sicherlich der Hauptsache nach — die Möglichkeit reaktiver Komplikation darf nicht übersehen werden — unmittelbarer Ausdruck der Grundstörung. Es kommt nahe dem Halluzinieren in deliranten Zuständen, denen ja, wie SCHRÖDER hervorhebt, der „Schlaf mit Träumen" und „Zustände wie das sogenannte Tag- oder Wahnträumen" nahe verwandt sind, Zustände also, denen „untereinander und mit dem deliranten gemeinsam ist das Absinken der Aufmerksamkeit gegenüber der äußeren Welt". Keineswegs kann man dagegen die große Menge der Halluzinationen bei *inaktiven* Schizophrenien als primär ansehen. Die meisten stehen offensichtlich im Zusammenhange mit *sekundären* Veränderungen in der Denksphäre, vor allem mit der Bildung von Nebenreihen neben der Hauptreihe der Gedanken. Da solche Nebenreihen eine gewisse Geschlossenheit aufweisen können, lassen auch die ihnen entstammenden Inhalte der Halluzinationen oft eine mehr oder weniger nahe gedankliche Zusammengehörigkeit erkennen. Daß diese Halluzinationen überhaupt als Sinnestäuschungen erlebt werden, beruht nicht etwa, wie bei den primären Halluzinationen der aktiven Prozeßschizophrenien, auf einer ausgesprochenen sinnlichen Qualität. „Nicht daß sie jeder sinnlichen Qualität entbehren, aber sie sind doch von den übrigen Wahrnehmungen unterschieden. Schon die vielen Vergleiche, die die Kranken benutzen, weisen darauf hin." Diese Bemerkungen C. SCHNEIDERs (93) treffen wohl nicht, wie er meint, für „die schizophrenen Halluzinationen" ohne Ausnahme zu, sicherlich aber für die große Menge der Halluzinationen bei inaktiven Prozeßschizophrenien und somit für die große Menge der schizophrenen Halluzinationen überhaupt. Schon daß die Kranken in der Regel genau wissen, was man meint, wenn man sie um „die Stimmen" befragt, zeigt, daß sie zwischen diesen Halluzinationen und akustischen Wahrnehmungen sicher unterscheiden. Was den „Stimmen" eine Art Wahrnehmungscharakter verleiht, ist vielmehr, daß sie in solcher Weise ins Bewußtsein treten, wie sonst nur die Wahrnehmungen. Die betreffenden Inhalte brechen sozusagen aus den erwähnten Nebenreihen in den (Haupt-) Gedankengang ein. „Sie drängen sich immer wieder störend in den Gedankengang ein, substituieren ihn" [C. SCHNEIDER, (93)]. Das Ich muß „Stimmen" über sich ergehen lassen, wie sonst nur akustische Sinneseindrücke; es ist den ersteren und den letzteren gegenüber sozusagen in der gleichen Situation. SCHRÖDER führt für die Sprachhalluzinationen, die seit langem auf die Erscheinung des Gedankenlautwerdens zurückgeführt werden, nach Betonung der Angabe der Kranken, „sie wüßten gar nicht so genau, ob sie hören oder selber denken", weiter aus: „Daß dann trotzdem die Kranken, namentlich bei oberflächlichem Befragen, gerne vom Lautwerden ihrer Gedanken, von *Hören*, sprechen und meist bereitwillig den Ausdruck „Stimmen" akzeptieren, ist bereits eine Erklärungsidee, die zur Grunderscheinung des Fremdheitsgefühls für das eigene Denken hinzukommt; sie ist offenbar die nächstliegende, und zwar deshalb, weil uns sonst Worte, die wir nicht selber denken oder sprechen, nur als Gehörtes bekannt sind." — Von weiteren SCHRÖDERschen „Symptomenkomplexen mit halluzinatorischen Elementen" sei zunächst ein Typus, dem vor allem zahlreiche reaktive Schizophrenien entsprechen, nämlich der Typus der „affektbetonten, mit den Symptomen der krankhaft *gesteigerten Eigenbeziehung* (Beziehungswahn) einhergehenden Komplexe" genannt. Auch hier handelt es sich zum großen Teil um Stimmen, um Phoneme. Zum Unterschiede von der „Verbalhalluzinose" können die Kranken „nie ganz präzis, immer nur dem Sinne nach angeben, was gesagt worden ist." Niemals steckt in ihnen das Element des Gedankenlautwerdens. Dem Vernommenen geht der Charakter des „Als ob" ab. „Genetisch ist vor allem die weitgehende Abhängigkeit von den Symptomen des Beziehungswahnes leicht festzustellen." — Eine Sonderstellung nehmen nach SCHRÖDER ferner die von ihm als Hallucinosis phantastica bezeichneten Zustandsbilder ein, die vor allem die Paraphrenia phantastica KRAEPELINS betreffen, sich aber auch bei vielen ihr nahestehenden Fällen von Dementia praecox finden. Im Vordergrunde steht die ungeheuerliche, phantastische Wahnbildung. Außer Gehörshalluzinationen sprachlichen Inhaltes nehmen da Gemeinempfindungen (Sensationen) des Körpers einen breiten Raum ein. Für einen großen Teil der Täuschungen ist es fraglich, ob sie je für den Kranken sinnlichen Charakter gehabt haben. Die Aussagen der Kranken über ihre Sensationen sind stark durch Konfabulation und Erinnerungsfälschung beeinflußt. Die Genese dieser Täuschungen kann derzeit noch nicht „auf eine angenäherte einfache Formel" gebracht werden. Keinesfalls wird man dieses Halluzinieren als primär ansehen können. Sein Vorkommen ist wohl ganz auf inaktive Prozeßschizophrenien einschließlich der Mehrzahl der Paraphrenien beschränkt.

Es ergibt sich also, daß bei den Schizophrenien Halluzinationen der verschiedenartigsten Genese vorkommen: vorwiegend primäre bei den aktiven Prozeßschizophrenien, sekundäre vom Typus der Verbalhalluzinose und der phantastischen Halluzinose SCHRÖDERS bei inaktiven Prozeßschizophrenien, sekundäre vom Typus, den SCHRÖDER in Begleitung affektbetonter, mit Beziehungswahn einhergehender Symptomenkomplexe findet besonders bei reaktiven Schizophrenien, und so auch gelegentlich bei komplizierten Schizophrenien. Bemerkt sei noch, daß die *primären* schizophrenen Halluzinationen allein es sind, die einwandfrei als *echte* Halluzinationen hingestellt werden können; die *sekundären* sind wohl zumeist, vielleicht durchweg, Pseudohalluzinationen der verschiedensten Art, zum Teile den echten allerdings mehr oder weniger nahestehend. Bei keiner anderen Psychosengruppe gibt es so vielerlei Übergänge zwischen Pseudohalluzinationen wie gerade bei den Schizophrenien.

Als weitere schizophrene Primärerscheinung ist die Disposition zu *Veränderungen des Bewußtseins der Aktivität* zu nennen. KRONFELD (57) hat die Symptome selbst, die aus dieser Disposition hervorgehen, hinsichtlich ihrer Erscheinungsweise und ihrer Genese eingehend untersucht. Zu unterscheiden sind nach KRONFELD die *qualitativen Modifikationen* des Aktivitätsbewußtseins einerseits, das *Fehlen* dieses Bewußtseins andererseits. Die ersteren seien *Sekundär*phänomene. Sie brauchen nichts für eine Prozeßpsychose symptomatisches zu enthalten. Sie sind bei der Schizophrenie überaus häufig, treten aber auch bei anderen Psychosen auf. Wenn die genetischen Anstöße zur „Umnuancierung" des Aktivitätsbewußtseins in primären Prozeßfaktoren schizophrener Art (schizophrene Gefühle, „magisch"-schizophrenes Erleben STORCHS und Wahnerlebnisse) bestehen, so ergeben sich *spezifisch*-schizophrene Modifikationen des Aktivitätsbewußtseins. Anderenfalls sind sie bei der Schizophrenie von denen, die bei anderen Psychosen, z. B. bei gewissen Melancholien, vorkommen, nicht unterschieden. Es folgt daher für diese Gruppe, „daß sie ein sicheres Kriterium für ihre Zugehörigkeit zur Schizophrenie nicht unter allen Umständen aufzuweisen brauchen". Was nun aber das Fehlen des Aktivitätsbewußtseins betrifft, läßt es sich nach KRONFELD „als ein *primäres*, psychologisch nicht weiter zurückführbares Fehlen des Bewußtseins des aktiven Ich bei Erlebnissen kennzeichnen". Man finde diese „Erlebnisse primär fehlenden Aktivitätsbewußtseins" immer nur „bei ganz besonderen einzelnen Denkerlebnissen". Im übrigen denkt der Kranke selbständig, hat dabei „das erlebensmäßige Bewußtsein" der eigenen Aktivität. — Es soll nun keineswegs in Abrede gestellt werden, daß zwischen den von KRONFELD unterschiedenen schizophrenen Veränderungen des Bewußtseins der Aktivität ein fundamentaler genetischer Unterschied besteht. Im Zweifel wird man aber schon darüber sein müssen, ob es richtig ist, daß in den Fällen der qualitativen Modifikationen des Icherlebens „niemals ein unmittelbares Bewußtsein des Ich bei inneren Abläufen fehlt", und ob die Angaben der Kranken, es fehle ihnen dieses Bewußtsein, somit in der Tat durchweg im Sinne einer „Als ob"-Fiktion gedeutet werden dürfen. Ohne weiteres ist zuzugeben, daß in den allermeisten Fällen nur Erlebnisse der „verblaßten Eigenaktivität" — von KRONFELD zu den „qualitativen" gerechnet — vorliegen. Es ist aber nicht einzusehen, warum es ausgeschlossen sein soll, daß sich auf Grund der Störung der inneren Hinwendung auf das „Icherleben", der Störung „des inneren Bemerkens", die nach KRONFELD dem Verblassen des Bewußtseins der Eigenaktivität zugrunde liegt, unter Umständen auch einmal ein völliges Fehlen dieses Bewußtseins ergibt. Die Möglichkeit dieses Vorkommens spräche ja nicht dagegen, daß es auch noch ein anders begründetes Fehlen des Aktivitätsbewußtseins gibt. Ob nun aber dieses Fehlen des Aktivitätsbewußtseins — das einzige, das KRONFELD anerkennt — als psychotisches Primärsymptom angesehen werden kann, muß gerade erst recht bezweifelt werden. Dagegen spricht vor allem das Beschränktsein dieser Störung auf „ganz umschriebene einzelne Handlungen oder besser psychomotorische Bewirkungen", auf „ganz besondere einzelne Denkergebnisse". Gerade daraus muß geschlossen werden, daß irgendwelche psychische Wirkungen, etwa Komplexwirkungen, es seien, die diese besonderen Denkergebnisse des Bewußtseins der Eigenaktivität gänzlich berauben. Auf ein anderes zur Zeit feststellbares psychisches Geschehen läßt sich dieses Fehlen des Aktivitätsbewußtseins freilich nicht zurückführen. Trotzdem *kann* es kein eigentlich primäres Symptom sein.

Man wird auch in dieser Frage erst klar sehen, wenn man sich vergegenwärtigt, für welche Schizophrenieformen, die in genetischer Hinsicht zu unterscheiden sind, die Erlebnisse der *verblaßten* Eigenaktivität einerseits, die Erlebnisse des — nach KRONFELD primär — *fehlenden* Aktivitätsbewußtseins andererseits typisch sind. Erlebnisse der verblaßten Eigenaktivität — verblaßt oft bis zum (scheinbaren?) Fehlen — finden sich nun ausschließlich bei *aktiven* Prozeßschizophrenien einschließlich der „Schübe". Bei inaktiven Prozeßschizophrenien, also bei Restzuständen, bei auf solchen aufgebauten reaktiven Schizophrenien und bei den sogenannten Endzuständen findet sich nichts dergleichen. Damit ist nicht gesagt, daß jene Erlebnisse primär seien: aber sie könnten es sein. Jedenfalls ist ihre sekundäre Natur nicht erwiesen. Wenn KRONFELD meint, sie entstünden „teils aus Komplexwirkungen, teils aus Modifikationen der inneren Hinwendung auf das Innenleben", so ist dies eine recht plausible theoretische Erklärung, aber keine psychologische Zurückführung im Sinne der Herleitung aus einem andersartigen Erleben. Ebenso, wenn SCHILDER (84) den Grund darin sieht, „daß das zentrale Ich in seine Erlebnisse nicht mehr in der früheren Weise eingeht". Erklärungsmöglichkeiten gibt es aber auch noch andere. Die nächstliegende ist die: Das Ich wird immer nur in den Akten erlebt, es „setzt sich" in seinen Akten. Jede Änderung an den Akten muß somit eine Änderung des Ichbewußtseins mit sich bringen. Die *schizophrene* Aktstörung[1] macht sich in einer ihr entsprechenden Veränderung des Bewußtseins der eigenen Tätigkeit bemerkbar. Damit erscheint diese Störung in die nächste Nähe der am sichersten als primär erkennbaren schizophrenen Aktstörung gerückt, ja stellt sich sozusagen als eine Teilerscheinung dieses Primärsymptoms dar. — Das völlige Fehlen des Aktivitätsbewußtseins, wie es KRONFELD als primär darstellt, findet sich, wenn auch nicht ausschließlich, so doch vorwiegend bei nicht aktiven Prozeßschizophrenien. Sie sind also selten[2] ein Prozeß-, in der Regel ein Defektsymptom. Worin besteht

---

[1] Diese Aktstörung kann nach BERZE als Ausdruck einer dynamischen Insuffizienz der einzelnen Intention angesehen werden. „Danach würden also," meint KRONFELD, „die intentionalen Akte, aus welchen Denkergebnisse bewußt werden, nicht zustande kommen". So ist es aber von BERZE nicht gemeint. Die Akte werden vollzogen; aber der Vollzug ist mangelhaft, und diese Mangelhaftigkeit zeigt sich in der schizophrenen Veränderung der Denkerlebnisse. — Das generelle Maß der Aktstörung ist zunächst durch den Grad der Grundstörung bestimmt. Komplexwirkungen und dergleichen können aber den Vollzug irgendwelcher *besonderer* Denkakte weit über dieses generelle Maß hinaus stören, so zwar, daß dem betreffenden Gedanken etwa — an Stelle des generellen Verblaßtseins des Bewußtseins der Eigenaktivität — die „Bewußtseinsgegebenheit des aktiven Ich, der Intentionalität" völlig abgeht.

[2] Aber auch dieses seltene Vorkommen ist durchaus zweifelhaft. Daß es „künstlich gemachte" Gedanken, Vorstellungen, Gefühle, Handlungen auch bei aktiven Prozeßschizophrenien gibt, ist sicher. Aber sind sie dort ebenso begründet wie bei den inaktiven Prozeßschizophrenien? Kann ihnen dort nicht auch ein anders begründetes *Fehlen* des Aktivitäts-

da nun der Defekt, dessen Symptom sie sind? Bezeichnenderweise erinnert sich KRONFELD bei der Besprechung dieses Symptomes an WERNICKES Sejunktionshypothese. Es gehört, wie er richtig sagt, dieses Symptom zu denen, die der Grund sind, ,,die psychomotorische Dissoziation zum Erklärungsprinzip der Vorgänge in der Dementia praecox zu machen." Auch WERNICKE (117) denkt da nun, wenn auch nicht allein, so doch zunächst an einen ,,Defekt", an eine ,,Lockerung" (,,im festen Gefüge der Assoziationen"), welche in residuären paranoischen Zuständen zu beobachten ist und durch die frühere akute Geisteskrankheit, durch den ,,Krankheitsprozeß", so lange er ,,florid" war, herbeigeführt worden ist. Psychisch drückt sich dieser Defekt nach WERNICKE als ,,Zerfall der Individualität" aus. Wir lassen WERNICKES pathologisch-anatomische Vorstellungen und seine Gedanken über die Art der Beziehung zwischen somatischem und psychischem Defekt völlig außer Spiel, knüpfen nur an die Darstellung, die WERNICKE von letzterem gibt, an. ,,Zerfall der Individualität" bedeutet nach WERNICKE, daß ,,die Zusammenfassung aller höheren Verbände zu einer Einheit aufgehört" hat. Aus der assoziationistischen Starre gelöst, heißt dies, daß auf die Bestimmung der Inhalte, die jeweils Bewußtseinsrepräsentation erlangen, Tendenzen, welche neben der Leitidee des jeweiligen Gedankenganges einhergehen, einen über das normale Maß so weit hinausgehenden Einfluß gewonnen haben, daß sie sich auch gegen die wirksame Leitidee des Hauptgedankenganges durchzusetzen vermögen.

Man muß die ,,gemachten", die ,,eingegebenen" Gedanken der Schizophrenen vergleichen mit den ,,Einfällen" des Gesunden. Beiden Erscheinungen gemeinsam ist, daß sie ungerufen, d. h. nicht auf eine zur Zeit als ich-eigen bewußte Tendenz hin, eintreten; beide stellen sich daher dem Ich nicht als Ergebnisse seiner Eigenaktivität dar, das Ich ist ihnen gegenüber passiv. Der Unterschied zwischen beiden Erscheinungen besteht erst darin, daß sich der Schizophrene im Falle der gemachten Gedanken nicht einfach passiv fühlt, wie der Gesunde im Falle des Einfalles, sondern zugleich das Erlebnis des Überwältigtseins durch eine *fremde* Aktivität hat. Dies ist wohl darauf zurückzuführen, daß sich Einfälle — von den mit dem Hauptgedanken in offenkundigem, wenn auch nicht durchwegs erlebnismäßig überschautem Zusammenhange stehenden *sogenannten* Einfällen abgesehen — beim Gesunden nur dann einstellen, wenn ein Gedankengang nicht mit der zur Abhaltung von (heterogenen) Einfällen nötigen Aufmerksamkeit verfolgt wird oder wenn gerade überhaupt kein herrschender Gedanke gegeben ist, wenn also die innere Situation des *fehlenden Widerstandes* gegeben ist, daß dagegen die ,,gemachten" Gedanken eintreten, trotzdem sich der Kranke der aktiven Verfolgung eines Gedankens bewußt ist, womit zugleich die innere Situation des *bestehenden Widerstandes* gegeben ist. Die ,,gemachten" Gedanken drängen sich in den eigenaktiven Gedankengang ein, verdrängen den eigenaktiven Gedanken[1]. Viele Kranke sagen auch, nur durch alleräußerste Anspannung der Aufmerksam-

---

bewußtseins zugrunde liegen, etwa das, welches wir als extremen Fall der ,,Verblassung" deuten?

[1] Es können aber, wie es scheint, auch noch andere Momente, wenn auch nur unterstützend, mitwirken. Eine Kranke sagt mir z. B.: ,,Das Zucken jetzt im Gesicht gehört nicht mir." Warum? ,,Ich kann mich an mein eigenes Wesen erinnern und mit dem hat es nichts zu tun." ,,Es gehören" die gemachten Erlebnisse zur *veränderten* Persönlichkeit, vielleicht ist präziser zu sagen: zu dem, was — nach subjektivem Ermessen — an der Persönlichkeit gegenüber früher (gegenüber dem ,,eigenen Wesen") verändert ist.

keit, durch angestrengte Konzentration auf einen Gedanken sei es ihnen möglich, sich der gemachten Gedanken zu erwehren. Manche drücken die Befürchtung aus, daß sie diese Anstrengung auf die Dauer nicht werden aufbringen können und dann den fremden Einflüssen im Denken ganz ausgeliefert sein werden. Andere haben den Kampf bereits aufgegeben, haben sich mit der Erscheinung gleichsam abgefunden. Obwohl damit die innere Situation eine andere geworden ist, behalten die gemachten Gedanken, Gefühle usw. doch diesen ihren Charakter, wohl infolge des Weiterwirkens der festgelegten und übermächtig gewordenen Erklärungsidee.

Primär kann man nach dem Gesagten dieses Fehlen des Aktivitätsbewußtseins sicherlich nicht nennen. Freilich, auf ein anderes zur Zeit erfolgendes psychisches Erleben läßt es sich nicht zurückführen. Aber daß hinter ihm durch ,,Dissoziation" selbständig gewordene Tendenzen, die zur Zeit nur nicht an sich bemerkt werden, stecken, ist nicht zu leugnen und oft läßt sich sogar mit Leichtigkeit und auch ohne Anwendung besonderer psychoanalytischer Kunstgriffe auch der Inhalt dieser Tendenzen aufdecken. — So stellt sich uns in der Frage primär oder sekundär für die Veränderungen des Bewußtseins der Aktivität ein Ergebnis heraus, das dem KRONFELDS in gewisser Hinsicht entgegengesetzt ist: Die Erlebnisse der verblaßten Eigenaktivität, die KRONFELD durchwegs als qualitative Modifikationen sekundärer Art angesehen wissen will, sind Teil- oder Begleiterscheinung der primären Aktstörung. Das von KRONFELD als primär hingestellte Fehlen des Aktivitätsbewußtseins ist, insofern ihm Einbrüche aus an sich unbemerkten Tendenzen zugrunde liegen, ein sekundäres Phänomen. Die Erlebnisse der ersteren Art sind typisch für die aktiven Prozeßschizophrenien, die letzterer Art für gewisse inaktive Prozeßschizophrenien, kommen aber auch bei aktiven vor. Die ersteren sind Prozeß-, die letzteren Defektsymptome.

Als Primärsymptom kommt auch der sogenannte *Gedankenentzug* in Frage. BÜRGER (25 a) hat vor kurzem einen Typus des Gedankenentzuges besonders herauszustellen versucht, den er als ,,Sperrung" bezeichnet. Es handelt sich um ein ,,plötzliches Abreißen des Fadens, das als von einer fremden Macht verursacht erlebt wird". Eine ,,Umstrukturierung" des Bewußtseins tritt ein, die verschieden weitgehend ist, von dem Verlust lediglich hochwertiger sinnvoller Ordnungs- und Zusammenhangserfassung bis zur völligen Bewußtlosigkeit. Damit gehen Änderungen der Körperzuständigkeit, ein verändertes Körpergefühl, einher. Das Phänomen, das unter Umständen ,,der Erlebnisweise nach von epileptischen Absencen nicht zu trennen ist", erfolgt nicht nach Art des ,,Verlierens" des Fadens aus subjektiven Bedingungen, sondern als ein ,,naturgesetzlich objektiv" bedingtes Erlebnis (HÖNIGSWALD), hervorgerufen ,,durch ein außerpsychisches, organisches, sinnlos eingreifendes Moment". Es wäre also ein unbestreitbares Primärsymptom. — Wie BÜRGER meint, haben für diese ,,Sperrungen", die als ,,organische Störungen des Gedankenganges" anzusehen sind, die Komplexe sicher nichts zu bedeuten. ,,Ihr Einsetzen sei sinnlos, organisch und unabhängig von der Bewußtseins- und psychischen Gesamtkonstellation". Ob er damit recht hat? Daß es bei der Schizophrenie Sperrungen durch Anschlagen eines Komplexes (BLEULER) gibt, kann auch nach BÜRGER nicht bezweifelt werden. Zudem muß daran gedacht werden, daß sich bei der schizophrenen Bewußtseinsveränderung die als Sperrung in Erscheinung tretende Komplexwirkung offenbar auch schon aus Teilfaktoren der jeweiligen psychischen Gesamtkonstellation *ergeben kann*, die sie unter normalen Verhältnissen nicht zu entfalten vermöchten. Daß es außerdem noch im strengen Sinne primäre Sperrungen gebe, wird kaum zu beweisen sein. Andererseits kann dieser Gedanke aber freilich auch nicht mit Sicherheit abgewiesen werden. Möglich wäre es ja immerhin, daß der schizophrene Prozeß außer der Veränderung, die der schizophrenen Denkstörung überhaupt zugrunde liegt, auch noch jenes zeitweilig „sinnlos eingreifende Moment" organischer Natur bringt, das nach BÜRGER an sich schon den Gedankenentzug begründen soll. — Nach KARL SCHNEIDER (93) kann der Gedankenentzug nicht als ein *isoliertes* pathologisches Erlebnis aufgefaßt werden; die Kranken erleben in ihm vielleicht bewußt, „eine sehr *allgemeine formale* Erlebnisstörung", die spezifische schizophrene Erlebnisstörung. Eine typische Entwicklung, beginnend mit nervöser Unruhe, führe unter organischen Begleitsymptomen über ein Stadium einer gewissen Konzentrationsunfähigkeit und Unaufmerksamkeit zu dem schließlich oft plötzlich auftauchenden Gedankenentzug. Diese Störung „betrifft ausschließlich die Gedanken", wobei mit dem Begriff Gedanken hier die unanschaulichen Gegenstandserlebnisse bezeichnet werden, nicht aber „Gedanke" im Sinn von intentionaler Struktur des Psychischen überhaupt gemeint ist. Es liegt ihr wie dem Müdigkeitsdenken" eine Störung im Bereiche der Erfüllungserlebnisse und eine Flüchtigkeit und Dunkelheit der Gedanken" zugrunde. Die Benennung „Gedankenentzug" ist bereits das Ergebnis einer psychologischen Verarbeitung des primären Erlebnisses, die „auch einmal in sehr kurzer Zeit erfolgen kann. — In seinem Bestreben, den Gedankenentzug als eine Erscheinungsweise der allgemeinen Erlebnisstörung zu erweisen, worin ihm beizupflichten sein dürfte, beachtet SCHNEIDER doch zu wenig, daß der Gedankenentzug als *umschriebene* Erscheinung, die sich von der gewöhnlichen Auswirkung dieser Erlebnisstörung abhebt, offenbar außer dieser auch noch irgendein Moment zur Voraussetzung hat, dem das Einsetzen des Gedankenentzuges bzw. die Umgestaltung der allgemeinen Störung zum Gedankenentzuge, zu einem *bestimmten Zeitpunkte* zuzuschreiben ist. Dieses Moment kann wieder nur in der gerade gegebenen psychischen Gesamtkonstellation gesucht werden. Von ihr mag es auch abhängen, wie sich der Gedankenentzug jeweils gestaltet, und darauf ist es aller Wahrscheinlichkeit nach wieder zurückzuführen, daß bei einem Kranken verschiedene Formen des Gedankenentzuges (z. B. „Sperrungen" im Sinne BÜRGERs und Gedankenentzug im Sinne SCHNEIDERs vorkommen können [1]. — Jedenfalls ergibt sich, daß einerseits der Gedankenentzug, wie immer man ihn betrachten mag, keineswegs sicher als Primärsymptom hingestellt werden kann, daß es andererseits aber als sicher gelten kann, daß er in seiner gewöhnlichen Erscheinungsform mit der zweifellos primären schizophrenen Denkstörung in allernächstem Zusammenhange steht. Damit steht auch

---

[1] Daß nicht bloß eine Intensitätsabstufung, sondern auch qualitative Unterschiede zwischen solchen Typen bestehen, wird also mit BÜRGER festzuhalten sein. Aber diese qualitativen Unterschiede können nicht die Annahme BÜRGERs begründen, daß diese Typen als „*spezifisch* verschieden anzusehen" seien. — Einer meiner Kranken leidet unter dem „zu langen starken *Nehmen* von Gedanken". Außerdem kommt bei ihm aber auch ein „Absetzen" der Gedanken vor, das „kein Nehmen ist". Das erstere zeigt sich beim „Hinarbeiten auf einen Punkt durch ein vorgesetztes Ziel", das letztere beim „Hinarbeiten auf einen Punkt durch Zufall". Ersteres erfolgt gegebenenfalls auch, „trotzdem man sich dagegen wehrt", letzteres tritt „unbemerkt" ein, der Gedanke ist „eben auf einmal weg".

im Einklange, daß der richtige Gedankenentzug nur bei aktiven Prozeßschizophrenien und bei komplizierten Schizophrenien (vgl. I. Teil) beobachtet wird [1].

Höchst schwierig ist die Frage nach primären Elementen der schizophrenen *„Grundstimmung"* [2]. Daß es solche überhaupt gibt, wird für den, der z. B. die primäre Natur schizophrener Stimmungsschwankungen anerkennt, nicht zweifelhaft sein. Aber abgesehen davon, daß sich zu den vermutlich primären in der Regel die verschiedensten sekundären Komponenten der Grundstimmung, die primären modifizierend oder verdeckend, gesellen, sind diese an sich schon von einer fast unbeschreiblichen Neu- und Fremdartigkeit. Jedenfalls ist es noch niemandem gelungen, die schizophrene Grundstimmung in einer ihre gesamte Erscheinungsweise erschöpfenden Art darzustellen. Gerade von ihr gilt, was JASPERS (44) wie folgt ausdrückt: „Wir haben die Intuition von einem Ganzen, das schizophren heißt, aber wir fassen es nicht, sondern zählen eine Unmenge von Eigenschaften auf oder sagen unverständlich, und jeder begreift dies Ganze nur in eigener neuer Erfahrung in Berührung mit solchen Kranken." Die Hauptschwierigkeit liegt wohl darin, daß wir das eigentlich Primäre, das unmittelbar gegebene Unanschauliche [3], worauf wir es im Grunde abgesehen haben, nicht selbst zu erfassen vermögen, sondern nur aus den Angaben der Kranken über ihre Erlebnisse, in welche jenes unmittelbar Gegebene auf dem Wege des intentionalen Vollzuges eingegangen ist, Schlüsse auf dessen Wesen ziehen können. Zudem gehören diese Erlebnisse selbst wieder zu denen, die auch schon in ihrer normalen Artung nur mangelhaft sprachlich ausgedrückt werden können, weil sie nicht im Gebiete jener Erlebnisse liegen, für deren feinere Charakterisierung uns präzisere Ausdrücke zur Verfügung stehen, über deren spezielle Art wir uns daher im erwünschten Maße verständigen können. Und schließlich sind die Schizophrenen gerade in den Stadien der Psychose, in welchen Erlebnisse, von denen aus ein Vordringen zum Primären noch am ehesten möglich wäre, offenbar besonders häufig sind, in der Regel in ihrer Ausdrucksfähigkeit und Mitteilungsbereitschaft schwer beeinträchtigt.

---

[1] Bei inaktiv gewordenen Schizophrenien tritt oft ein Symptom auf, das mit dem richtigen Gedankenentzug nicht selten zusammengeworfen wird, mit ihm aber in genetischer Hinsicht wenig gemein hat: die *Verdrängung* des „eigenen" Gedankens durch „fremde", „gemachte" Gedanken. Manche Kranke „definieren Gedankenentzug geradezu als Störung, welche durch das Auftreten störender Zwischengedanken mit völligem Verlust des Denkziels charakterisiert sei" (C. SCHNEIDER, 93). Während der echte Gedankenentzug in unmittelbarem Zusammenhang mit der primären Erlebensstörung steht, ist diese Erscheinung ein Ausdruck der bereits bestehenden Persönlichkeitsdestruktion, bzw. der Dissoziation, welche Einbrüche aus Nebenreihen begünstigt, — also ein Defektsymptom. Nicht immer verdrängen die Einbrüche den eigenen Gedanken vollends, sondern sie verändern oft nur seinen Inhalt, „verdrehen" den Gedanken, indem sie Heterogenes an die Stelle verdrängter Teilinhalte des eigenen Gedankens setzen. Ein Kranker muß sich gegen die „künstliche Entstellung" seiner Gedanken wehren, eine Kranke beklagt sich über das durch Hypnose bewirkte „Verdrehbare" ihrer Gedanken und fügt erklärend hinzu: „Es spannt so furchtbar ab, wenn man sich nur durch die größte Wachsamkeit vor der Verdreherei schützen kann."

[2] Mit Grund*stimmung* ist hier nicht nur die Gemütsverfassung im engeren Sinne gemeint, sondern die sich, außer aus ihr, aus der Summe aller Störungs-Bewußtheiten ergebende psychische Verfassung.

[3] KRONFELD (57) spricht in diesem Sinne von dem „dumpfen, verworrenen ungeordneten und für die Gefühlserlebnisse wirklich elementaren Material" und nennt es „*Gesimmtsein*". Es wird durch intentionale Vollzüge erst zum Gefühlserlebnis gestaltet.

Eine subjektive *Veränderung* ist eingetreten, eine begrifflich nicht recht faßbare, eine unbeschreibliche *unheimliche Veränderung*, die bald dem Ich, bald der Welt, bald den Beziehungen des Ich zur Welt zugeschrieben wird.

Verschiedene Momente haben Anteil an dieser Bewußtheit. Zweifellos eines der wesentlichsten ist die „Entfremdung der Wirklichkeit". Die Welt kommt dem Kranken *fremd* vor. SCHWENNINGER weist mit Recht daraufhin, daß fremd hier nicht Unbekanntheit bzw. Fehlen des „Bekanntheitsbewußtseins" bedeutet, sondern Fehlen des Vertrautseins, d. h. jener „Einigungen" (PFÄNDER), die unter normalen Verhältnissen „die Menschen dauernd mehr oder weniger innig mit bestimmten Teilen der Außenwelt: Umgebung, Familie, Berufssphäre usw. „verbinden, im Gegensatz zu den „Sonderungen", die wieder alles betreffen, was ihnen nicht vertraut ist. Die Aufhebung der Einigungen bedingt in höheren Graden „Aufhören der Einfühlung in fremde Menschen, der Erfassung des Lebendigen und Psychischen".

Ein weiteres wesentliches Moment an der Veränderung ist das *Insuffizienzerlebnis*, das sich, wie O. KANT (47), richtig ausführt, nicht nur in der seelischen Sphäre, sondern auch bis in die tiefsten „vitalen Schichten" hinein geltend machen kann; so daß „oft körperliche Veränderungsgefühle dominieren". Das Insuffizienzerlebnis, der „gespürte Verlust", bzw. das „gespürte Bedrohtsein" (HINRICHSEN, 39) des Ich und seiner Einheitlichkeit beherrscht in vielen Fällen die Grundstimmung völlig. Unmittelbar ergibt sich daraus ein drückendes oder beängstigendes Gefühl der „seelischen *Erschüttertheit* und *Gelöstheit*", und, wo die Insuffizienz als in Zunahme begriffen erlebt wird, das Gefühl des Zugrundegehens, die „*Sterbestimmung*" (vgl. JASPERS, 44). Letztere erfährt unter Umständen die Umdeutung zum bekannten schizophrenen Weltuntergangserlebnis. Andererseits kommt es auf dem Wege eines gleichsam über das Ziel schießenden „Selbstbehauptungsbestrebens", eines Übermaßes der „Erwehrungstendenz", leicht zu einer Steigerung des Selbstbewußtseins, „als Kehrseite des Unsicherheitsgefühles".

Außer der Entfremdung der Wirklichkeit, der „Wahrnehmungswelt", greift auch eine Veränderung der eigenen Akte, der inneren Tätigkeiten (GRUHLE) platz. Sie hängt vor allem innig mit den bereits besprochenen Störungen des Aktivitätsbewußtseins zusammen, schließt aber offenbar auch noch anderes mit ein. Eine Kranke erklärt z. B.: „Ich arbeite jetzt auf anderen *Kategorien*. Daher kann ich mich mit den Leuten nicht zurechtfinden und bleibe über Wirklichkeit ziemlich unaufgeklärt." Ein Kranker findet: „Meine Gedanken sind jetzt so verändert, daß ich mich selbst nicht verstehe. Meine Erinnerungsbilder sind verstaucht." Der Schizophrene hat also nicht nur für uns etwas „Unverständliches", sondern auch für sich selbst. Und wie wir ihn oft nicht „verstehen", versteht auch er uns oft nicht. Auch wir haben für ihn etwas „Unverständliches" („andere Kategorien!") an uns. —

Als weiteres wesentliches Moment der subjektiven Veränderung ist die *Bewußtheit des Beeinflußtseins* anzusehen, das Beeinflussungsgefühl, das zunächst mit dem fallweise auftretenden Fehlen der Bewußtheit des *eigenen* Antriebes im Zusammenhang zu stehen scheint, später aber wohl vor allem „mit dem neuen Weltgefühl des Schizophrenen, in das er mehr oder weniger klar reflektierend sich sehr rasch einzuleben pflegt und dessen Wurzel in der formalen Diskontinuität seiner Gedankengänge und in seinen halluzinatorischen Erlebnissen liegt" (C. SCHNEIDER, 93).

Die geschilderte psychische Veränderung zieht die Aufmerksamkeit auf sich, fesselt sie, ähnlich wie eine Organempfindung, in der sich die krankhafte Zustandsänderung eines Organes bemerkbar macht, die Aufmerksamkeit auf dieses Organ lenkt. Diese Einstellung tritt als Tendenz zur Selbstbeobachtung oder, da sie zwangsläufig entsteht und fortdauert, als *Selbstbeobachtungszwang* in Erscheinung. Er ist die Hauptwurzel[1] der schizophrenen *Introversion*. Diese wird denn auch um so vollständiger, je mehr die Selbstbeobachtung das Interesse absorbiert. Diese Introversion hat zwei bedeutsame Wirkungen. Erstens ist mit ihr eine Störung der Zuwendung zur Außenwelt bis zur ausgesprochenen Abwendung von ihr verbunden. Daraus ergibt sich ein weitgehender Mangel an Neuantrieben bzw. Anregungen zu solchen, da diese ja der Hauptsache nach doch immer unmittelbar aus der Außenwelt kommen. Dadurch ist eine gewisse Eintönigkeit des Geisteslebens bedingt, das sich in einem sich zumeist immer mehr einengenden Kreise von Reminiszenzen bewegt. Außerdem führt die mangelhafte Hinwendung zur Außenwelt dazu, daß diese für gewöhnlich gleichsam nur im Nebenbewußtsein erfaßt wird. Darin aber ist es schon im wesentlichen begründet, daß „die Dinge nicht mehr den Eindruck machen wie früher", daß sie „nicht mehr so glaubhaft sind", daß das Wirkliche „doch nicht ganz das Wirkliche" ist, daß „erst noch etwas dazu kommen müßte, um es ganz zu machen, ganz wirklich", daß die Wirklichkeitsauffassung in dem Sinne gestört ist, daß das Wirkliche nicht seinen vollen Geltungswert als solches erlangt, weiters wohl auch, daß die Dinge wie[2] durch einen Schleier oder wie entfernt („nicht mehr so nahe") wahrgenommen werden, daß es also an der Unmittelbarkeit des Außenerlebens fehlt. Zweitens aber besteht eine wichtige Wirkung der Introversion darin, daß durch die Hinwendung der Aufmerksamkeit auf den Bewußtseinsverlauf, auf den Ablauf der seelischen Vorgänge, dieser gestört, die Erlebnisse verändert werden. Ob die Selbstbeobachtung absichtlich oder wie bei der Schizophrenie unter einem pathologischen Zwange geschieht, immer verändert sie Eintritt und Verlauf der psychischen Vorgänge (HUME, WUNDT). Keine Erlebnisklasse ist davon ausgenommen. Die „Entfremdung der Wahrnehmungswelt" wird dadurch beträchtlich akzentuiert, daß der Wahrnehmungsvorgang unter dem Einflusse der Selbstbeobachtung über das Maß hinaus, welches der primären Aktstörung entspricht, noch weiter verändert wird, und ebenso das Ich „als Reflex der geänderten Erlebnisse" (SCHILDER, 84). Ganz besonders werden die Gefühle von der Störung betroffen. Der Selbstbeobachtungszwang hindert das Ich, im Gefühle aufzugehen. Es bestehen vielmehr „zwei Tendenzen nebeneinander: Die Tendenz des Beachtens und die Tendenz des beachteten Erlebens" (KRONFELD). In den Gefühlen erleben wir nun aber unter normalen Verhältnissen *nur sie selbst*. Sobald sich das Ich das Gefühl als Gegenstand gegenübergestellt hat, um seinen Eintritt und Ver-

---

[1] Andere Wurzeln: Scheu vor der erschwerten Neuproduktion, „Affektlage der Ablehnung", Negativismus, Wahnbildung usw.

[2] JASPERS hebt besonders hervor: Die leichter Kranken „denken nicht daran, die Welt wirklich für verändert zu halten, es ist ihnen nur so, *als ob* alles anders sei. Dabei ist immer festzustellen, daß sie in Wahrheit scharf und deutlich sehen, hören, tasten". Letzteres ist aber doch wohl nur dann der Fall, wenn die Kranken unter Überwindung der Introversion ihre Aufmerksamkeit der Welt zuwenden. So lange die Introversion währt, ist die Wahrnehmung wirklich verändert.

lauf zu beobachten, hört daher das Gefühl auf, ein *echtes* zu sein. Das Ich kann nun das Fühlen „nicht voll erleben" (SCHILDER)[1]. Das Absterben der Sympathiegefühle, wie es KURT SCHNEIDER (99 a) beschreibt, braucht in der Tat „primär nichts anderes zu sein, als daß die Selbstbeobachtung den Vollzug dieser Akte stört" BÜRGER). Diesem unvollständigen Erleben entspricht aber sicherlich auch eine qualitative Veränderung, deren Wesen freilich besonders schwer erfaßbar ist und die einstweilen durch Bezeichnungen wie eigentümlich, auffällig, neuartig, unnatürlich, unheimlich, schreckhaft, grauenerfüllt nur höchst mangelhaft in ihrer individuellen Gestaltung charakterisiert werden kann.

Die Bewußtheit des Verändertseins in der geschilderten Zusammensetzung aus der primären Entfremdung der Welt und der eigenen Akte, dem primären Ausbleiben der Einigungen und Sonderungen, dem primären Insuffizienzerlebnis und dem vielleicht primären Beeinflussungsgefühle tritt uns nun nur in aktiven Prozeßschizophrenien entgegen, namentlich solange sich dem Kranken das Vergleichen seines jetzigen Erlebens mit dem vorpsychotischen aufdrängt. Im Einzelfalle tritt bald das eine, bald das andere Moment hinsichtlich der Grundstimmungsbildung in den Vordergrund. In manchen Fällen ist es die *Kälte* und *Leere*. Diese Züge haben nichts zu tun mit der Gleichgültigkeit, die bei vielen inaktiven Schizophrenien das Bild beherrscht. Im Gegenteil, gerade weil er nicht gleichgültig ist, fällt dem Kranken auf, daß die Geschehnisse in ihm keinen Widerhall finden, nicht nur im Sinne der gemütlichen Resonanz, sondern auch in dem des intellektuellen Ergriffenseins[2]. In anderen Fällen bestimmt, wie bereits erwähnt, vor allem das *Insuffizienzerlebnis* die Grundstimmung. Es ist die Quelle der inneren Unsicherheit, die zuweilen geradezu qualvoll wird, unter Umständen als „skeptische Zerrissenheit" (JASPERS, 43) in Erscheinung tritt, die „ewiges" Zerstören statt lebendigen Schaffens" bringt. Nicht selten führt es dazu, daß der Schizophrene sich selbst in erhöhtem Maße zum Problem wird. Und dieses Problem ist oft das einzige, das den Kranken beschäftigt. Es wird bei der in der Unklarheit des Denkens begründeten Unmöglichkeit der endgültigen Lösung zur „unendlichen Melodie", entsprechend „dem ein für allemal vorhandenen Grunderlebnis" (HINRICHSEN, 38). „Die Insuffizienz wird ferner dadurch zur Quelle der Unsicherheit, daß sie auch die Unfähigkeit einschließt, den „Wettstreit der Motive" durch aktive Stellungnahme zur Entscheidung zu bringen. In vielen Fällen ist die Möglichkeit einer solchen Entscheidung übrigens schon dadurch benommen, daß sich die simultane Vergegenwärtigung der Motive (Willensregungen, Wertvorstellungen), ihre Erfassung in einem gegliederten Akt, nicht vollzieht, daß es zu einem Kampfe der Motive im geläufigen Sinne also überhaupt nicht kommen kann. Getrennt von den anderen, gleichsam verselbständigt, kommt vielmehr

---

[1] Mit Recht sagt SCHILDER, es seien „vielleicht zwei verschiedene Möglichkeiten tatsächlich verwirklicht". „Es wird wahrgenommen, daß das Fühlen unecht ist, oder es wird wahrgenommen, daß das Ich unecht fühlt." Für die Unechtheit der Gefühle kann SCHILDER zugestimmt werden, wenn er unter Verweisung auf Ausführungen von HUSSERL über Evidenz erklärt: „Das *echte* Gefühl scheint mir (nun) nichts anderes zu sein als das evidente, im Einklang aller Tendenzen vollzogene Gefühl." Das *unechte* Gefühl „kommt nicht aus der Tiefe des Ich", wird „nicht im Einklang mit dem Gefühlshintergrunde" vollzogen. Das unechte Fühlen des Ich aber beruht darauf, daß „der auf das eigene Gefühlsleben gerichtete Akt ... kein einheitlich vollzogener ist".

[2] Es „verknüpft sich nichts mit den Eindrücken" (vgl. SCHILDER, 84).

bald dieses, bald jenes Motiv zur Geltung und bestimmt so, ganz unabhängig vom relativen Maße seiner Motivkraft das jeweilige Gefühls- bzw. Antriebsergebnis. Der Wechsel der wirksam werdenden Motive bringt es oft mit sich, daß durch dasselbe Erlebnis einander gegensätzliche Gefühle und Willensregungen unmittelbar nacheinander ausgelöst werden (Ambivalenz, Ambitendenz). Manchmal scheinen derart verschiedene Regungen geradezu nebeneinander, trotz ihrer Gleichzeitigkeit unvereinigt, jedes separat wirksam, zu bestehen. Aber nur unter bestimmten Umständen, unter denen ein geringerer Grad der Grundstörung, der ein gewisses Maß von Besonnenheit noch zuläßt, der wesentlichste ist, ergibt sich aus dieser Motivationsstörung subjektive Unsicherheit bzw. ein Zuwachs an solcher. Anderenfalls wird sie in einer Art einfach hingenommen, die zu den Unverständlichkeiten der Schizophrenie gehört. — Weitere Wurzeln des Insuffizienzerlebnisses bzw. der Unsicherheit, gehen aus der schizophrenen Denkstörung hervor (vgl. IV. Kapitel).

Die Stimmung weist unter der Wirkung der besprochenen Bewußtheiten die verschiedensten *Unlust*schattierungen auf, von denen bald die eine, bald die andere vorherrscht. Ängstliche Spannung, bange Erwartung, Gedrücktheit, Entsetzen, Gefühl unheimlich drohender Gefahr, quälende Zweifel, Ratlosigkeit sind vor allem zu nennen. Die Tendenz, sich der Unsicherheit und der Insuffizienz, des „Selbstverlustes" überhaupt zu erwehren, das „Selbstbehauptungsbestreben" (HINRICHSEN, 39), kann aber andererseits die Stimmung im Sinne einer Überkompensation nach der anderen Richtung verändern. Die gehobene Stimmung hat dann oft einen oberflächlichen und gekünstelten Charakter. Zuweilen handelt es sich fast nur um eine Art Zurschautragen der Gehobenheit, um ein wie gespieltes Gehobensein, hinter dem doch wieder Gedrücktheit steckt. „Vielfach ist der Schizophrene eben doch bedrückt-beglückt und dies ganz ausgesprochen" (HINRICHSEN). Eine Kranke HINRICHSENS will schön angezogen sein, um, „weil ihre innere Sicherheit wankt, äußere zu gewinnen". Mit diesen Zuständen der Gehobenheit dürfen die Zustände von seliger Erleuchtung, euphorischer Verzücktheit nicht zusammengeworfen werden, die sich bei manchen aktiven Prozeßschizophrenien als Phasen bzw. Anfälle einstellen, — wie es scheint auf Grund des Bewußtwerdens der „Ausweitung" des Ich durch Wegfall von Hemmungen und Begrenzungen (vgl. HINRICHSEN), die sich unter gewissen, ihrem Wesen nach noch nicht erkannten Umständen offenbar aus der Grundstörung unmittelbar ergibt.

Außer primären und ihnen nahestehenden Momenten nehmen bald auch die verschiedensten sekundären an der Bildung der Grundstimmung teil, namentlich wieder der Negativismus, die „Affektlage der Ablehnung", ferner mit Wahnideen zusammenhängende oder aus dem Ineinanderwirken von Psychose und Persönlichkeit hervorgegangene Einstellungen.

In vieler Hinsicht anders geartet ist die Grundstimmung bei den inaktiven bzw. inaktiv gewordenen Prozeßschizophrenien. Schwer ist es, sie überhaupt generell zu betrachten. Die Bewußtheit des Verändertseins ist in den Hintergrund getreten. Je mehr sich die neue, die „psychotische" Persönlichkeit herausgebildet und festgelegt hat, desto mehr ist der Hinblick auf die frühere, die präpsychotische Persönlichkeit, aufgegeben worden. Der objektiven Persönlichkeitsveränderung entspricht nachgerade keine subjektive Bewußtheit mehr. Sie hat nur die vor sich gehende Veränderung, ihr Werden, begleitet und hat aufgehört, als aus dem Werden ein Sein geworden ist. Auch innere Kälte und Leere wird jetzt nicht mehr empfunden. Dagegen hat sich — objektiv — die *Starre* und die *Versimpelung* der psychotischen Persönlichkeit immer mehr herausgestellt. An die Stelle der durch den Selbstbeobachtungszwang bewirkten Introversion ist ein *sekundär* einstellungsmäßiger „*Autismus*" getreten. Der geistige Horizont hat sich verengt; das Geistesleben ist *ärmer* geworden. Diese Verarmung geht oft bis zur Beschränktheit auf den Kreis einer einzigen Idee, die ohne Weiterführung, ganz unproduktiv, abgewandelt wird oder eintönig wiederkehrt. Aus dem „isolierten Bestehenbleiben beherrschender Einzelakte" [MAYER-GROSS (66)] haben sich psychische *Stereotypien* ergeben. Bestimmte seelische Haltungen (attitudes) sind als einzige Form, in welcher der Kranke noch mit der Realität in Beziehung zu treten vermag [MINKOWSKY (73)], übrig geblieben. Ganz verschwunden ist die skeptische Zerrissenheit, die innere Unsicherheit. Das gerade Gegenteil hat sich eingestellt: Es gibt für den Kranken keinen Zweifel mehr an der Richtigkeit seines Denkens, jeder eigene Gedanke ist von vornherein richtig, es gibt daran nichts zu ändern, der Kranke ist berechtigten Einwänden nicht zugänglich, er ist „diskussionsunfähig" geworden, wozu freilich auch der Autismus beiträgt. So ist der Kranke mit seinen Ideen allein, ohne inneren Anschluß an seine Umgebung; er ist *einsam*. Daran ändert nichts seine oft sehr rege Tätigkeit auf dem Gebiete der sprachlichen bzw. schriftlichen, gegebenenfalls auch der künstlerischen Darstellung. Denn damit entspricht der Kranke nicht oder wenigstens nicht zuvörderst einem Mitteilungsbedürfnis, sondern dem einfachen Entäußerungsdrange, das ist dem Drange, sozusagen nach außen zu projizieren, was innen vorgeht, ihm damit vielleicht auch erst eine Formulierung zu geben, die ihm in einem einheitlichen Denkakt nicht gelingt.

Höchst verschieden gestaltet sich die Grundstimmung bei den reaktiven Schizophrenien. Und ebenso verschiedene Züge werden in die Grundstimmung der inaktiven Prozeßschizophrenien hineingetragen, sobald sie — und dies erfolgt im Grunde, von den eigentlichen Endzuständen abgesehen, über kurz oder lang in der Regel — einen reaktiven Überbau erhalten. Gemeint sind, wie noch ausdrücklich bemerkt wird, nicht die Fälle, in denen das „Paranoide" schon von Anfang des aktiven Prozeßstadiums an im Vordergrunde steht, die Entwicklung des Prozesses von Haus aus begleitet, bei denen es rasch zur Bildung massenhafter, oft schon von Anfang an verworrener Wahnbildung kommt, also nicht die Dementia paranoides im geläufigen Sinne, sondern beiläufig jene Formen, die BLEULER als „Paranoid" heraushebt und zu denen, wie er selbst sagt, die meisten der typischen Fälle der alten „Paranoia" gehören. Sie sind der Hauptsache nach reaktive, auf schleichenden aktiven oder auch bereits auf leichteren inaktiven Schizophrenien aufgebaute Psychosen. Darunter gibt es eine große Zahl von Fällen mit langsamer Entwicklung des Beziehungs-, Bedeutungs-, Verfolgungswahnes, die in jeder Phase stecken bleiben kann, gewöhnlich mit, oft sogar mit massenhaften, seltener ohne Halluzinationen. Auch, wo die Wahnideen „wie ein Blitz aus heiterem Himmel fix und fertig auftauchen", beginnt damit nicht erst die Psychose, ist vielmehr eine in der Regel durch mehr oder weniger ausgesprochene „Prodrome" (BLEULER) charakterisierte Phase vorausgegangen. In die gleichen Gruppen gehören wahrscheinlich auch die meisten schizophrenen Querulanten, ferner die schizophrenen Erotomanischen und die Megalomanischen im Sinne BLEULERS („Propheten, Philosophen, Weltverbesserer").

Eigentliche Primärsymptome sind bei allen diesen reaktiven Schizophrenien nur dann und nur solange zu finden, als unter der sekundären Decke der Wahnbildung der Prozeß etwa noch weiter glimmt. Wo dies zutrifft, kann es auch ziemlich rasch zur schizophrenen „Demenz" kommen. Im allgemeinen erweisen sich diese Formen aber als in hohem Maße „stationär". Namentlich schizophrene Querulanten, auch Paranoide des gewöhnlichen Typus, ferner Megalomanische, am wenigsten wohl Erotomanische, können sich sogar Dezennien lang halten, sind freilich auch dann immer noch der Gefahr eines „Schubes" ausgesetzt, der auch rasch zur Verblödung führen kann.

Bei dem reinen Typus der reaktiven Schizophrenien besteht keine subjektive Bewußtheit des Verändertseins. Ebenso fehlen Erlebnisse der verblaßten Eigenaktivität und des völlig fehlenden Aktivitätsbewußtseins. Der Kranke kann mit der Umgebung im Kontakt bleiben, wenn auch in einer durch den Inhalt der Wahnbildung, worauf sich das geistige Leben zumeist nahezu ganz beschränkt, entsprechend veränderten Weise: der Paranoide im Sinne einer Oppositions-, Abwehr- und Verteidigungsstellung, der schizophrene Querulant im Sinne einer unablässigen, rücksichtslosen, oft aggressiven Verfolgung seiner Interessen, die Erotomanischen im Sinne des Strebens nach Vereinigung mit der Person, um die sich ihr Wahn dreht, die Megalomanischen im Sinne des Anspruches auf Anerkennung [1].

Schon dieser bloß skizzenhaft unvollständige und an vielen Punkten angreifbare Versuch, die Primärsymptome „der Schizophrenie" herauszustellen und sie gegen andere ihnen äußerlich verwandte, genetisch aber von ihnen verschiedene Symptome abzugrenzen, mag gezeigt haben, daß wir uns nicht damit begnügen dürfen, die Symptomatologie der „Schizophrenie" generell darzustellen und dann, ins Speziellere gehend, auszuführen, welchen Anteil an dieser allgemeinen Symptomatologie der Schizophrenie etwa die Hebephrenie, die Katatonie, die einfache Schizophrenie, das Paranoid usw. hat. Es wird ersichtlich geworden sein, daß eine richtige Ordnung vielmehr nur dann in die Symptomatologie der Schizophrenie gebracht werden kann, wenn an die Stelle des rein äußerlich klinischen Gesichtspunktes, der für die Aufstellung der sogenannten Untergruppen der Schizophrenien maßgebend war, der Gesichtspunkt der Differenzierung zwischen Symptomen getreten sein wird, welche unmittelbar auf die Funktionsstörung durch den Prozeß und solchen, die auf Defekte, welche sich aus diesem Prozeß ergeben haben, zu beziehen sind bzw. sich auf Grund dieser Defekte in abweiger psychischer Entwicklung herausgebildet haben. Sache der künftigen Forschung wird es also sein, an Stelle der generellen Symptomatologie der Schizophrenien, auszubauen: 1. Die Symptomatologie der aktiven Prozeßschizophrenien, 2. die Symptomatologie der inaktiven Prozeßschizophrenien, 3. die Symptomatologie der reaktiven Schizophrenien, endlich 4. die der komplizierten Schizophrenien. Wahrscheinlich wird sich dann auch die Möglichkeit, vielleicht sogar Notwendigkeit, einer diesem Gesichtspunkte entsprechenden weiteren Unterteilung, namentlich

---

[1] Man wird in der hier gegebenen skizzenhaften Darstellung der schizophrenen „Grundstimmung" vielleicht die Erwähnung der bekannten schizophrenen Störungen der „Affektivität" vermissen. Wie sich aber bei näherer Betrachtung herausstellt, können sie nur in Zusammenhang mit der schizophrenen Denkstörung richtig beurteilt werden. Es wird ihre — kurze — Erörterung daher nach der Darstellung der letzteren Störung versucht werden.

für die reaktiven Schizophrenien, ergeben. Viele Widersprüche, welche die generelle Symptomatologie „der Schizophrenie" heute aufweist, werden schon ihre Auflösung finden, wenn vor allem erkannt wird, daß zwischen der schizophrenen Prozeß- und der schizophrenen Defektsymptomatik in mancher Hinsicht geradezu Gegensätzlichkeit besteht, ja, — man möchte fast sagen — bestehen muß.

## IV. Die schizophrene Denkstörung.

Wenn wir an die Darstellung der schizophrenen *Denkstörung* gehen, fassen wir ja wohl zunächst das Denken *über* Gegenstände ins Auge, also das Zerlegen, Vergleichen, Aufeinanderbeziehen, Urteilen, Überlegen usw. Aber wir haben keinen Grund, uns streng darauf zu beschränken. Die Störung, die das Denken im engeren Sinne betrifft, erstreckt sich bei der Schizophrenie in gleicher Weise auf *alles* Intentionale, ob und inwieweit es nun Gedankenstruktur im engeren Sinne oder irgendwelche andere Erlebnisstruktur haben mag. Wir können also, wo es im Gange der Untersuchung liegt, ohne Bedenken auch bis auf das einfache oder „schlichte" Denken oder Meinen von Gegenständen zurückgreifen, also darauf, womit, wie LIPPS sagt, „das Bewußtsein anfängt, Geist zu sein", wir können unsere Untersuchungen auch ohne Bedenken auf die Affekte sensu strictiori, das ist auf diejenigen Affekte ausdehnen, welche BÜHLER (19) als gegenständlich und darum den Gedanken nahestehend darstellt und den relativ gegenstandsfreien primitiven Gefühlsreaktionen gegenüberstellt. BUMKE (23) hat schon darauf aufmerksam gemacht, daß wir bei aller Anerkennung des „Eigenwertes" des Affektlebens keinen prinzipiellen Unterschied machen können zwischen Gedanken und höher differenzierten Affekten. Als Erlebnisse unterliegen sie bei der Schizophrenie denn auch genau derselben Erlebnisstörung, die wir für die Gedanken ermitteln können. Nach C. SCHNEIDERS (93) ausgezeichneter Darstellung sind von der Intensitätsverminderung bei der Schizophrenie betroffen „alle feineren affektiven Regungen, die ästhetischen, ethischen Affekte, die Beziehungen zu Angehörigen und Verwandten, die Sphäre der intellektuellen Interessen, die Sorge um die Zukunft usw.", also die Affekte im Sinne BÜHLERS, wogegen die primitiven Affektreaktionen wie Wut, Zorn, Trauer, Freude, Angst nicht oder doch nur, insoweit es ihrer immerhin bloß relativen Gegenstandsfreiheit entspricht, verändert sind.

Eine kurze Vorbemerkung sei der Frage gewidmet, inwieweit wir berechtigt sind, aus der Art der *Rede* der Schizophrenen Schlüsse auf das Wesen ihrer Denkstörung zu ziehen. Was das Reden der Schizophrenen an Mängeln aufweist, kann, soweit es psychisch bedingt ist — ob es außerdem noch schizophrene Sprachstörungen im eigentlichen, d. h. unmittelbar hirnpathologischen, Sinne gibt, ist durchaus strittig —, aus zwei Quellen stammen, erstens aus der Störung des gegenständlichen Denkens, zweitens aus der Störung der Versprachlichung des gegenständlich Gedachten, d. h. aus den Mängeln derjenigen Vollzüge, die vom Denken zum Sprechen hinüberführen. Hinsichtlich der inhaltlichen Mängel könnten wir wohl niemals eine sichere Aufteilung auf diese zwei Quellen vornehmen. Wir haben es auf das Inhaltliche aber nicht abgesehen; uns interessiert vielmehr das Formale der Störung. Darüber klären uns die Versprachlichungsmängel aber offenbar gerade so auf, wie die Mängel des gegenständlichen Denkens. Denn auch die Versprachlichungsakte sind Denkakte, und es liegt kein Grund zur Annahme vor, daß sie bei der Schizophrenie in anderer Weise gestört seien als das gegenständliche Denken.

Und dann zuvor noch einige wenige Bemerkungen über Ziel und Methode! Wir streben zunächst eine möglichst genaue Deskription der schizophrenen Denkstörung an, eine an sich schon höchst schwierige Aufgabe. Wir wollen aber auch das Wesen der Veränderung des realen psychischen Geschehens erkennen, die ihr zugrunde liegt, wollen schließlich die Art der Funktionsstörung ergründen, die darin zutage tritt. Die Ergebnisse ihrer „*äußeren*" Untersuchung d. h. der Untersuchung der schizophrenen „Leistungsstörungen", können dazu nicht ausreichen. Was „leistungspsychologisch" ermittelt werden kann, ermöglicht nur höchst unsichere Schlüsse auf das Wesen der schizophrenen Denkstörung, wie ja schon aus der Verschiedenheit der Annahmen der Autoren zu entnehmen ist. Näher vermag uns dem Wesen dieser Störung nur die *innere* Betrachtungsweise zu bringen, die als phänomenologische auf die Erhebung des seelischen Tatbestandes, des seelischen Geschehens gemäß seiner subjektiven Gegebenheit (KRONFELD), geht, also auf die Erhebung der schizophrenen Veränderung des Erlebens, seiner — intentionalen — Struktur, der veränderten Stellung des Ich zu seinem Erleben. Auch damit sind wir noch nicht zum objektiven psychischen Geschehen selbst vorgedrungen, da ja das objektive Ablaufen durch das Erlebtwerden verändert wird; aber wir sind ihm um ein Beträchtliches näher gekommen.

Es soll im folgenden gezeigt werden, was auf jedem von beiden Wegen zustande gebracht worden ist. Das Geleistete in Hinblick darauf reinlich zu scheiden, gelingt allerdings nicht. Zuerst war das Problem ja wohl der Hauptsache nach leistungspsychologisch angegangen worden. Aber dennoch ist, seitdem überhaupt von einer Psychologie der Schizophrenie gesprochen werden kann, ja sogar schon bevor es zu einer schärferen Fassung des Schizophreniebegriffes gekommen ist, auch das Innenleben des Kranken, sein Bewußtseinsgeschehen, mit berücksichtigt worden, war es doch auch geradezu unmöglich, an den häufigen spontanen Äußerungen der Kranken über ihr Innenleben ohne weiteres vorüber zu gehen. Von einer systematischen Introspektion auf Grund einer besonderen „methodologischen Besinnung" kann allerdings erst seit ungefähr 10—15 Jahren die Rede sein. Die innere hat die äußere Betrachtungsweise allmählich in den Hintergrund gedrängt, vielleicht nachgerade sogar etwas zu stark, wie einzelne Autoren allmählich gewahr zu werden scheinen; ganz verdrängen konnte sie sie aber doch niemals.

Ausgegangen ist die Psychologie der Schizophrenie von jener Erscheinung, die KRAEPELIN als das charakteristische schizophrene Merkmal hingestellt hat, von der *Zerfahrenheit*, die von KRAEPELIN als „Verlust des inneren und äußeren Zusammenhanges der Vorstellungsreihen", bzw. als „Verlust der inneren Einheitlichkeit", definiert wird.

Die Leistungspsychologie ist, was die Deskription und analytische Explikation der Zerfahrenheit betrifft, keineswegs bis an die Grenzen ihrer Möglichkeiten vorgedrungen. Vorzeitig haben sich die Autoren mit den erzielten Ergebnissen zufrieden gegeben und sie alsbald zu mehr oder weniger plausiblen Konstruktionen verwendet. Diese Konstruktionen entpuppen sich bei näherer Betrachtung durchweg als Scheinerledigungen in Form der Umschreibung der Zerfahrenheit als

Ganzes oder gewisser Züge an ihr, bzw. als mehr oder weniger zutreffende Tautologien. So, wenn die Zerfahrenheit auf eine Unzulänglichkeit der gedanklichen, der begrifflichen, der „apperzeptiven Synthese" vermeintlich „zurückgeführt" wird, oder aber auf die Dissoziation, also etwa von O. GROSS (30 a) auf den Bewußtseinszerfall, oder von STRANSKY (113) in Verkennung des tatsächlichen Verhältnisses zwischen Gedanken und gegenständlichen Affekten auf die Störung der Koordination zwischen Noo- und Thymopsyche, oder von anderen unter Vermengung des psychologischen mit dem anatomischen Assoziationsbegriff auf den Sejunktionsmechanismus nach WERNICKE oder auf die „Assoziationslockerung", die „Schwäche der Assoziationsspannung", die „Schaltschwäche" (BLEULER).

Die Deskription und Analyse der Zerfahrenheit wird erstens die Mängel, welche sich bei einem Überblick über längere Reihen zeigen, zweitens die Mängel der Verbindungen der einzelnen Glieder der Reihe zu erfassen haben.

Was uns in einer längeren Rede entgegentritt, ist das Ergebnis der *Versprachlichung* eines Gedankens, also der Versprachlichung eines Erlebnisses, in dem ein „Sachverhalt" überblickt wird (SELZ), und zwar bei aller Verwickeltheit überblickt wird in *einem* Akt. Schematisch dargestellt, stehen derartige Gedanken als „Entwürfe", als „Gesamtvorstellungen" nach WUNDT, als „Totalimpressionen" am Eingange des sprachlichen Ausdrucks, in der Regel für längere Strecken des Sprechens, ja eventuell für die ganze sprachliche Entwicklung, alle notwendigen Einzelglieder enthaltend, wie C. SCHNEIDER (96) ausführt. Wieder bloß schematisch kann man für solche Fälle mit C. SCHNEIDER sagen, daß der Gedanke in seiner Konzeption „simultan" alle Glieder enthalte, die in der Sprache sukzessiv einander ablösen. Aber die Gedanken, die so am Eingange der Rede stehen, unterscheiden sich doch untereinander in einer höchst wichtigen Beziehung. Für die einen entspricht die eben vorgebrachte Darstellung; sie enthalten im wahren Sinne, d. h. auch inhaltlich bestimmt, schon alle Glieder. Es sind sozusagen schon beim Beginne der Versprachlichung *fertige* Gedanken. In anderen Fällen liegt es aber anders. Wieder schematisch dargestellt so: Der Gedanke enthält wohl auch schon unter Umständen alle Glieder, aber noch nicht in ihrer *inhaltlichen* Bestimmtheit. *Wie* denn also? DRIESCH (27) unterrichtet uns darüber: Wir erleben antezipierte Schemata, d. h. Beziehlichkeiten, mit noch unbestimmten Gliedern, oder, wie es an anderer Stelle heißt, unanschauliche Komplexe von Beziehungen. Und ein bestimmtes, für die betreffende Gedankenbildung oder für die Verfolgung des betreffenden Gedankenganges nach vorläufiger Schätzung gerade passendes antezipiertes Schema, also eine sozusagen vorweggenommene Ordnungsform, ist es, was Gedankenbildung oder Gedankengang ordnend beherrscht. Geordnetes Denken ist Erfüllung des betreffenden Ordnungsschemas mit richtigem Inhalt. Die Versprachlichung kann aber in solchen Fällen schon beginnen, wenn diese Erfüllung des Ordnungsschemas mit Inhalt erst einsetzt, oder doch noch nicht weit vorgeschritten ist. Wenn sie richtig vonstatten gehen soll, muß eine dem Ordnungsschema des Gedankens angepaßte, ebenso wie dieses vorweggenommene Redeform, welche die Satzbildung und Wortwahl im Sinne des „Regelbewußtseins" nach BÜHLER (20) beherrscht, eingehalten werden. Erwähnt sei, daß in ähnlichem Sinne wie DRIESCH von einem Erleben „antezipierter Schemata" SELZ von der „schematischen Antizipation" spricht.

Die Beherrschung der Satzbildung durch das Regelbewußtsein ist in der Psychiatrie erst in neuester Zeit, und zwar vor allem von CARL SCHNEIDER (96), beachtet worden. Er weist auch bereits darauf hin, wie bei allem Festhalten an der gewählten Sprachform mit der Entwicklung des Gedankens der Satz bzw. das Satzgefüge eingehender gegliedert und umgeformt werden kann. Die Bedeutung der antezipierten Schemata ist von BERINGER (4) klar und deutlich herausgestellt worden, indem er ausführt, wie sich aus dem Fehlen der Erfassung des Gesamtgehaltes der Situation in *einem* gegliederten Akt bei der Schizophrenie unter anderem ergibt, daß die Teilbeziehungen „nicht mehr Glieder am logischen Ort der Denkaufgabe werden".

Aus der *vollen* gedanklichen Einstellung, die erst — ihre zulängliche Stärke und Dauer vorausgesetzt — die Ordnung im Denken herstellt und erhält, lassen sich *begrifflich* vor allem drei Einstellungen heraussondern. Die sozusagen primitivste ist die Einstellung auf den *Denkgegenstand*. Sie wirkt als wählender und damit einschränkender Faktor, begünstigt die Bereitschaft der dem Gebiete zugehörigen seelischen Gegenstände, wirkt der Bereitschaft anderer entgegen, stellt sie ab. Wenn psychiatrische Autoren von der „Obervorstellung" oder von der Gesamtvorstellung oder vom Ober- oder Grundgedanken sprechen, so meinen sie vor allem oder allein diese Einstellung. Eine zweite, bereits höher differenzierte Einstellung ist die auf die *Denkaufgabe*. Sie sichert die Einhaltung der Richtung, die im Denken über den Gegenstand zu verfolgen ist, sichert die Verfolgung des Zweckes, dessentwillen das dispositionelle Wissen von dem Gegenstande bereit gemacht bzw. aktualisiert worden ist. Diese Einstellung hatten die älteren Autoren offenbar im Auge, wenn sie von der Zielvorstellung sprachen, der das Denken zustrebe. Sofern die sprachliche Darstellung des Gedachten in Betracht kommt, tritt an die Stelle der Einstellung auf die Denkaufgabe im engeren Sinne die Einstellung auf die Versprachlichung des Gedachten. Die dritte, die differenzierteste und subtilste, ist die bereits besprochene Einstellung auf jene *Ordnungsform* des Denkens, deren Einhaltung zur Erfüllung der speziellen Denkaufgabe zu führen vermag, bzw. auf jene *Redebildungsform*, deren Einhaltung, wenn auch nur als Gerüst, erst die geordnete Versprachlichung des gedachten Gedankens oder des sich abspielenden Gedankenganges zu verbürgen vermag.

Bei der Schizophrenie leiden diese drei Einstellungen nach Maßgabe einerseits ihrer eigenen Differenziertheit, andererseits der Intensität der Grundstörung, am ehesten also die Einstellung auf die Ordnungsform des Denkens bzw. auf die Redebildungsform, bei stärkerer Störung dann auch die anderen. Bei leichteren Graden der Schizophrenie sehen wir daher nichts sonst als ein Minus an methodischer Anordnung der Gedanken, bzw. an logischer Disposition der Rede. Während unter normalen Verhältnissen im Gange des Denkens schrittweise immer nur derjenige Teil des durch die Einstellung auf Denkgegenstand und Denkaufgabe bereitgestellten dispositionellen Wissens tatsächlich aktualisiert wird, der dem gerade erreichten Ort im Beziehungsschema entspricht, wird dieses Wissen bei der Schizophrenie in mangelhafter Ordnung sozusagen oft am unrechten Orte des Gedankenganges, bzw. der Rede aktualisiert. Bei nächst schwereren Graden wird dann auch die Einstellung auf die Denkaufgabe unzulänglich. Dann können sich, kunterbunt aufeinanderfolgend, außer den zur Aufgabelösung verwendbaren Teilgedanken auch solche einstellen, die mit der gegenwärtigen Aufgabe nichts zu tun haben. Dabei kann die Einstellung auf den Gegenstand immer noch eingehalten werden. Dann sieht es in der Tat oft so aus, als hätte man, wie BLEULER sagt, Begriffe einer bestimmten Kategorie in einen Topf geworfen und durcheinander geschüttelt und griffe nun nach Belieben des Zufalles die einzelnen heraus. Es stellt sich in solchen Fällen auch nicht selten eine Art Degradation der Aufgabe, eine Art Niedergleiten zu einer Aufgabe ein, die geringere, weniger differenzierte Denkleistungen erfordert. Dieses Niedergleiten führt von der aktiven Produktion schließlich oft zur nackten Reproduktion. Die schwerere Aufgabe der Produktion, d. h. der Bildung neuer Urteile, der Herstellung neuer Beziehungen, der „Komplexergänzung" im Sinne von SELZ, wird allmählich ganz aufgegeben und der Gedanken- bzw. Redegang läuft aus in die Wiedergabe geübter und geläufiger Gedankenreihen (C. SCHNEIDER), versandet sozusagen in ihr. Weiter: Während unter normalen Verhältnissen, was namentlich BUMKE berührt, zum Grundgedanken nicht passende Gedanken in der Rede nicht etwa erst abgelehnt oder zurückgescheucht werden müssen, sondern überhaupt schon gar nicht bewußt werden, dringen bei der schizophrenen Unzulänglichkeit der Einstellungen auch ihnen nicht entsprechende Gedanken aller Art vor und können demnach heterogene Gedanken und Gedankenbruchstücke nebeneinander erlebt werden, „die sich dem Gesunden im Wachen niemals gleichzeitig anbieten". All dies dann um so mehr, wenn endlich auch die Einstellung auf den Denkgegenstand, die primitivste von den dreien, unzulänglich geworden ist. Dann kommen ihr gegenüber auch alle niederen Konstellationsfaktoren, insbesondere die Konstellation im Sinne der Assoziationspsychologie, zur Geltung, indem flüchtige Stimmungen oder Bewußtseinslagen, sonst latente Einstellungen, rudimentäre determinierende Tendenzen und dergleichen bald diesen, bald jenen Teil des assoziativ Konstellierten zur Aktualisierung bringen, so das Bild des sogenannten „Assoziationsspieles" erzeugend. Wirft irgendein intrapsychischer Erregungsfaktor derartige flüchtige Einstellungen in rascher Folge auf, so kann das Bild auch den Charakter einer ideenflüchtigen Verworrenheit annehmen.

Viele Autoren haben die Mängel des Gedanken- bzw. Redeganges, die wir auf die Unzulänglichkeit der drei Einstellungen bezogen haben, als Folge einer Herabsetzung, Entspannung, Schwäche, wie sie sagen, der *Aufmerksamkeit* hingestellt. Dagegen spricht aber, abgesehen davon, daß es nicht angeht, die Aufmerksamkeit als eine besondere Funktion außer den Denkvollzügen zu betrachten, vor allem das Zeugnis urteilsfähiger Schizophrener. Sie sagen aus, daß sich die besprochenen Mängel in ihrem Denken und Reden zeigen *trotz* und sozusagen *angesichts* ihrer Aufmerksamkeit. Gerade *weil* sie darauf aufmerksam sind, d. h. weil sie bei ihrem Denken jenes Erlebnis haben, das Aufmerksamkeit genannt wird, fällt es ihnen auf, daß sie sich trotzdem nicht auf den Gegenstand konzentrieren, ihn nicht festhalten, ihn nicht, wie sie wollten, verfolgen können. Einen Ansatz zur Aufklärung konnten erst die Ergebnisse der Untersuchung der schizophrenen Erlebnisstörung bringen, wovon später.

Daß es eine Entspannung der Aufmerksamkeit im geläufigen Sinne nicht sein kann, was die Zerfahrenheit entstehen läßt, haben übrigens auch STRANSKYS (111) experimentelle Beiträge zur Lehre von der Sprachverwirrtheit gezeigt. Er setzte einen Erregungsfaktor, indem er seinen Versuchspersonen auftrug, „darauf los zu reden, was und wie es ihnen gerade einfiel", und wies sie an, ihre Aufmerksamkeit zu entspannen, d. h. sie dem Gesprochenen nicht zuzuwenden, was ihnen, wie STRANSKY (l. c.) annimmt, auch stets gelang. Was so zustande kam, nennt

Stransky selbst ein „Gemisch von Ideenflucht und Perseveration im regellosen Durcheinander", glaubt es aber andererseits freilich auch dem „Wortsalat der Katatoniker" so ziemlich gleichsetzen zu dürfen. C. Schneider (96) hat dagegen kürzlich gezeigt, daß man in den Versuchsresultaten Stranskys „gerade die kennzeichnendsten schizophrenen Störungen, den Wortsalat, die Ellipse, die Paralogie, die ideenflüchtige Entgleisung vermißt" und im Grunde nur eine sehr weitgehende Sprunghaftigkeit des sprachlichen Gedankenganges konstatieren kann, woraus äußerstenfalls zu schließen wäre, daß die schizophrene Denkstörung irgendwie mit einer Störung der Aufmerksamkeit *einhergehe*, die eben zur Sprunghaftigkeit führe.

Kurz erwähnt sei hier, daß aus dem Duktus längerer Äußerungen Schizophrener oft ein überlanges Verbleiben bei einem und demselben Gegenstande zu erkennen ist, welchem aber sicher nicht eine anhaltende *aktive* Einstellung, sondern eine Art passiven Haftenbleibens zugrunde liegt. Beringer spricht treffend von einer „oft geradezu perseveratorisch anmutenden Klebrigkeit und Schwerfälligkeit". Es ergibt sich dann, bei sprachlicher Erregtheit, ein weitschweifendes Umherreden um den Gegenstand; oft wird das Thema, wie Reiss (82) gelegentlich bemerkt, „in unendlicher Variation abgewandelt", ohne daß es „zu einem Fortschreiten des Denkaktes oder zu einer strafferen Formulierung" käme.

Wenden wir uns nunmehr den einzelnen Verknüpfungen im Denkverlaufe zu, so werden wir auch die *Denkinhalte* zu berücksichtigen haben.

Normalerweise werden die Denkverbindungen beherrscht von der Tendenz nach Herstellung eines *objektiv gültigen* Zusammenhanges. Es wird gedacht gemäß den Denkgesetzen und gemäß der Forderung der Übereinstimmung des Gedachten mit der Erfahrung. Erst auf Grund des Urteiles, daß mit ihr diesen beiden Voraussetzungen entsprochen werde, wird die gedankliche Beziehung hergestellt. Beim spezifisch schizophrenen Denken kommen die beiden Postulate nur unzulänglich oder gar nicht mehr zur Geltung. Ohne vorgängige Prüfung und Billigung im Hinblick auf Erfahrung und Normgemäßigkeit werden Beziehungen hergestellt. Erhalten sind ob ihres apriorischen Charakters die Kategorien, die Beziehungsformen aktualer und möglicher Erfahrung. Aber es ist, als ob es gar nicht darauf ankäme, was — bildlich gesprochen — in die gegebenen Formen gegossen wird. Trotz Erhaltensein des Formellen der Sinnhaftigkeit fehlt es dem Denken an dem, was unter normalen Verhältnissen seine „biologische Zweckmäßigkeit" ausmacht. An die Stelle der denkenden Verarbeitung der Erfahrungsinhalte ist ein blindes Spiel der Denkformen getreten.

C. Schneider (93) verwendet statt des Begriffes der abnormen Beziehungssetzung, der zunächst auch ihm der „deskriptiv zutreffendste zu sein scheint", aus theoretischen Gründen „zur Benennung der Tatsache, daß beim Schizophrenen heterogene Gedanken miteinander in Verbindung gebracht werden", lieber den Ausdruck „Gedankenverschmelzung". Er berührt aber damit wohl nur die Verhältnisse, welche gegebenenfalls zur schizophrenen Beziehungssetzung *führen*. Fragt man nämlich, *was* dabei aufeinander bezogen werde, so bietet sich unfehlbar die Antwort Bleulers an: „Zwei zufällig zusammentreffende Ideen werden in einen Gedanken verbunden." Ein Kranker im Beginne der Schizophrenie, über den schon vor 25 Jahren berichtet worden ist (7), stellte sein Erleben dabei so dar: „Zwei oder mehrere Gedanken stehen im Vordergrunde, gleichsam einen Kreis bildend, über den man nicht hinaus kam; sie drängen zueinander, zielen aufeinander; man muß die Gedanken miteinander verbinden, ob man will oder nicht, wenn sie auch gar nicht zusammen passen; es kommen so oft die blödesten Ideen heraus." Es scheint darin ein Grundgesetz zutage zu treten, nämlich, daß das gleichzeitig im Bewußtsein Gegebene nicht nur assoziativ verbunden wird, sondern auch zur gedanklichen Aufeinanderbeziehung drängt. Nur eine höhere Regulation — wir erleben sie als vom darüber wachenden aktuellen Ich ausgehend — kann es verhindern, daß Beziehungen auch im Widerspruche zu Denkgesetzen und Erfahrung hergestellt werden.

Begünstigt wird die Beziehungsherstellung zwischen zwei uns völlig beziehungslos erscheinenden Gedanken gelegentlich wohl dadurch, daß sie im Erleben des Schizophrenen eben doch nicht ganz beziehungslos sind. Es gibt bei der Schizophrenie ,,stehende Tendenzen", ,,bestehen bleibende Einzelakte" nach Mayer-Gross, die dem gesamten Denken sozusagen einen gleichen Einschlag geben. Auch färben Stimmungen auf das Denken weit mehr ab als normalerweise. So kann es leicht geschehen, daß zwei Gedanken ohne für uns gegebene Beziehung für den Schizophrenen in den ihnen beiden beigemischten heterogenen, untereinander aber homogenen Teilen dennoch Beziehungsmöglichkeiten haben. Aber notwendig sind derartige inhaltliche Beziehungen zur schizophrenen Beziehungsherstellung keineswegs.

Verschwommen sind sicherlich oft, wahrscheinlich zumeist, die Beziehungsgedanken zwischen heterogenen Gedanken bei der Schizophrenie. Aber *diesen* Sachverhalt deckt der Ausdruck ,,Gedankenverschmelzung" doch nicht. Man möchte ihn lieber für den Fall verwendet wissen, in dem sich tatsächlich zwei oder mehrere Gedanken, bzw. Wahrnehmungen, Vorstellungen, Strebungen, Affekte, Gedanken im engeren Sinne, sozusagen primär zu einer Einheit zusammenschließen, welche Einheit erst hinterher unter Umständen ihre Aufschließung mit nachfolgender Inbeziehungssetzung der Teilbestände erfährt. Wir nehmen ein Beispiel Gruhles (34): Ein Kranker ,,sieht drei Marmortische im Café und weiß nun, daß der Weltuntergang unmittelbar bevorsteht". Gruhle findet: Ein einsichtiges Motiv für diese Bedeutungskonstatierung, etwa eine Veränderung der Wahrnehmung oder ein ihr zugesellter Gefühlsakt, der das Bedeutungsbewußtsein intendierte, liege nicht vor. Die *Überzeugung* von dem Zutreffen der Bedeutung erscheine *primär*. Ein primär gestörter Motivzusammenhang liege vor. Der Sachverhalt dürfte aber doch einigermaßen anders aufzufassen sein: Die Wahrnehmung der drei Tische fließt mit dem Gedanken an den bevorstehenden Weltuntergang, bzw. mit einem ihn tragenden Affekt im Sinne der ,,Gedankenverschmelzung" in eins zusammen. Da sich der Charakter der unmittelbaren Evidenz, der von Haus aus nur der Wahrnehmung zukommt, nunmehr auf das Ganze der aus der Verschmelzung hervorgegangenen Einheit erstreckt, erlangt auch die Idee des bevorstehenden Weltunterganges unmittelbare Gewißheit; sie bezieht gleichsam diese Gewißheit aus der Wahrnehmung. Der Kranke ,,sieht" den drei Tischen den sicher bevorstehenden Weltuntergang schon ,,an". Mit einem Schlage ist mit der Wahrnehmung auch die Gewißheit des Gedankens gegeben. Man kann also für solche Fälle auch keineswegs von einem primär gestörten Motivzusammenhang sprechen. Drückt der Schizophrene ein derartiges Erlebnis *sprachlich* aus, so kann er freilich nicht umhin, sich einer Sprachform zu bedienen, die eine

Beziehungsform wiedergibt. Im speziellen Falle des Beispieles wählt er die Sprachform für eine Beziehung im Sinne des Bedeutungserlebnisses, bzw. für eine kundgebende Funktion der Wahrnehmung der drei Tische. Es ist kaum vorstellbar, was für eine andere er hätte aufgreifen können. Ähnlich liegt es aber auch in vielen anderen Fällen, worauf es wohl zurückzuführen ist, daß wir bei der Schizophrenie so oft die Erscheinung beobachten, die wir als eine erhöhte Disposition zur Herstellung inhaltlich unsinniger Beziehungen vom Charakter der Bedeutung zu deuten geneigt sind.

In der Gedankenverschmelzung mit nachfolgender Entfaltung, Explikation, ist offenbar ein für viele schizophrene Inhaltsverbindungen zutreffendes Prinzip ermittelt. Wird die gedankliche Explikation sprachlich kundgegeben, so fällt recht gewöhnlich der Kontrast auf zwischen der grammatikalisch richtigen Redeform und der Sinnlosigkeit des Ausgedrückten. Er erklärt sich aber daraus, daß die festgelegten Beziehungsdispositionen und die ihnen entsprechenden Ausdrucksformen an sich, sowie ihre Reproduktion, bei der Schizophrenie in der Regel lange keinen Schaden leiden, daß andererseits dort, wo die inhaltliche Sinnlosigkeit auf die Verschmelzung zufällig zusammengeratener Inhalte zurückzuführen ist, einer freien vernünftigen Stellungnahme überhaupt kein Spielraum gelassen ist, Denkgesetze und Erfahrung also überhaupt nicht zur Geltung kommen können.

Aber nicht immer findet die erwähnte Explikation des Verschmelzungsergebnisses statt. Im Gegenteil nur dann, wenn sich das Verschmolzene der Entfaltung leicht zugänglich erweist und wenn das beziehende Denken noch in dem dazu erforderlichen Maße aufgebracht wird. Gerade als Ergebnisse der Gedankenverschmelzung erfahren aber Schizophrene in gewissen Stadien einen großen Teil der z. B. von C. Schneider (93) hervorgehobenen „unerhörten neuen Erlebnisse oder sprachlich gänzlich unfaßbaren seltsamen Gedanken". „Unentwirrbare unheimliche Gedankenknäuel" zeigen sich, wie mir ein Kranker berichtet. Wird die Versprachlichung doch versucht, so kommt es oft zu einem ganz unverständlichen Gerede. Stellen sich analoge Verschmelzungsergebnisse häufiger ein, so ergeben sich unter Umständen bei gegebener Versprachlichungstendenz *Wortneubildungen*, oft in Form der Kontamination im gebräuchlich gewordenen Sinne des Wortes. Manchmal regt aber auch schon ein frappantes Einzelerlebnis eine derartige Neubildung an. In vielen Fällen setzt die Versprachlichung für die Dauer des in der Regel ja bloß flüchtigen Erlebnisses aus. Derart begründetes Aussetzen trägt, wenn man den Angaben der Kranken trauen darf, manchmal mehr dazu bei, daß, wie Bleuler hervorhebt, der Gedankengang stellenweise ganz unterbrochen, der „formelle Zusammenhang zerrissen *erscheint*", als das Entschwinden der zur Herstellung des Zusammenhanges erforderlichen Beziehung selbst oder der sogenannte Gedankenentzug.

Ein in manchen Fällen besonders stark hervortretender Zug der schizophrenen Zerfahrenheit ist die auch in der Külpeschen (58) Schilderung der Träume erwähnte Bildung „autonomer Fragmente", die nicht miteinander zusammenhängen, noch aufeinander hinweisen. Wenn die Rede an vielen Stellen Unverbundenheit zeigt, ist dies nicht zuletzt auf diesen Zug zurückzuführen.

Bei schwererem Versagen des beziehenden Denkens stellen sich auch weitergehende Mängel der äußeren Form ein. Es geht schließlich die Form der sinnvollen

Rede ganz verloren. Dies alles, wie BUMKE (23) betont, „bei völliger *Besonnenheit*" und ohne alle anderen Zeichen einer ausgesprochenen Bewußtseinstrübung.

Zum Bilde der Zerfahrenheit trägt außer den bereits besprochenen Momenten und außer dem Gedankenentzuge und Gedankeneinbruche noch das Hineinspielen einer Unzahl sekundärer und tertiärer Einstellungsfaktoren bei. Erwähnt seien der Negativismus, der Autismus, der nach BLEULER geradezu „den Ausschluß der Wirklichkeit vom Denkmaterial bewirkt", die Ambivalenz und Ambitendenz, die Verschrobenheiten und Manieren, die intellektuellen Neueinstellungen nach BUMBKE, die schizophrene Grundüberzeugung, eine „neue Weltanschauung" nach C. SCHNEIDER und anderen, Wahnideen, affektive Strebungen, eigentümliche Gefühle krankhafter Veränderung, komplexe affektive Zustände, anschaulich gegebene symbolartige Vorstellungsgebilde, die nach REISS (82) „nach gewissen affektiven Hauptlinien geordnet sind", usw.

Schon hier empfiehlt es sich, eine Reihe von Bemerkungen einzuschieben, welche zum Teil zur Theorie hinüberleiten, die später (VI. Teil) ausführlicher zu besprechen sein wird.

Von allen denkbaren Gesichtspunkten aus ist zu ersehen, daß die schizophrene Denkstörung ihrem Wesen nach *aktueller* Natur ist. Das Wissen als solches, der Erfahrungsschatz, ist „intakt" und „potentiell funktionstüchtig". Die Persönlichkeit in ihren „erworbenen Entfaltungsmöglichkeiten" [GRUHLE (36)] ist erhalten. Auch die „reproduktiven Erfüllungen" (C. SCHNEIDER) erweisen sich als ungestört. Von eigentlichen Intelligenzstörungen kann nicht gesprochen werden. Selbst für Fälle sogenannter Demenz kann man, wie JASPERS sagt, „zweifeln, ob nicht hier die Intelligenz ganz intakt bleibt". Daß die Intelligenz potentiell nicht gestört ist, die formale Intelligenz erhalten ist, steht fest (GRUHLE und viele andere). Was gestört erscheint, ist nach GRUHLES präziser Fassung „die Handhabung der an sich intakten Mechanismen, der Gebrauch des Apparates".

Wie stellt sich nun diese aktuelle Störung des Gebrauches des an sich intakten Apparates dar?

Schon aus dem bisher zur Deskription und Analyse der Zerfahrenheit Berichteten geht hervor, daß bei der Schizophrenie die Unzulänglichkeit der Auswirkung eines *zentralen* Faktors, eine ganz *zentrale* Störung, wie JUNG kurz sagt, angenommen werden muß. Worin ist diese Unzulänglichkeit denn nun gelegen? Theoretisch sind drei Möglichkeiten ins Auge zu fassen: Erstens könnte die zentrale Auswirkung des zentralen Faktors deswegen unzulänglich sein, weil er selbst an Leistungsfähigkeit eingebüßt hat, zweitens, weil dieser Faktor, obwohl an sich intakt, geänderten Verhältnissen gegenübersteht, unter denen seine Wirkung nur unzulängliche Effekte zu ergeben vermag, drittens, weil Unzulänglichkeit des zentralen Faktors und eine seiner Wirksamkeit abträgliche Veränderung der sonstigen psychischen Gesamtverfassung nebeneinander bestehen.

Wie aus der Literatur der letzten Zeit bereits sicher zu entnehmen ist, führt der Versuch zwischen diesen Möglichkeiten zu entscheiden, nur zu, wenn auch noch so geistvollen, so doch praktisch gänzlich unfruchtbaren Weiterungen. Aber andererseits hat es sich doch wieder klar herausgestellt, daß ein großer Teil der Störungen, namentlich der Leistungsstörungen, ohne Zwang auf die Unzulänglichkeit des zentralen Faktors selbst bezogen werden kann.

Worin ist denn dieser zentrale Faktor zu erblicken? Man hat von einem „obersten Regulations- und Koordinationsprinzip", das, von einer „cerebralen Höchstfunktion", die bei der Schizophrenie beeinträchtigt sei, gesprochen. Rein psychologisch betrachtet ist der fragliche zentrale Faktor das aktive Ich, bzw. die Persönlichkeit mit den als von ihr ausgehend erlebten determinierenden Tendenzen oder, kurz gesagt: die *aktuelle Persönlichkeit*. Bei der Schizophrenie liegt also eine Unzulänglichkeit, eine *Insuffizienz der aktuellen Persönlichkeit* vor.

Diese Insuffizienz stellt sich in vieler Hinsicht als eine rein dynamische dar. So wenn die aktuelle Persönlichkeit die zur Aufrechterhaltung der Ordnung im Denken geeigneten Einstellungen wohl sichtlich setzt, sie aber nicht in zureichendem Maße zur Geltung zu bringen vermag. Für andere Fälle liegt uns dagegen die Auffassung näher, daß die erforderlichen Tendenzen von der aktuellen Persönlichkeit überhaupt gar nicht ausgehen. So wenn sich der Schizophrene, ohne das geringste Bestreben im Sinne des Wollens des Vernünftigen zu bekunden, einer ungezügelten Beziehungsherstellung überläßt. Es wird daher einerseits von einer dynamischen Insuffizienz, einer Depotenziertheit, andererseits von einer inhaltlichen Verarmung, einer inhaltlichen Reduziertheit der aktuellen Persönlichkeit, zu sprechen sein. Hinsichtlich des letzteren Momentes macht sich oft ein reger, zuweilen geradezu sprunghaft vor sich gehender Wechsel bemerkbar, indem bald diese, bald jene und bald reichlichere, bald kärglichere Entfaltungsmöglichkeiten des Selbst in die gerade aktuelle Persönlichkeit eingehen, d. h. in ihr und durch sie tatsächlich zur Entfaltung kommen. Auch Tendenzen, die in der aktuellen Persönlichkeit des normalen Wachzustandes *stets* parat sind, können der aktuellen Persönlichkeit des Schizophrenen für kürzere oder längere Dauer ganz abgehen oder nur in unzulänglichem Maße in ihr erhalten sein. Dem Idealverhältnisse des Wachzustandes, daß sämtliche in der potentiellen Persönlichkeit, im Selbst, enthaltenen Entfaltungsmöglichkeiten ständig sozusagen in der aktuellen Persönlichkeit kulminieren, stehen also bei der Schizophrenie mehr oder weniger flüchtige *Momentpersönlichkeiten* gegenüber — von reduziertem, in seiner Zusammensetzung dem Zufalle, d. h. einer unüberblickbaren Fülle von Teilmomenten der jeweiligen psychischen Gesamtsituation, überlassenen Gehalte. An individuellen Verschiedenheiten der Anlage oder der Entwicklung mag es unter anderem liegen, daß bald diese, bald jene Tendenzen es sind, die als die sozusagen schwerer mobilisierbaren der aktuellen Persönlichkeit eines bestimmten Schizophrenen vor allem abgehen.

Schon die Depotenziertheit der aktuellen Persönlichkeit vermag das so auffällige Nacheinander, ja fast Nebeneinander von gelungenen und von mißlungenen, d. h. schizophren entstellten, Leistungen zum Teil zu erklären. Gelingen und Mißlingen von Leistungen hängt ja immer und, wo es dem Faktor, der zu leisten hat, an Kraft fehlt, nur um so mehr von dem Ausmaße der dabei zu überwindenden Schwierigkeit ab. In diesem Sinne sagt BLEULER: „Es handelt sich um Erschwerungen, die manchmal überwunden werden, unter wenig geänderten äußeren und inneren Verhältnissen aber eine bestimmte Funktion vollständig unmöglich machen." Nicht das *objektiv* Schwierigere muß es sein, was mißlingt, sondern das zur Zeit *subjektiv* Schwierigere ist es. Von größter Wichtigkeit ist es dabei, inwieweit, bei dem individuellen Erfahrungszustande, die Reproduktion geübter und geläufiger Gedankenreihen zur Gesamtleistung ausreicht, inwieweit andererseits Neuproduktion dazu erforderlich ist, bzw. welche Anforderungen diese jeweils an die Aktivität der Persönlichkeit stellt. Für viele Fälle wird sich aber die inhaltliche Reduziertheit und Inkonstanz der aktuellen Persönlichkeit als das brauchbarere Erklärungsprinzip erweisen, kann doch, und zwar auch einer komplexeren Momentanpersönlichkeit, eine oder die andere für den speziellen Fall gerade unerläßliche Tendenz abgehen, und umgekehrt auch in einer höchst dürftigen Momentanpersönlichkeit zufällig noch jene Gruppe von Tendenzen voll enthalten sein, die zum Gelingen gerade ausreicht.

Wo einfache Inhaltsverarmung der aktuellen Persönlichkeit ohne stärkeren Wechsel ihrer Zusammensetzung vorliegt, tritt vor allem eine Verflachung des Denkens, die der Hauptsache nach auf der Herabsetzung der Aktverbindungen auf eine niedrigere Stufe (JASPERS) beruht, in Erscheinung.

Die reduzierte und inhaltlich inkonstante (labile) Persönlichkeit kommt auch in dem Mangel der Einheitlichkeit der Ansichten, Absichten und Handlungen des Schizophrenen, also in seiner Unberechenbarkeit und Unzuverlässigkeit, zum Ausdruck, die oft aufs auffälligste kontrastiert mit dem bis ins kleinste in Form von Stereotypien und Manieren mechanisierten Benehmen des sich selbst überlassenen Kranken. Die jeweilige aktuelle Persönlichkeit entspricht eben nicht dem ganzen Selbst, birgt nicht die Gesamtheit des Potentiellen der Persönlichkeit sozusagen in nuce in sich, um es je nach Bedarf zu entfalten, sondern umfaßt immer einen mehr oder weniger beschränkten wechselnden Teil dieses Potentiellen, zuweilen nur einige wenige Tendenzen. Solange diese anhalten, können sie wohl auch, wenn entgegenwirkende Tendenzen in der aktuellen Persönlichkeit gerade nicht vertreten sind, um so mächtiger zur Geltung kommen. GRUHLE betont in trefflicher Wahl des Ausdruckes die *„Unordnung des Aktivitätshaushaltes"* bei der Schizophrenie. Die Ordnung in diesem Sinne, die Regelung des Verbrauches der „Aktivitätsvorräte" vermag die schizophren veränderte aktuelle Persönlichkeit eben nicht mehr herzustellen.

Vor allem kommt bei der Schizophrenie das Wollen des Vernünftigen nicht sicher zur Geltung. Die Unzulänglichkeit des Wirkens der aktuellen Persönlichkeit im Sinne des Strebens nach *materieller* Wahrheit zeigt sich in einer Außerachtlassung der Erfahrung, die nicht zu verwechseln ist mit dem bereits erwähnten einstellungsmäßigen Ausschlusse der Erfahrung, in einer Vernachlässigung der „beziehentlichen Gegenüberstellung" (M. ADLER) des Gegenstandes und der auf ihn bezüglichen Erfahrung, die des Strebens nach Richtigkeit, also nach *formallogischer* Wahrheit, in der Außerachtlassung der Denkgesetze, besonders in der Unzulänglichkeit der Tendenz zur Widerspruchslosigkeit bzw. zur „Herausschaffung des Widerspruches" im Sinne HERBARTS. KRAEPELIN hat schon den Mangel des Bedürfnisses, „im Denken zu einer widerspruchslosen Lösung zu gelangen", angeführt. BLEULER spricht von der Unempfindlichkeit der Schizophrenen gegen die gröbsten Widersprüche. SCHILDER betont die „Widersprochenheit" der Denkinhalte. Das Denken kann schon ob dieser Mängel seinen Zweck als „die auf mittelbares Erkennen abzielende Geistestätigkeit" (UEBERWEG) nicht erfüllen. Ein weiterer Verlust an Zweckhaftigkeit des Denkens ergibt sich aus der Unzulänglichkeit der aktuellen Leitideen. Weiter zeigt sich eine Entwertung all dessen, was wir etwa als erworbene individuelle Welt- und Lebensanschauung zusammenfassen können. Es verliert sich, wie BERINGER sieht,„die im Laufe des Lebens überkommene Bindung herkömmlicher Betrachtungsweise". Mit den habituellen Leitideen, dem erworbenen Charakter, verlieren auch die mit ihm gegebenen Einstellungen an Macht, die nach FREUD Verdrängung und Zensur genannt werden. Es kommt gelegentlich, wie OTTO KANT (47) jüngst ausgeführt hat, zu völligem Verlust der Verdrängungsfähigkeit. Unverhüllt oder in nur leichter, durchsichtiger Verhüllung tragen uns daher Schizophrene oft Triebe, Affekte, Gedanken, die der Psychoanalytiker sonst erst mühevoll hervorholt, geradezu entgegen. Alles, was wir als höhere Persönlichkeitsfaktoren hinstellen können, ist unsicher geworden, mag es nun als höhere Vorstellung oder als höheres Gefühl charakterisiert sein.

Besonders betont werden muß, daß die Wirkung all der inhaltlichen *Ordnungsfaktoren* des Denkens *Bindungen* des Denkens ergibt, Bindungen an Normmäßigkeit, Wahrheit, Zweckhaftigkeit, Herkommen, Schicklichkeit, Charakter, Gesinnung usw. und daß Bindungen wie immer so auch hier Beschränkungen bedeuten. Die Insuffizienz dieser Bindungen bei der Schizophrenie bedingt also zugleich eine Enthemmung des Denkens in seiner Tendenz zu reicher, voller Entfaltung, die auch oft vom Kranken bemerkt wird. Einer sagt z. B. geradezu: ,,Nun sind alle Hindernisse meines Denkens weggeräumt, die einengende Kuppel ist weg." Die Folge ist eine quantitative Zunahme der *Produktivität* bei qualitativer Entwertung. Die Gegenstände können, wie BERINGER hervorhebt, in vielseitigerem Aspekt und damit mannigfaltigeren Beziehungsmöglichkeiten erfaßt werden, ,,oft schief und doch treffend zugleich gesehen". Das Erleben hat nach C. SCHNEIDER wie im ,,Erleben vorm Einschlafen", so auch in der Schizophrenie oft den Charakter besonderer ,,Einsichtsfülle" und ,,Aspektneuheit". Manche Kranke entdecken jetzt in sich Fähigkeiten und Fertigkeiten, die ihnen bis dahin verborgen geblieben waren. Einer sagt z. B.: ,,Ich kann jetzt vieles, was ich früher nicht konnte". Früher ein ,,Traumichnicht", komponiert er nun eine Oper, zu der er auch den Text selbst verfaßt hat. Andere, die es früher nie gewagt, betätigen sich nun als Maler, Holzschnitzer, Modelleure, wieder andere als Philosophen, Theosophen usw.

Die Kranken selbst fassen, auf ihr Erleben reflektierend, bald diese Überproduktivität selbst, dieses in die Breite gehende, unter Umständen scheinbar sogar das ganze All umfaßende Denken, bald mehr die Kehrseite ins Auge, das ist die Unfähigkeit, dieses Denken zu leiten, seiner Herr zu werden, den Verlust der Souveränität über ihr Denken, ferner den Zwang, die Denkinhalte ohne Möglichkeit der Stellungnahme einfach hinzunehmen, den ,,Gedankenstrom" (vgl. BÜRGER) über sich ergehen zu lassen, kurz die Insuffizienz der aktuellen Persönlichkeit.

Es geht nicht an, in dieser durch Verflachung entwerteten Überproduktivität — ihre Ergebnislosigkeit wird oft gleichfalls von den Kranken selbst beobachtet — ein Zeichen einer vollen oder gar gesteigerten Aktivität zu erblicken[1], ebensowenig etwa wie in der Heftigkeit und überlangen Dauer von Erregungszuständen, die im Gegenteile gerade auf den in der Insuffizienz der aktuellen Persönlichkeit

---

[1] Diesen Standpunkt nimmt unter anderen auch BOSTROEM (18) ein. Er kann in dem ,,Erlebnisreichtum", wie er in den Anfangsstadien mancher schizophrener Erkrankungen auftritt, ,,keine rechte Produktivität sehen". Und ... ,,selbst wenn bei schizophren erkrankten schöpferisch begabten Individuen im Beginne der Psychose eine besondere Leistungsfähigkeit aufzutreten scheint, so ist das wohl meist nur durch eine krankhaft geänderte, von Hemmungen befreite Entäußerungsfähigkeit hervorgerufen worden..."

begründeten Wegfall der unter normalen Umständen wirksamen aktiven Hemmungen bezogen werden muß. Nur einer abweichenden Fassung des Begriffes Aktivität ist es zuzuschreiben, daß Gruhle in diesem und anderen Symptomen, in denen Positives, Produktives steckt, in den darum so genannten produktiven Symptomen der Schizophrenie, einen Fingerzeig erblickt, daß dem Minusmomente, welches ich vor Jahren als Insuffizienz der Aktivität hingestellt habe, der „Hypo"-erklärung, wie er diese Auffassung kurz nennt, ein Hypermoment zur Seite gestellt werden müsse, eine Hyperfunktion, die gleicherweise wie jenes Minusmoment „als ein letztes, psychologisch nicht weiter ableitbares" Primärsymptom anzusehen sei.

Annehmbar erschiene diese Ansicht, wenn diese schizophrene Überproduktivität ihrem Erlebtwerden nach als aus der *aktuellen* Persönlichkeit hervorgehend charakterisiert wäre. Dies trifft aber nicht zu. Es handelt sich bei dieser Produktivität nicht um Aktivität, die im Sinne spontaner Betätigung aus der Persönlichkeit fließt. Es „stammt die Dynamik ihres Ablaufes", wie Bürger gelegentlich sagt, „nicht aus der Persönlichkeit" (sc. der *aktuellen* Persönlichkeit). Es liegt vielmehr *R*eaktivität vor, erzwungen durch zur Zeit *außerhalb* der aktuellen Persönlichkeit stehende Einstellungen. Daß dies aber geschehen kann, daß diese Außenseiter, während sie unter normalen Verhältnissen durch die aus der aktuellen Persönlichkeit stammenden Einstellungen unwirksam gemacht werden, in der Schizophrenie so mächtig werden können, liegt eben gerade wieder an jenem Minusmoment, an der dynamischen Insuffizienz der Persönlichkeit.

Es soll hier nur kurz skizziert werden, was für Faktoren zu erhöhter Geltung kommen, wenn die „höheren Funktionen der Vorstellungsverknüpfung leiden" (Kleist), wenn eine Herabsetzung kognitiver Interessen und Fähigkeiten Platz greift (Schilder), wenn die determinierenden Tendenzen ihren auserwählenden und ordnenden Einfluß verlieren (Beringer), wenn die höheren Regulationen ausgeschaltet sind (Storch), wenn also die inhaltlichen Ordnungsfaktoren des Denkens in vermindertem Maße zur Geltung kommen.

Die Affekte erhalten ein Übergewicht (Bleuler), ein Überwuchern des emotionalen Lebens zeigt sich (Schilder), die affektiven Triebkräfte gewinnen eine beherrschende Rolle (Storch), die affektive Verknüpfung tritt an Stelle der fehlenden logischen Gliederung; dabei kommen außer Affekt- auch Instinktkreise in Betracht.

An zweiter Stelle sei der gesteigerte Einfluß des *Sprachlichen* auf das Denken angeführt. C. Schneider (96) zeigt, wie die „Bedeutung der im Vorgang der sprachlichen Formulierung verwendeten Worte ständig sehr verschiedenartige Nebengedanken in das Bewußtsein einführt", woraus sich neue Beziehungen ergeben, die unter Umständen zur Bildung ideenflüchtiger Reihen führen. Für die Schizophrenie trifft dies nur um so mehr zu. Beringer (4) betont, daß auch die Nachwirkung des gesprochenen und gehörten Wortes neue determinierende Ansätze verursacht, die „sich sowohl in den gedanklichen wie in den sprachlichen Entwurf störend einschieben". Es kommt bei Lockerung der „Denkspracheinheit" auch wohl zu einem Führungswechsel der bald aufs Sprachliche, bald aufs Vorsprachliche gerichteten Intentionen. Aber auch „Zustände eines fast nur im Sprachlichen ablaufenden Geschehens, bei dem der Reflex des Denkens objektiv fehlt", werden erwähnt. Bürger (25) findet in einem seiner Fälle „eine Kuppelung (des Denkens) an die rein sprechmotorische Funktion". Der drängende

Sprechtrieb wurde zum Antriebe zu einer reichlichen Produktion unter Minderbeteiligung der Aktivität der aktuellen Persönlichkeit. Die letztere kommt namentlich im Fehlen der antezipierenden Einstellung zum Ausdruck. BÜRGER sagt darüber treffend: ,,Der Kranke sah nie vorwegnehmend beim Beginn einer Erzählung ihr Ende vor sich, auch nicht in noch so unklarer Weise." Von einem ,,Entwurf" oder ,,Schema", einer ,,Vorwegnahme eines Denkzieles" konnte nicht gesprochen werden. Dann sei die in manchen Fällen geradezu in den Vordergrund tretende begriffliche Wertung und gedankliche Verwertung von (Wahrnehmungs-) Vorstellungen, denen nur Zeichenwert zukommt, als Gegenstände von eigener Bedeutung erwähnt. Namentlich gibt oft die Hörding-Form des gesprochenen, die Sehding-Form des geschriebenen oder gedruckten Wortes zu schizophrenen Beziehungsherstellungen und zur Ausspinnung schizophrener Gedankengänge Anlaß. ANNE-MARIE BRAHN (18 a), die sich jüngst mit diesem Gegenstande eingehender beschäftigt hat, konnte in einem Falle ,,äußerliche Beziehungen" finden auf Grund der ,,Gleichheit oder Ähnlichkeit von 1. Klang, 2. Schriftbild, 3. Form oder Farbe". Aus den Äußerungen der Kranken seien angeführt: ,,Die 7 ist mit Fahne verbunden" (d. h. die 7 hat die Form einer flatternden Fahne), ,,Y ist mit Lohn verbunden" (Ypsilon). ,,Mann mit einer roten Jacke ist mit Ziegelstraße verbunden" (rote Farbe der Ziegel). Einen Schizophrenen regt mein Name dazu an, meine Person mit ,,Bär und Zeh" in Beziehung zu bringen; die andere Schreibart verschlage nichts, auf die Orthographie komme es überhaupt nicht an, sondern auf den Klang. Einem anderen drängt sich der Rhythmus des Gesprochenen oder als gesprochen Vorgestellten besonders auf. Er ist ihm für die Deutung des Sinnes oft mehr maßgebend als die Bedeutung der Worte und ihres Zusammenhanges. Um sich den Rhythmus noch besser vergegenwärtigen zu können, wiederholt er bei sich wie skandierend den gehörten Satz. ,,Richtig" ist für ihn nur, was gesprochen einen ,,richtigen" Rhythmus ergibt. BRAHN hat wahrscheinlich recht mit der Annahme, daß es mit der Nivellierung des Denkens, mit der Aufhebung der ,,differenten Wertigkeit der verschiedenen Beziehungsarten für den logischen Aufbau des Denkgeschehens" zusammenhänge, wenn sich bei der Schizophrenie Beziehungen, die für das geordnete Denken ,,etwas durchaus Unwesentliches sind", in das Denken, Urteile und Schlüsse mitbildend, eindrängen.

Weiter kommt, auch im allgemeinen, das Vordrängen der *Nebengedanken* bzw. des *Nebenbewußten*, gegenüber dem zu wenig abgehobenen aktuellen Hauptgedanken in Betracht. In diesem Sinne etwa spricht LOEWY von einer Übererregbarkeit des Bemerkens. GERDA WAILTHER (116) bemerkt treffend, daß die Erlebnisse im Hintergrunde immer ,,mitaktualisiert" und ,,viel intensiver erlebt und beachtet werden, als ihnen an sich zukäme". Es finde eine ,,vorzeitige Aktualisierung der Nebenwirklichkeit und der Hintergrundsregungen" statt. Namentlich wirken, wie betont sei, im Hintergrunde entstandene affektive Regungen und Triebregungen in erhöhtem Maße auf die Vordergrunderlebnisse bzw. auf die Hauptgedankenreihe ein.

Im Zusammenhange damit betrachten wir die bei der Schizophrenie erhöhte Bedeutung der außer der Intention, die den Hauptgedanken trägt, im Flusse des psychischen Lebens stets noch nebenherlaufenden, mehr rudimentären anderweitigen *Einstellungs*momente. Zunächst können derartige *heterogene Nebentendenzen* in beträchtlicherem Maße aufkommen, erstens infolge der mangelhaften

Erfülltheit des Bewußtseins durch den Hauptgedanken, zweitens infolge der Unzulänglichkeit der unter normalen Verhältnissen — im Sinne einer Sekundärfunktion — auch für den Inhalt der *Neben*tendenzen im ganzen maßgebenden Intention des Hauptgedankens. Ferner kommen sie aus gleichen Gründen auch stärker zur Geltung, wirken als mächtig gewordene Konstellations- und Aktualisierungsfaktoren. Da diese Nebentendenzen an sich selbst in der Regel unbemerkt bleiben, hat das durch sie Aktualisierte oft den Charakter der Ichfremdheit, präziser: der zur-Zeit-Ichfremdheit, das ist der Fremdheit für die gerade jetzt gesetzte aktuale Persönlichkeit.

Mit der Depotenzierung der Ordnungsfaktoren geht — aus einstweilen nicht ersichtlichen Gründen aber keineswegs quantitativ mit ihr parallel — oft auch eine Instabilität bzw. ein Zurücktreten der *Ordnungswerte* einher, worunter wir mit DRIESCH die unzurückführbaren „Beziehlichkeitsformen" verstehen, wie das Ich bzw. Selbst einerseits, die mittelbaren und unmittelbaren Gegenstände andererseits, Damalsreihe und Jetztpunkt, Dort und Hier, Beharrlichkeit und Werden. Die Autoren haben namentlich das Verlorengehen des „klaren Gegenüberstehens einer Außenwelt" beachtet. JASPERS weist auf die rätselhaften Schilderungen Schizophrener hin, nach denen sich diese mit Gegenständen der Außenwelt zu identifizieren scheinen. Die bekannten Aussagen Schizophrener, die ganze Welt kenne ihre Gedanken, führt er auf die „Aufhebung der klaren Trennung von Ich und Umwelt" zurück. STORCH erwähnt, daß bei der Schizophrenie wie in Traumzuständen „alle Begrenzungen des Wachbewußtseins", so nennt er die Ordnungswerte, „dahinschwinden". BERINGER spricht in Erwähnung gewisser Analogien des Erlebens in der Schizophrenie und bei Meskalinvergiftung von einer Verminderung des Ich-Außerich-Gegensatzes, von einer Verschmelzung des Ich mit der Objektwelt, dem „synästhetischen Identifikationserlebnis".

Aus dem Vordringen gefühls- und triebmäßiger Bestimmungsfaktoren infolge Zurücktretens der höheren Ordnungsfaktoren, aus der „Verdinglichung der Zustände unseres Ichs in Außenobjekten" (C. SCHNEIDER) infolge des aktualen Versagens der Ordnungswerte, aus der intellektuellen Neueinstellung (BUMKE) und wohl noch aus anderen Zügen ergibt sich ein Gesamtbild, das eine Reihe von Autoren — STORCH, SCHILDER, PRINZHORN, REISS, KRONFELD, KRETSCHMER und andere — zur Analogisierung der schizophrenen Gedankenwelt mit den archaischprimitiven Denkweisen veranlaßt. Zugleich meinen einige von ihnen, es trete so eine stammesgeschichtlich überwundene Frühstufe seelischen Lebens zutage. BUMKE hat schon vor seiner vorzeitigen theoretischen Verwertung dieser gewiß interessanten Analogien gewarnt. MAYER-GROSS will den Grund der Analogien vorerst festgestellt wissen. Festzuhalten ist jedenfalls, daß diese Analogien zunächst nur als solche rein äußerlicher Natur angesehen werden dürfen, daß mit dem Hinweis auf die primitiven Denkformen nicht das Wesen der schizophrenen Denkstörung getroffen ist (C. SCHNEIDER). Jedenfalls ist, wie C. SCHNEIDER weiter betont, das prälogische primitive Denken in seinen formalen Kriterien normal, das alogische schizophrene Denken dagegen pathologisch, und „überall, wo wir in die spezifisch pathologischen Denkprozesse Schizophrener eindringen können ist der Mechanismus von dem auch des gegenständlich primitivsten Denkens unterschieden". —

Schon des öfteren hat es sich uns im Gange der Untersuchung und so auch hier bei Erörterung der äußerlichen Analogien zwischen den archaisch-primitiven

Denkweisen mit dem schizophrenen Denken gezeigt, daß wir zur Entscheidung über die wahre Bedeutung des durch äußere Untersuchung Feststellbaren erst noch durch Introspektion ermittelte Daten heranziehen müssen, daß eine Sicherung dieser Entscheidung nur von einer genauen Erfassung des Wesens der schizophrenen Denkstörung zu erwarten ist, das nach allem, was bisher festgestellt worden ist, nur im *Formalen* liegen kann.

An seiner Erforschung ist in den letzten Jahren von einer bis nun allerdings noch kleinen Schar von Autoren, teils unter Führung BUMKES und GRUHLES, teils über Anregung durch JASPERS und KRONFELD, teils auch ganz selbständig, emsig gearbeitet worden.

Den Kranken fällt eine Veränderung im *Kommen* und *Gehen* eines Teiles der Gedanken auf. Ungerufen und unvermittelt, inhaltlich unverbunden tauchen diese Gedanken auf. Sie verweilen nicht; ebenso aber oft auch die „gerufenen" Gedanken nicht. Andere schieben sich an ihre Stelle, bevor sie noch, wie SCHÜLE schon vor 30 Jahren gesagt hat, einen „eigentlichen Schlußpunkt finden" konnten. Ein unaufhaltsamer Wechsel der psychologischen Situation — wieder SCHÜLE sagt dies schon — wird geschaffen, die vom Kranken auf keinem Punkte mehr beherrscht wird. Interessant ist, wie mit dieser alten Darstellung die neueste Darstellung des Einschlaferlebens, dem der Autor das schizophrene Erleben als analog ansieht, durch C. SCHNEIDER (94) übereinstimmt: „Nicht mehr wie im Wachen stehen die Gegenstände gleichsam ruhend vor dem Bewußtsein, nicht mehr bieten sie sich uns zu allseitiger Betrachtung aller Beziehungen dar, sondern kaleidoskopartig wandelt sich die innere Situation". Die unvermittelt, „psychologisch isoliert", erscheinenden Gedanken, die „originären Einfälle" sind im allgemeinen „einem weiteren Ausbau nicht zugänglich, sondern tauchen unter, wie sie gekommen sind".

Der *Flüchtigkeit* kommt unter den Merkmalen des schizophrenen Denkens eine besondere Bedeutung zu. Vielleicht ist sie sogar sein einziges Grundmerkmal in formaler Hinsicht und lassen sich alle anderen Zeichen der formalen Veränderung, wie sie von den Autoren der Flüchtigkeit zur Seite gestellt werden, aus dieser ableiten, auf sie zurückführen.

C. SCHNEIDER möchte, ausgehend von der Meinung, daß der Gedankenentzug, „das durchgängigste aller schizophrenen Symptome" sei, diesem nicht nur die Rolle, die offenbar der Flüchtigkeit zukommt, sondern eine darüber noch weit hinausgehende Bedeutung zuschreiben. Er macht den Versuch, geradezu die gesamte Psychologie der Schizophrenie um den Gedankenentzug zu zentrieren und so zu zeigen, daß dieser als „*die* schizophrene psychische Erlebnisstörung" hingestellt werden könne. Aber erstens ist es unrichtig, daß der Gedankenentzug das durchgängigste schizophrene Symptom sei, sondern ist die Flüchtigkeit ein noch weit durchgängigeres Symptom, da es nicht nur überall dort, wo sich der Gedankenentzug findet, sondern auch in vielen, z. B. gewissen hebephrenen Fällen, in denen man den Gedankenentzug vergebens sucht, nachweisbar ist, zweitens läßt sich für die Flüchtigkeit noch viel leichter zeigen, daß sie „fest mit allen übrigen schizophrenen Zeichen verankert ist", als für den Gedankenentzug.

Uns will der Gedankenentzug nur als eine der Erscheinungsformen der schizophrenen Erlebnisstörung, freilich als die frappanteste unter ihnen, erscheinen. C. SCHNEIDER (93) nennt selbst „als vermutliche Erlebnisse, in denen die schizophrene Störung des Gedankenentzuges sich abspielt": die Erfüllungserlebnisse und die Klarheit und Deutlichkeit der Gedanken. Man möchte annehmen, daß außer der *Flüchtigkeit* und der „Störung im Bereiche der Erfüllungserlebnisse" noch besonders die *psychologische Isoliertheit* des betreffenden Gedankens in Betracht kommt, welche es bedingt, daß nach dem Entschwinden des Gegenstandes und der sein Gedachtwerden tragenden Intention nichts zurückbleibt, was auf den Gegenstand wiese und so die Wiederaufnahme des Gedankens ermöglichte.

Außer der Flüchtigkeit werden von Merkmalen des schizophrenen Denkens zunächst noch angeführt: Unklarheit, Undeutlichkeit, Verschwommenheit, Unschärfe, Schattenhaftigkeit der Beziehungen, relative Undifferenziertheit, Mangel an Prägnanz, an klarer Formulierung. BLEULER spricht unter anderem von ,,unausgedachten" Begriffen. Diese Veränderungen werden auf mangelhafte ,,Eindringlichkeit und Abgegrenztheit der Vollzugsweise des Denkaktes" zurückgeführt (C. SCHNEIDER). Zweifellos hängen sie, wenigstens zum Teile, mit der Flüchtigkeit zusammen, ist doch gewiß zur vollen Entwicklung namentlich neu produzierter Gedanken eine gewisse ,,Beachtungsdauer des Gegenstandes", bzw. ,,Verweildauer des Gedankens" (C. SCHNEIDER) erforderlich. Im Sinne dieser Annahme spricht schon BLEULER von vorschnellem Fertigwerden", LOEWY (62) von einem ,,unzeitigen, unfertigen" Denken, von der ,,Entäußerung unfertiger Halbfabrikate des Denkens", SCHILDER von Bildungen, die ,,Durchgangsphasen des Denkprozesses" entsprechen, REISS vom Ausbleiben ,,endgültiger Gedankenformungen", man finde daher nur die ,,symbolischen" (an anderer Stelle besser: die ,,symbolartigen") ,,Vorstadien des Denkens". BERINGER bringt eine feine Nuance bei, indem er von einem ,,überstürzten Denken" spricht. Eine von mir beobachtete Schizophrene bestätigt diese Fassung wörtlich: ,,Mein Denken ist oft überstürzt. Ich muß mich damit beeilen. Sonst fangen sie mir den Gedanken noch früher weg." Nicht selten wird der Gedanke schon über jene allererste Entwicklungsphase nicht hinausgebracht, die BUMKE treffend ein ,,mehr nebelhaftes Ahnen" nennt, aus dem sich der Gedanke erst mehr und mehr zur Klarheit zu entfalten habe. Der geniale (schizoide?) Psychopath OTTO WEININGER nannte — nebenbei bemerkt — diese Bildungen die Heniden. Auch MACHS ,,instinktive Erfahrung" meint ähnliches.

Beachtung gefunden hat ferner die *Hinfälligkeit* der Denkgebilde. Sie entbehren jeder festen Form (REISS). Kaum gebildet, zerfließen sie wieder. Desgleichen wird erwähnt, die *Inkonstanz* der Inhalte. Eine ,,Verwandelbarkeit nach Art der Traumgebilde" ist oft zu konstatieren (REISS). Alles ist ,,vage und ungewiß" und in ,,Fluktuation".

Die *Struktur* der Erlebnisse ist *mangelhaft*. Es fehlt, wie BERINGER, sich auf HÖNIGSWALD stützend, ausführt, ,,die charakteristische Schichtung im System der Denkaufgabe". Es fehlt ,,das *Zusammen* der Gedanken in Gestalt der gleichzeitigen unanschaulichen Bewußtheit der Gliederung nach Wertigkeit, Wahl und Ausscheidung, Knotenpunkten des Denkens usw.". Nach C. SCHNEIDER (93) liegt ,,eine Störung in der formalen Struktur der Gedankenerlebnisse einschließlich ihrer Erfüllungscharaktere", wieder analog dem Müdigkeitsdenken, vor. Nach REISS findet ein ,,Ineinanderüberfließen der Bedeutungen" statt.

Die *Struktur* ist demnach auch *unbeständig*. ,,Ist der Bedeutungskern oft auch relativ fest, so ist er doch", wie SCHILDER ausführt, ,,gleichsam von einem unscharfen Bedeutungsrand umgeben". Hinzuzufügen wäre, daß sich der Kern zu wenig abhebt und andererseits der Rand inhaltlich zu wenig auf ihn abgestimmt ist und daher auch Heterogenes enthält. So geschieht es leicht, daß sich ein völliger *Bedeutungswandel* vollzieht, indem Unwesentliches oder ganz Heterogenes aus dem Rand an die Stelle des schwindenden Kernes rückt.

Von großer Wichtigkeit sind ferner die Züge, die sich daraus ergeben, daß es, wie GRUHLE sagt, am „Überblick über größere Sinnzusammenhänge" fehlt, daß, wie BERINGER (103) sagt, die „Überschaubarkeit einer Vielheit in einem in sich gegliederten Akte" gestört, die „geistige Spannweite" verloren gegangen, bzw. die „Spannweite des intentionalen Bogens" vermindert ist. Dieser Mangel muß sich unter anderem im Ausmaße des Gehaltes der Gedanken an Inhalten und Beziehungen ausdrücken. Begriffe werden, wie BLEULER sagt, nicht immer in allen ihren Bestandteilen gedacht. Was die Kranken selbst darüber berichten, ist recht verschieden. Dies erklärt sich daraus, daß sie nicht immer das im Begriffe oder sonst in einem Gedanken schon tatsächlich *zusammengefaßte Material*, sondern bald dieses, bald aber die Gesamtheit des sich zur Zusammenfassung im Bewußtsein überhaupt Anbietenden, die gesamte „Materialpräsenz", meinen. Ersterenfalls betonen sie oft selbst die *Armut* ihrer Gedanken an Inhalten, die wir ja auch gelegentlich leistungspsychologisch erheben. Nicht aber immer; denn das in ihren Gedanken mitenthaltene Heterogene täuscht ihnen — multa sed non multum! — Vermehrung des Inhaltes, bzw. Vielseitigkeit, vor, weil sie, bzw. solange sie den Abgang wesentlicher Bestandteile nicht merken. Haben sie aber die Materialpräsenz d. h. die im Bewußtsein gegebene Denkgrundlage im Auge, so sprechen sie noch um so öfter von einer ihnen auffälligen Inhalts- und namentlich Beziehungsfülle ihres Denkens. Denn das präsente Material ist oft, wenn auch in seinem Bestande fluktuirend, *vermehrt*, schon deshalb, weil die den Gedanken tragende Intention ob ihres Mangels an Bestimmtheit seiner Auswahl nicht so enge Grenzen zieht, wie sie unter normalen Verhältnissen in der Regel gesetzt werden.

Von den Mängeln der *Gliederung* des einzelnen Gedankens war bereits die Rede. Besonders wichtig sind aber auch die Mängel der formalen *Abgegrenztheit* der Gedanken. Sie betreffen sowohl die Grenzen im Querschnitt als auch die im Längsschnitt. In ersterer Hinsicht finden wir ein *Verschwimmen der Grenzen* gegen alles gleichzeitig im Bewußtsein Gegebene, wodurch die gegenseitige Durchdringung, bzw. die Verschmelzung, im Ablaufe das Ineinanderfließen der Aktvollzüge, ermöglicht wird. In letzterer Hinsicht stellt sich *eine Störung des Abschlusses* der Gedanken heraus. Nirgends ist ein Schlußpunkt, wie schon SCHÜLE sagt. LOEWY konstatiert „Abschlußunfähigkeit des Denkens". Nach C. SCHNEIDER fehlt es am Erleben der „Erfüllungen", die unter normalen Verhältnissen gleichsam Abschnitte, Zäsuren darstellen, und die „Geschlossenheit unseres Denkens" bewußt machen. Auch BERINGER betont das Fehlen des normalen Abschluß- und Erfüllungserlebnisses, MAYER-GROSS die Unabgeschlossenheit der Akterfüllungen. Sicher denken daran auch die Autoren, die vom Ausbleiben der endgültigen Gedankenformung, des eigentlichen Gestaltungsvorganges sprechen.

Noch relativ wenig erforscht ist Wesen und Bedeutung jener schizophrenen Veränderung, die als *Mangel an Differenziertheit nach Erlebnisklassen* bezeichnet werden kann. Wir stoßen oft auf Unausgesprochenheit der Art des Bewußthabens eines Gegenstandes; zumindest vermag uns der Kranke die Entscheidung oft nicht zu ermöglichen, ob, was er gerade erlebt hat, vorgestellt oder wahrgenommen, gedacht oder sonstwie gehabt, erwartet, befürchtet oder als tatsächlich geschehen erlebt war usw. Möglich, daß in gewissen schizophrenen Zuständen schon die „primitiven intentionalen Charaktere" (HUSSERL), die Charaktere der „Elementarien" (DRIESCH), sozusagen verwischt sind. Doch haben wir keine sicheren Anhaltspunkte dafür. Dagegen spricht viel dafür, daß bei der Schizophrenie durch Verschmelzung von Inhalten verschiedener Erlebnisklassen undefinierbare, sprachlich nicht kennzeichenbare, nach mehreren Qualitäten schillernde „funktionale Gebilde" entstehen. In diesem Sinne hat GRUHLE schon vor längerem betont, daß „manche Erlebnisse (der Schizophrenen) Empfindungen (Wahrnehmungen) mit Gefühlen und Gedanken (Vorstellungen) so verwebt enthalten, daß eine Zergliederung unmöglich erscheint". C. SCHNEIDER erwähnt eine „ganz neuartige Beziehung von Anschauung und Gedanken, die den Gedanken selbst als Anschauung erleben läßt". Erwähnt sei in diesem Zusammenhange auch das Ineinanderfließen der Erlebnisse verschiedener Sinnesgebiete, das BUMKE in Beziehung setzt zur schizophrenen Denkstörung.

Nur gestreift sei endlich das Vorwiegen bestimmter Erlebnisklassen in gewissen schizophrenen Zuständen. So in Zuständen, die traumhaften nahestehen, das Vordringen des Anschaulichen bei Zurücktreten des Begrifflichen: „Zahlreiche Gedanken treten mit lebhaften Anschauungsbildern ins Bewußtsein" (C. SCHNEIDER). In gewisser Hinsicht kann auch das Hervortreten der Bedeutungserlebnisse, namentlich im Anfangsstadium akuter Fälle, angeführt werden.

Ungemein interessant und sicherlich auch aussichtsvoll wäre es nun, auf gewisse besondere Denkleistungen, wie solche der generalisierenden Abstraktion, der Begriffsbildung, der Situationserfassung und sonstige Zusammenfassungsleistungen zu exemplifizieren, zu zeigen, wie sich die schizophrene Denk- bzw. Erlebensstörung bei ihnen in Einzelheiten auswirkt. Doch würde solches Unternehmen zu weit führen; auch läßt sich das Wesentliche aus der allgemeinen Darstellung ohne weiteres ableiten.

Auf die schizophrenen Störungen der Versprachlichung soll mit einigen kurzen Ergänzungsbemerkungen zum bereits früher darüber Gesagten eingegangen werden.

Der geläufigen Annahme, daß die sogenannten Sprachstörungen bei der Schizophrenie in *ihrer Gesamtheit* aus der schizophrenen Denkstörung, bzw. aus dem schizophren veränderten psychischen Gesamtzustande ableitbar seien, teils als Ausdruck der Mängel des gegenständlichen oder des Versprachlichungsdenkens, teils als Ergebnis der nicht mehr in zureichendem Maße psychisch gehemmten oder regulierten Eigentätigkeit des Sprachgebietes steht eine andere Lehre gegenüber — sie geht von KLEIST aus und hat jüngst in ADOLPH SCHNEIDER (91) einen eifrigen Vertreter gefunden —, nach der es, wie dieser Autor präzise sagt, „bei der Schizophrenie isolierte Sprachstörungen gibt, die sich von den Denkstörungen differenzieren lassen". Namentlich bei der darum als Schizophasie bezeichneten Schizophrenieform finde man „auf der einen Seite einen Mangel an Sprachformen (Agrammatismus, Wortschatzverarmung und Apraxie der Lautbildung), auf der anderen Seite eine Inkoordination in der Entäußerung der an sich in normaler Menge vorhandenen Formulierungsmöglichkeiten (Paragrammatismus, Wortneubildungen und Paraphrasien)". Beide Formen, die „wegen formaler Ähnlichkeiten enge Beziehungen zur motorischen, bzw. sensorischen Aphasie haben", seien als Herderkrankungen der Frontal- besonders aber auch der Temporalgegend aufzufassen (KLEIST).

Was ADOLPH SCHNEIDER im einzelnen an Gründen für die Ablehnung der psychologischen Ableitung dieser Sprachstörungen anzuführen weiß, wirkt für den nicht vorwiegend oder gar einseitig hirnpathologisch, und zwar gerade im Sinne KLEISTS, Orientierten keineswegs überzeugend. So wenn er gegen die Auffassung gewisser Entstellungen der Lautbildung als Manieren den Einwand der *Konstanz* macht, mit der in gewissen Fällen unter den verschiedensten Einstellungen diese Bildungen beibehalten werden, wo es doch geradezu erstaunlich ist, mit welch hartnäckiger Konstanz die Schizophrenen oft an ihren Manieren festhalten. Oder wenn er den Ausspruch eines Schizophrenen: „Der Schmetterling ‚faltert', statt ‚flattert', auf ein „*Lautbildungsunvermögen*" zurückführt, wo es doch klar liegt, daß von derlei hier gar nicht die Rede sein kann, sondern das Vergreifen im Ausdruck darauf zurückzuführen ist, daß mit „Schmetterling" auch „Falter" anklang und, bei der dynamischen Unzulänglichkeit der auf „flattert" gerichteten Intention, dieses in „faltert" verwandeln konnte. Oder wenn er in jeder Nichtverwendung des zutreffenden Ausdruckes sofort ein Zeichen einer *Wortfindungsstörung* erblicken zu dürfen glaubt, wo doch kein Kenner der Schizophrenie, der auch die Psychologie zureichend zu Worte kommen läßt, um die Angabe ungezählter schizophrener Motive verlegen sein wird, die den Kranken davon abhalten können, den uns als zutreffend erscheinenden Ausdruck zu gebrauchen, auch wenn er sich ihm promptest bietet.

An engraphische Störungen bei der Schizophrenie zu denken, in dem Sinne, daß die Wortengramme selbst geschwunden oder auch nur schwer ekphorierbar geworden seien, liegt im allgemeinen kein Grund vor. Was bei ihr gestört ist, das ist das *„ekphorierende"* Agens. Es handelt sich nicht um *Wortbildungs*störungen im geläufigen Sinne, nicht um Wortverarmung usw., sondern um eine psychotische *Behinderung der Wortverwendung*, um eine Art *Sprachborniertheit*, die namentlich durch Wortbedeutungsverschiebungen, als Ergebnisse der verschiedensten schizophrenen Einstellungen, ihr besonderes Kolorit erhält. Wie ADOLPH SCHNEIDER selbst richtig sagt: Einen ausgesprochenen Worterinnerungsverlust kann man nicht beobachten, den Kranken stehen die Wortbilder an sich zur Verfügung, sie *vergreifen* sich nur oft darin, noch mehr aber in der einzelnen Wortform der Deklination, Konjugation, Komparation. *Daß* sie sich vergreifen, liegt aber nicht an einer Veränderung der Wortengramme, wie ADOLPH SCHNEIDER mit KLEIST annimmt, sondern, kurz gesagt, an der schizophrenen Veränderung des die Wort- und Wortformwahl vollziehenden Subjektes. Wieder kann man sagen: Der Apparat ist in Ordnung, aber sein Gebrauch ist gestört.

Zur Klärung dieses Problems, wie übrigens auch mancher anderer, könnte die bisher noch ziemlich vernachlässigte Analyse der schizophrenen Gehörshalluzinationen sprachlichen Inhaltes, der „Stimmen" beitragen. Eine von mir derzeit beobachtete Schizophrene notiert den Inhalt ihrer Stimme unmittelbar nach dem Erleben genau wörtlich in einem fein säuberlich geführten Merkbuche, das sie stets bei sich trägt. Während nun ihre Rede, wie z. B. bei ihren Ausführungen über den Sinn der einzelnen „Stimmen", für gewöhnlich keinerlei nennenswerte Versprachlichungsmängel erkennen läßt, zeigt ein Überblick über die Inhalte der „Stimmen", daß in ihnen all das an Dysphrasien bzw. Paraphrasien, was ADOLPH SCHNEIDER als unmittelbar hirnpathologisch begründet angesehen wissen möchte, zu finden ist. Höchst gequält wäre die Annahme, in solchen Fällen liege eben doch ein in geänderten Engrammverhältnissen begründeter Widerstand vor, den nur noch eine hochwirksame Versprachlichungsintention zu überwinden imstande ist. Auch weiß die Kranke selbst nichts von einem derartigen Widerstande. Weit näher liegt es, daran zu denken, daß sich die Versprachlichung von Hintergrunderlebnissen, im Gegensatze zu der der Vordergrunderlebnisse, ohne die Kontrolle und den wirksamen Einfluß der aktuellen Persönlichkeit vollzieht.

Höchst wahrscheinlich ist das Schizophasische gewisser Schizophrenien in der Regel nicht in einer hirn*pathologischen*, sondern in einer hirn*konstitutionellen* Besonderheit begründet. Auch die Sprachsphäre weist ja offenbar in ihrer Anlage individuelle, funktionell zum Ausdruck kommende Verschiedenheiten auf. Von ihnen mag es abhängen, ob und in welchem Maße sich die Schizophrenie im Einzelfalle schizophasisch gestaltet. Und das gleiche gilt, mutatis mutandis, wohl auch für das Ausmaß der im Einzelfalle in Erscheinung tretenden sonstigen *psychomotorischen* Störungen.

Doch ist es nicht mit voller Sicherheit auszuschließen, daß wir mit individuellen, der Quantität nach variablen Elektivitätsverhältnissen zu rechnen haben, die gelegentlich einmal zu einer umschriebenen stärkeren Schädigung bzw. Funktionsbeeinträchtigung bestimmter zerebraler Gebiete oder Systeme durch die den Prozeß etwa verursachende Noxe und damit zu „*isolierten*" Störungen, namentlich zu isolierten Sprachstörungen im KLEIST-ADOLPH SCHNEIDERschen Sinne führen können. Was abgelehnt werden muß, ist aber der Anspruch auf Anerkennung, daß die Tatsächlichkeit des Vorkommens dieses möglichen Falles bereits erwiesen sei.

Wie die Dinge heute liegen, könnte fast die Aphasielehre aus dem Hinblick auf die Schizophrenielehre mehr Nutzen ziehen als umgekehrt. Die Schizophrenie zeigt, wie ein großes Naturexperiment, wie weit der Kreis derjenigen Erscheinungen bei umschriebenen Rindenschädigungen gezogen werden muß, die immer auch vom Gesichtspunkte der Abhängigkeit vom psychischen Gesamtzustande des Individuums aus betrachtet werden müssen.

## V. Unterschiede der Denkstörung in schizophrenen Prozeßphasen und in schizophrenen Defektzuständen.

Die Darstellung der schizophrenen Denkstörung, die im vorigen Kapitel gegeben worden ist, trifft im wesentlichen nur für die *aktiven* Prozeßschizophrenien zu. Es geht ja auch aus den Angaben der Autoren, deren Untersuchungsergebnisse dabei berücksichtigt worden sind, zumeist deutlich hervor, daß sie vor allem, wenn nicht ausschließlich, von aktiven Prozeßschizophrenien ausgegangen sind. Und was der Verfasser aus eigenem dazu beitragen konnte, ist planmäßig von Schizophrenien hergeholt, über deren aktiv-prozeßhaften Charakter kein Zweifel sein kann.

Immerhin werden der Darstellung gewiß noch einige Schlacken anhaften. Nicht anders möglich; denn es ist äußerst schwierig, aus all dem, was bisher über die schizophrene Denkstörung — ganz *ohne* klar bewußte Rücksicht auf Gegebensein oder Fehlen der Prozeßhaftigkeit — vorgebracht worden ist, das restlos herauszuschälen, was zu den Zügen der Denkstörung bei der aktiven Prozeßschizophrenie gehört.

Welche Besonderheiten die Denkstörung bei den inaktiv gewordenen Schizophrenien aufweist, läßt sich einstweilen nur in Umrissen zeigen. Als Grundprinzip muß hingestellt werden, daß hier an die Stelle des pathologischen Werdens das pathologische Sein, an die Stelle der pathologischen Fluktuation und Unsicherheit eine pathologische Starre und Bestimmtheit getreten ist. Es läßt sich dies auf Schritt und Tritt verfolgen, wie im folgenden gezeigt werden soll, indem im allgemeinen derselbe Weg wieder verfolgt wird, der im vorigen Kapitel eingeschlagen worden ist.

Was zunächst die Zerfahrenheit betrifft, sind für den Übergang der Prozeßschizophrenien aus dem aktiven in das inaktive Stadium zweierlei Entwicklungen festzustellen. In der einen Gruppe von Fällen kommt es zur einfachen Behebung der Zerfahrenheit. Sie kann sich rasch, förmlich kritisch, vollziehen. Je „akuter" die Zerfahrenheit eingesetzt hat, um so mehr ist mit dieser Möglichkeit zu rechnen. Häufig sind in solchen Fällen Rückfälle in die Zerfahrenheit. Nicht selten leitet ein solcher erst ein länger dauerndes Stadium der Zerfahrenheit ein. Die Behebung der Zerfahrenheit kann sich auch langsam, sozusagen lytisch, vollziehen [1]. Allmählich beginnen die zur Herstellung des geordneten Denkens erforderlichen Einstellungen wieder wirksam zu werden. Nur selten kommt es aber auf diese Art zu einer tatsächlichen Wiederherstellung des geordneten Denkens. Mit dem Wiederwirksamwerden jener Einstellungen ist ja nur eine *formale* Bedingung des geordneten Denkens wiederhergestellt. An den *inhaltlichen* Bedingungen fehlt es aber zumeist nach wie vor, und zwar um so mehr, je mehr sich im bisherigen Verlaufe

---

[1] Der Wechsel zerfahrerener und nicht zerfahrener Phasen, die Schwankungen des Grades der Zerfahrenheit, ihre länger währende oder schließlich dauernde Behebung stellen wir — prinzipiell — in Parallele mit dem Bestehen und mit dem Aussetzen, bzw. mit Intensitätsschwankungen des organischen Prozesses. Unabhängig vom Bestehen oder Aussetzen des Prozesses kommt es dagegen oft in psychischer Begründung zu (namentlich „katatonischen") Verwirrtheitszuständen. Man kann annehmen, daß in solchen Fällen eine „leichte Verwirrbarkeit", eine „Disposition zu psychischer Perplexität", wie BLEULER gelegentlich sagt, als Ergebnis der entweder noch bestehenden oder bereits abgelaufenen organischen Störung vorliegt, auf Grund deren psychische Faktoren zur Verwirrtheit führen. Nicht zu leugnen ist aber, daß es zuweilen schwer fällt, zu entscheiden, was vom Gesamtbilde direkt auf Rechnung des organischen, was auf die des psychischen Faktors zu setzen ist. Es gibt, wie wieder schon BLEULER sagt, „alle Übergänge und Mischungen des psychischen und des organischen Faktors".

die schizophrene Inhaltsveränderung der Gedankenwelt herausgebildet hat, je mächtiger die das Denken in inhaltlicher Hinsicht auf Abwege führenden schizophrenen Einstellungsfaktoren geworden sind. An die Stelle der schizophrenen Zerfahrenheit tritt demnach, sich allmählich immer reiner gestaltend, die *schizophrene Verschrobenheit*. Diese letztere ist also als eine *sekundäre* schizophrene Erscheinung aufzufassen. Nur scheinbar kommt sie in Fällen, in denen die Zerfahrenheit — vor allem in Folge des schleichenden Charakters der Prozeßphase — niemals deutlich geworden war, als primäre Störung zustande.

Es kann nicht nachdrücklich genug hervorgehoben werden, daß das psychotische Prinzip der schizophrenen *Verschrobenheit*, von dem der schizophrenen Zerfahrenheit grundverschieden ist. Während die Zerfahrenheit, wenn sie auch aller Wahrscheinlichkeit nach eine Störung eigener Art ist, doch zweifellos vielfache Berührung mit der Amentia hat, muß die Verschrobenheit jener ebenso wie dieser schroff gegenübergestellt werden. Nicht nur „das amentielle Syndrom gehört zu den Bildern gestörten Bewußtseins" [MAYER-GROSS (69)], sondern auch die schizophrene Zerfahrenheit [1]. Dagegen hat die Verschrobenheit mit einer Störung oder auch Veränderung des Bewußtseins nichts zu tun. Sie tritt uns daher bei „Schizoiden", denen eine habituelle Bewußtseinsstörung [2] zuzuschreiben wohl niemandem einfallen wird, in prinzipiell gleicher Weise entgegen wie bei ausgesprochenen inaktiven Prozeßschizophrenien.

Ist die Zerfahrenheit ein Ergebnis der Insuffizienz der aktuellen Persönlichkeit, namentlich ihrer Insuffizienz in *dynamischer* Hinsicht, so ist andererseits die Verschrobenheit auf pathologische *Inhalts*veränderungen der Gedanken, Tendenzen, Einstellungen zurückzuführen, welche sich im bisherigen Verlaufe der Schizophrenie herausgebildet haben. Die Zerfahrenheit ist primärer Ausdruck des gestörten Funktionsablaufes, die Verschrobenheit dagegen Ausdruck der sekundären Defektuosität der bei der Gedankenbildung zur Geltung kommenden Tendenzen.

Die schizophrene Verschrobenheit ist dennoch von den Autoren zumeist mit der schizophrenen Zerfahrenheit zusammengeworfen worden. Dies hat dazu geführt, daß die einen bei der Betrachtung der „schizophrenen Inkohärenz" — in diesen Begriff ging sowohl die Zerfahrenheit als die Verschrobenheit ein — den Hauptton auf die funktionale Störung, andere dagegen auf die pathologische Veränderung der Einstellungsinhalte legen und daß einer oder der andere ohne klare Orientierung zwischen den beiden Auffassungen hin und her schwankt. Scheinbar gibt es da nur ein Entweder-Oder. Unterscheidet man aber zwischen Zerfahrenheit und Verschrobenheit, so ergibt sich, daß beide Annahmen ihre Berechtigung haben, die eine für die Zerfahrenheit, die andere für die Verschrobenheit.

Erschwert wird die Einsicht in die fundamentale Verschiedenheit der Zerfahrenheit und der Verschrobenheit namentlich dadurch, daß letztere oft neben ersterer in Erscheinung tritt. Dies dann, wenn sich bei einer bereits seit längerem bestehenden, schleichenden aktiven Prozeßschizophrenie bereits mehr oder weniger weitgehende, festgelegte Gedankeninhaltsdefekte entwickelt haben, oder auch, wenn sich infolge des Einsetzens eines neuen Prozeßschubes zu der defektsymptomatischen Verschrobenheit, die bis dahin das Bild beherrscht hat, von neuem Zerfahrenheit als Ausdruck der Wiederkehr der funktionalen Störung gesellt.

---

[1] Vgl. Kap. VI dieser Arbeit.
[2] Wir werden diesen Begriff immer verwenden müssen, wenn es auch nicht gelingt, ihn „in einer scharfen Definition zu fassen" (MEYER-GROSS, l. c.).

Die Verschrobenheit tritt in vielen Fällen inaktiv gewordener Prozeßschizophrenien nur sporadisch zutage, offenbar weil bei ihnen nur ein geringer Grad von schizophrener Defektuosität der Einstellungsinhalte vorliegt, der nur bei bestimmten Verhältnissen der psychischen Gesamtsituation zu Fehlleistungen führt. In anderen, schwereren Fällen häufen sich die für die Verschrobenheit charakteristischen Denkergebnisse. Geht diese Häufung noch soweit, so ergibt sich niemals Zerfahrenheit, sondern ein Bild, das leistungspsychologisch als sekundäre schizophrene *Verworrenheit* bezeichnet werden muß. Kompliziert wird dieses Bild durch einen Wust von Wahnideen, durch Einbrüche aus Nebenreihen, wovon noch zu sprechen sein wird, und durch andere schizophrene Defektsymptome.

Da ein fließender Übergang von der Verschrobenheit zur sekundären Verworrenheit führt, gilt das im folgenden über letztere noch Vorgebrachte mutatis mutandis auch für erstere.

Die aktuelle Persönlichkeit des Schizophrenen vermag sich, was die Denkeinstellungen betrifft, nach Ablauf des Prozesses in dynamischer Hinsicht wieder voll zur Geltung zu bringen. Während sie zur Zeit ihrer Insuffizienz in der Zeit des aktiven Prozesses das Denken nicht zu beherrschen vermochte und das Ich, wenn, bzw. solange es das dazu erforderliche Maß von Kritik noch aufbringen konnte, etwa erstaunt, verwundert, erschüttert, entsetzt, ratlos den sich ohne, ja wider seinen Willen bildenden Gedanken und Gedankenübergängen gegenüberstand, steht die aktuelle Persönlichkeit jetzt wieder subjektiv über ihrem Denken und stellen sich dem Ich seine Gedanken — im allgemeinen — als mit seinen eigenen Tendenzen übereinstimmend, aus ihnen hervorgegangen, und damit als denknotwendig dar. Während die Zerfahrenheit zumeist auch subjektiv als Störung charakterisiert war, geht dem sekundär verwirrten Kranken die Bewußtheit einer Denkstörung [1] völlig ab. Von zerfahrenen Kranken kann man Angaben hören wie: Ich kann nicht denken, kann nicht klar denken, kann das Denken nicht leiten, habe keine Denkkraft, die Gedanken zerrinnen mir im Kopf usw. Nichts dergleichen hört man von sekundär Verwirrten. Sie finden, daß ihr Denken unverändert sei, weisen jede Zumutung, daß doch etwas daran anders geworden sei, — oft entrüstet — glatt ab. Man muß sagen: Die Zerfahrenheit ist objektiv und subjektiv zugleich, und nur bei hochgradiger Zerfahrenheit geht dem Schizophrenen die Bewußtheit der Störung ab; die sekundäre Verworrenheit dagegen ist bloß objektiv, dem Kranken selber stellen sich seine Gedanken und Gedankengänge als richtiges Ergebnis seines Denkens dar. An die Stelle der ratlosen Unsicherheit ist sogar eine souveräne Sicherheit getreten. Losgelöst von allen hemmenden Bindungen, wie selbstherrlich, schafft der sekundär verwirrte Schizophrene neue, oft unerhörte Beziehungen. Und mit der Herstellung einer solchen Beziehung ist ihr immer zugleich auch unerschütterlicher Geltungswert gegeben. Das subjektive Geltungsbewußtsein, das auch unter normalen Verhältnissen, wenn auch sozusagen nur im Keime, jede denkend hergestellte Verbindung begleitet, um dann aber alsbald im Streben nach objektiver Geltung seine Prüfung und gegebenenfalls seine Korrektur zu finden, gewinnt hier, ohne dieses Streben auch nur aufkommen zu lassen, sofort vollen, unumstrittenen Wert.

---

[1] Die Einbrüche aus Nebenreihen deutet er in der Regel als Zeichen des Versuches einer fremden Macht, sein an sich richtig vor sich gehendes Denken in Verwirrung zu bringen.

Es gibt, wie bereits erwähnt, bei den inaktiven Prozeßschizophrenien keine dynamische Insuffizienz der aktuellen Persönlichkeit mehr; was die aktuelle Persönlichkeit an Tendenzen überhaupt entfaltet, vermag sie auch mit voller Kraft zur Geltung zu bringen. Von jener Labilität der aktuellen Persönlichkeit, jenem unablässigen Wechsel der Momentpersönlichkeiten, wie wir sie bei der aktiven Prozeßschizophrenie feststellten, ist nichts mehr zu finden; im Gegenteil, die aktuelle Persönlichkeit stellt sich als eine sozusagen erstarrte, eine auch jenem Wechsel des Inhaltes, der sich an ihr unter normalen Verhältnissen auf äußere und innere Anregungen hin stets vollzieht, nur schwer zugängliche Bildung dar. Viele Tendenzen, d. h. Entfaltungsmöglichkeiten der potentiellen Persönlichkeit, gehen jetzt nicht mehr in die aktuelle Persönlichkeit ein, sei es, weil sie an Aktualisierbarkeit schwer eingebüßt haben, sei es, weil ihnen entgegenstehende habituelle Tendenzen der erstarrten Persönlichkeit die Aufnahme verwehren. Manche scheinen ganz verloren gegangen zu sein. Bei Gelegenheit zeigt es sich aber doch für eine oder die andere von ihnen, daß sie noch da sind, und daß es nur eines besonders starken Anreizes zu ihrer Aktualisierung bedarf. Wahrscheinlich ist nichts von dem, was einmal der potentiellen Persönlichkeit, dem Selbst, zugehörig geworden war, im eigentlichen Sinne verloren gegangen. Aber andererseits ist das aus der gesunden Zeit stammende jetzt zum großen Teile wie verschüttet, ist es verdeckt durch Tendenzen, die sich unter der Wirkung des aktiven Prozesses entwickelt haben. Vieles, was sich in dieser Zeit aus einem in der Grundstörung begründeten Mechanismus ohne darauf gerichtete psychische Tendenz, wie automatisch, ergab, ist jetzt zum Ziel einer, wenn auch in der Regel nicht klar bewußten, Tendenz geworden. Die in der Aktivitätsinsuffizienz begründete Außerachtlassung der Erfahrung ist zu einem erstrebten Ausschluß der Erfahrung geworden, die Unfähigkeit zu überlegen zum einstellungsmäßigen Aufgreifen des erstbesten noch so abrupten Einfalles, die Nichtbeachtung der Umweltvorgänge zu einer erstrebten Abkehr von der Welt, die Unfähigkeit, höheren ethischen Anforderungen zu entsprechen, zu einer ausgesprochen asozialen Einstellung, usw. Haben sich früher Nebenvorstellungen aus eigenem in den Vordergrund des Bewußtseins gedrängt, so werden sie, bzw. eine Gruppe von ihnen, nun einstellungsmäßig herausgehoben. Hat sich z. B. früher die Ähnlichkeit der arabischen Zahlen mit bestimmten Gegenständen (vgl. den zitierten Fall von Brahn) aufgedrängt, so ist jetzt etwa eine bleibende Einstellung daraus geworden, die ein geradezu systematisches Aufsuchen solcher Ähnlichkeit, zuweilen wie ein kindisches Spiel anmutend, ergibt. Aus den verschiedensten Zufallsgedanken der aktiven Prozeßphase können in solcher Weise fixierte Einstellungen, Manieren, Stereotypien des Denkens hervorgegangen sein. Nicht selten ist es eine ganz kleine Gruppe von Tendenzen oder gar nur eine einzige, die nunmehr, wie man sagt, das ganze Interesse absorbiert. Da eine dynamische Insuffizienz der aktuellen Persönlichkeit nicht mehr besteht, kann im Sinne der wirkasmen restlichen Tendenzen eine ganz beträchtliche Aktivität entfaltet werden. Monotonie, Einseitigkeit, Unabänderlichkeit des geistigen Lebens tritt in deren Ergebnissen zutage. In voll ausgebildeten Fällen ist kein Raum mehr für alles höhere Streben und damit für alle höheren Gefühle. Die Persönlichkeit mit ihrer Interessenarmut, ihrer trotz aller Produktivität armseligen Geistigkeit, ihrem eingeengten geistigen Horizont, ihrem Unberührtbleiben durch alles, was gerade die Welt bewegt, ihrer Unfähigkeit zur

Mitfreude und Mitleid, ihrem oft bis zur Automatenhaftigkeit in allen Einzelheiten festgelegten Handeln erscheint uns als in wahrem Sinne des Wortes borniert. Gemildert ist dieser Eindruck unter Umständen dadurch, daß die restierenden Tendenzen, bzw. die restierende Haupttendenz, an sich zu den „höheren" gehört. Aber auch als Poeten und darstellende Künstler können Schizophrene dieser Art eine breitere Geistigkeit nur so lange vortäuschen, als die Spärlichkeit, Kärglichkeit und Bedeutungslosigkeit der Sujets und die Schablonenhaftigkeit ihrer Darstellung unerkannt bleibt. Man kann trotz aller Anerkennung seiner Dichtkunst einem schizophrenen Dichter „höheres Streben" nicht zubilligen, wenn er in seinen Gedichten in hypochondrischer Einstellung stark vorwiegend oder gar ausschließlich etwa die Eigenschaften seiner Darmfunktion besingt. Hier hat vielmehr, könnte man sagen, der Zweck das Mittel entheiligt. Nicht viel anders, wenn ein schizophrener Dichter, wie nicht selten — HINRICHSEN hat vor kurzem einen solchen Fall beschrieben (38) —, über die „Veränderung bei sich, in seinem Selbst" nicht mehr hinaus kann, sondern sich darüber in einer nie enden wollenden Phrasendrescherei ergeht. Das Urteil über die Bedeutung solcher Leistungen kann auch kein anderes sein, wenn sich der schizophrene Dichter in der Beherrschung der poetischen Form noch so geschickt erweist, und auch dann nicht, wenn ihn das für ihn Problematische seines Selbst zu einer egozentrisch voreingenommenen, einseitigen Beschäftigung „mit den höchsten und letzten Problemen" (HINRICHSEN), wie wir sie bei Schizophrenen so oft finden, geführt hat.

Dem sekundär Schizophrenen ist, wie bereits gesagt worden ist, eine Störung seines Denkens, sofern es ihm als sein eigenes erscheint, nicht bewußt. Dies liegt vor allem daran, daß nach Ablauf des organischen Prozesses von den *formalen* Veränderungen, die im vorigen Kapitel geschildert worden sind, nichts mehr gegeben ist. Die Kranken haben sich nicht mehr über Flüchtigkeit ihrer Gedanken zu beklagen. Auch für das Weiterbestehen der anderen für das schizophrene Denken in Pozeßstadien charakteristischen Merkmale entnehmen wir aus ihren Angaben keinerlei Anhaltspunkte mehr. Die Verweildauer der Gedanken ist offenbar wieder zureichend geworden. Die Hinfälligkeit der Denkgebilde, ihre Verwandelbarkeit, ihr Bedeutungswandel, die Verschwommenheit und Unbeständigkeit ihrer Struktur und ihrer Grenzen und alle sonstigen formalen Störungen sind behoben.

Der Grundcharakter der schizophrenen Denkstörung hat sich verändert. Die Störung hat sich allmählich von der Seite des Formalen nach der Seite des Inhaltlichen verschoben. Deutlich tritt dies zunächst an der Beschaffenheit der Begriffe hervor. In der Phase des aktiven Prozesses waren an die Stelle von Begriffen vielfach flüchtige, niemals zu einem auch nur vorläufigen Abschluß kommende, im Entstehen auch schon wieder zerfließende, ihren Inhalt stets wechselnde *Momentbildungen* getreten. Wie beim Denken im geläufigen engeren Sinne die Denkeinstellungen versagten, woraus sich die Zerfahrenheit ergab (vgl. IV. Kap.), so versagte eben auch die auf den Inhalt des zu bildenden Begriffes (des „Relationszusammenhanges von Merkmalen") gerichtete Intention oder, wie SCHILDER sagt, der unanschauliche Gedanke, welcher „der tragende Kern des Begriffes", der „unsinnliche Pfeiler des Begriffserlebens" ist, woraus sich die bezeichneten Mängel der Begriffsbildung ergeben. Dieses Versagen der leitenden und tragenden Intentionen war in beiden Fällen ein dynamisches, als Teilerscheinung der dynamischen Insuffizienz der aktuellen Persönlichkeit. Mit der Behebung dieser Insuffizienz, im Zusammenhang mit dem Aufhören des organischen Prozesses, stellte sich daher auch die dynamische Zulänglichkeit der Begriffsintentionen wieder her. Inhaltlich aber haben sich diese Intentionen während der Dauer der Insuffizienz der Persönlichkeit zu einem großen Teile mehr oder weniger weitgehend verändert, und zwar vor allem — infolge des Überwucherns der affektiven Triebkräfte (vgl. IV. Kap.) — in der Richtung vom präzis und konzis Gedanklichen zum weniger bestimmten, weniger bündigen, gleichsam diffuseren Affektiven hin. Von derartigen Intentionen getragene Begriffe können, im Gegensatze zu den Begriffen normaler Bildung, in rein gedanklichem Sinne sogar weitgehend Heterogenes und nur affektiv Zusammengehöriges einschließen. ,,Die Vereinigung ungleichartiger Materialien" in einem Begriffe ist, wie SCHILDER sagt, ,,nur möglich, weil alle diese Materialien affektiv bedeutsam sind" und es zu einer ,,affektiven Umgestaltung der Begriffsgrundlage" gekommen ist.

So gebildete schizophrene Begriffe täuschen oft dadurch, daß sie bald durch diesen, bald durch jenen Teil des in ihm zur Einheit zusammengefaßten heterogenen Gedanklichen (Gegenstände, Tatsachen) repräsentiert werden, daß sie also sozusagen die verschiedensten Facetten zeigen, eine weitgehende inhaltliche Veränderlichkeit vor. Tatsächlich weisen aber die schizophrenen Begriffe in postprozessualen Fällen im Gegenteile nicht einmal die den Begriffen unter normalen Verhältnissen eigene Aus- und Umbildbarkeit auf[1]. Gerade im Gegensatze zu den flüchtigen Bildungen des Prozeßstadiums erscheinen sie uns als in ihrer Zusammensetzung übermäßig beständige, als starre Bildungen. Man wäre versucht, diese Starrheit der Begriffe mit dem ,,Bestehenbleiben beherrschender Einzelakte" (MAYER-GROSS) bestimmter ,,seelischer Haltungen, ,,attitudes" (MINKOWSKY) oder, wie man mehr verallgemeinernd sagen könnte, mit der Versimpelung der Persönlichkeit, die immer nur eine bestimmte, gleiche, beschränkte Anzahl von triebartigen Tendenzen entfaltet, in Zusammenhang oder doch in Analogie zu bringen. Indes weisen die gleiche Starrheit auch andere Begriffe des Schizophrenen nach abgelaufenem Prozeß auf, Begriffe, an deren Bildung Affektives relativ wenig beteiligt ist. Da muß schon auch noch etwas anderes im Spiele sein. Vor allem ist zu denken an die Unzugänglichkeit dieser Schizophrenen für Neuantriebe. Sie ist nun allerdings wieder zum Teile durch die Beharrlichkeit und Pedanterie bedingt, mit der das Denken auf jene spärlichen Eigentendenzen beschränkt ist. Andererseits wirkt in gleichem Sinne aber auch eine in manchen Fällen ganz ausgesprochene Abwehrtendenz gegen alles Neue, ein schizophrener Misoneismus, der in der ganzen inneren und äußeren Haltung der Person zum Ausdruck kommt. Weiter ist in vielen Fällen auch da wieder die übermäßige Selbstbehauptungstendenz bedeutsam, indem sie nicht nur die eigene Persönlichkeit als

---

[1] Die Bildung eines psychologischen Begriffes kann nie als endgültig abgeschlossen angesehen werden. Das jeweils erreichte Ergebnis stellt nur einen vorläufigen Abschluß dar, etwa in der Art, wie eine Fertigkeit das vorläufige Ergebnis der bisherigen Übung darstellt, wie ja die Bildung und Verwendung von Begriffen überhaupt mit Fertigkeiten zu vergleichen ist und nicht etwa mit der Gestaltung und dem Gebrauche bereitliegender Gegenstände, ,,psychischer Gebilde". Auch der Ausdruck Begriffs,,zerfall" darf also nur bildlich genommen werden dafür, daß bei der Schizophrenie viele Begriffe sich in dem Sinne verändert zeigen, daß bei ihrer jedesmaligen Wiederaufnahme bald diese, bald jene, und zwar oft wesentliche Komponenten des Relationszusammenhanges nicht erfaßt werden.

solche, sondern auch deren eigene Begriffe, wie ihr eigenes Denken überhaupt, zum Gegenstande hat, an ihnen nicht rütteln läßt, sie in ihrer einmal gegebenen Gestaltung — intransigent und unkorrigierbar — erhält. Ist es zum Größenwahn gekommen, so macht sich in gleichem Sinne das Gefühl der Gehobenheit, des höheren Eigenwertes, geltend.

Namentlich die Begriffe, deren „tragender Kern" nicht ein präziser Gedanke, sondern ein Affekt ist, stellen sich oft als Ergebnisse der „Verdichtung" (BLEULER) bzw. als „schizophrene Identifizierungen" (SCHILDER) dar. Unter den Begriffen einer Schizophrenen ist z. B. einer feststellbar, der Gott, ihren eigenen Vater, einen Jugendgeliebten, den Psychiater X. und ein leuchtendes Kreuz umfaßt. Es liegt nahe, das leuchtende Kreuz als ein Symbol für den Gesamtinhalt des Begriffes, der offenbar von einem eigenartigen erotisch-religiösen Affekt getragen ist, aufzufassen. Das subjektive Erleben der Schizophrenen wäre mit dieser Deutung, die einer ziemlich geläufigen Annahme entspräche, aber keineswegs voll erfaßt. Das leuchtende Kreuz ist der Schizophrenen nicht nur ein sinnfälliges Zeichen für jenen eigenartigen Affekt, sondern vermag ihr den von diesem Affekt getragenen Begriff auch genau so zu repräsentieren wie die Vorstellung Gottes, des Vaters oder des Psychiaters X.

Im Gegenteile nimmt der Schizophrene oft als wirklich, was jeder normal Denkende als symbolisch gemeint nimmt. „Das Symbol wird unseren Kranken zur Wirklichkeit" (BLEULER). „Das Loslösen des einzelnen Ausdruckes aus dem Zusammenhange und das ‚wörtliche' Verstehen des Ausdruckes" führt z. B. dazu, daß ein Schizophrener auf die Aufforderung: „Geben sie mir doch die Hand" mit den Worten erwidert: „Das könnte Ihnen gerade passen, daß ich Ihnen meine Hand gebe und ohne Hand herumlaufe" (DOMARUS, 28.).

Schizophren paralogische Identifizierung ergibt sich nicht nur in der bereits erwähnten Weise. DOMARUS stellt klar eine Eigentümlichkeit des schizophrenen Denkens heraus, die darin liegt, „daß solches, was bei uns lediglich Eigenschaftscharakter trägt, dort Merkmal einer Art oder einer Gattung werden kann". Es kann, anders ausgedrückt, „jede Kategorie die Bedeutung der Qualität annehmen", somit zum Wesentlichen werden und qualitativ Verschiedenes als identisch erscheinen lassen („parakategoriales" Denken). So kann die Zahl, kann der Ort, die Zeit qualitative Bedeutung gewinnen (Analogien im normalen Denken, z. B. die heilige Drei, die böse Sieben; „oben" = himmlisch, „unten" = teuflisch). Ein Schizophrener hielt z. B. alles, was in seine Zelle von links kam, für schlecht, dagegen für gut, was von rechts kam. — Ob es ein direktes Vorrücken, wenn man so sagen darf, einer anderen Kategorie zur Bedeutung der Qualität überhaupt gibt, erscheint allerdings auch für die Schizophrenie zweifelhaft. In den meisten Fällen dürften es vielmehr auch da an die Zahl, die Zeit, den Ort gebundene Erinnerungen sein, die — wenn auch nur gefühlsartig anklingend — deren subjektiv qualitative Bedeutung begründet haben.

Was über die Begriffsbildung gesagt worden ist, gilt auch für die weitere Verwendung der Begriffe, gilt für das Denken überhaupt. An Denkverbindungen was immer für einer Art zeigen sich Mängel, die denen der Begriffe grundsätzlich gleichen. Immer sind sie einerseits auf die beschränkte Quantität der Tendenzen, andererseits auf den schizophren veränderten Gehalt eines Teiles der Tendenzen, welche die Persönlichkeit im Denken zur Geltung bringt, mit anderen Worten:

einerseits auf die Versimpelung, andererseits auf das qualitative Verändertsein der als Komponenten der aktuellen Persönlichkeit wirksamen Faktoren zurückzuführen.

Es soll nicht in Abrede gestellt werden, daß sich schizophrene Tendenzen auch noch nach Ablauf des organischen Prozesses entwickeln. Die meisten und die wesentlichsten sind aber bereits im Stadium des aktiven Prozesses entstanden. Dieses war charakterisiert durch formale Veränderungen des Denkens. Formale Störungen des Denkens können nie für sich allein bestehen; immer sind mit ihnen auch aus ihnen hervorgehende inhaltliche Veränderungen verbunden. Die letzteren bleiben bei der Schizophrenie aber auch, wenn die formale Störung bereits behoben ist, weiter bestehen. Es hat sich während der aktiven Prozeßphase sozusagen ein pathologischer, ein schizophrener („autistischer") Erfahrungsbestand herausgebildet, der nun mit dem früher erworbenen, normalen Erfahrungsschatz das geistige Gesamtinventar des Schizophrenen bildet. Das relative Verhältnis des Einflusses der beiden Erfahrungsbestände auf das weitere geistige Leben des Schizophrenen gestaltet sich recht verschieden. In den bereits erwähnten Fällen von ausgesprochener sekundärer Verworrenheit behauptet der pathologische fast unbestritten dauernd das Feld; nur ganz selten blitzt unter der Wirkung eines äußeren Antriebes, der seinen Weg zum „gesunden Ichrest" gefunden hat, ein Strahl aus der Wirklichkeitserfahrung auf. In anderen Fällen halten beide Erfahrungsbestände einander beiläufig die Waage, so daß nach Maßgabe der jeweils wirksamen Einstellungsfaktoren bald der eine, bald der andere in den Vordergrund tritt und das Denken in seinem Sinne beeinflußt. Schizophrenes Erleben und Wirklichkeitserleben lösen einander ab [1], ja in gewissen Fällen — JASPERS nennt sie die klassischen — scheint, „wenn die Aufmerksamkeit durch irgendeinen Gegenstand zu erregen ist und nicht gänzlich durch die Erlebnisinhalte gefesselt bleibt, *doppelte Orientierung* (gleichzeitig in psychischem Erleben und in der Wirklichkeit)" zu bestehen. Endlich gibt es Fälle, in denen die Orientierung in der Wirklichkeit der habituelle Zustand ist und nur unter bestimmten äußeren oder inneren Bedingungen der schizophrene Erfahrungsbestand zum herrschenden Faktor wird und das Erleben vorübergehend psychotisch gestaltet.

Das sekundär schizophrene Ich vermag in typischen Fällen, wie der Januskopf mit seinen zwei Gesichtern vor- und rückwärts schaut, in zwei Welten zugleich zu schauen, in die wirkliche und in die autistische. In den Heil- und Pflegeanstalten findet sich immer eine Anzahl Schizophrener, die — voll orientiert — zu den umsichtigsten Mitarbeitern des Hauspersonales gehören und andererseits doch dauernd ihrem schizophrenen Erleben nachhängen. Es wäre geradezu widersinnig, für solche Fälle an einen Wechsel der Bewußtseinsverfassung bzw. des Bewußtseinsniveaus zu denken und die Uneinheitlichkeit des Erlebens darauf zurückzuführen. Daß ein solcher Wechsel in gewissen anders liegenden Fällen vorliegt, ist aber wieder kaum fraglich. Es sind dies die Fälle, in denen das Erleben in der Wirklichkeits- und in der autistischen Welt, wie wir aus den Angaben der Kranken schließen müssen, einander ablösen. Wie noch zu zeigen sein wird (VI. Kapitel), stellt sich die schizophrene Störung des Erlebens in den *aktiv*-schizophrenen Phasen als die Folge einer Herabsetzung des

---

[1] „Es liegt ja in der Eigenart der schizophrenen Seelenstörung", sagt STORCH (110), „daß der Kranke vielfach aus der einen in die andere Sphäre (autistische Welt, Realität) überzugleiten vermag". Das Bewußtsein „gleitet beliebig hinüber und herüber".

Bewußtseins auf ein tieferes, unter dem des normalen Wachbewußtseins liegendes Niveau dar. Die autistische Welt des Schizophrenen ist zunächst eine Ausgeburt dieses Erlebens auf herabgesetztem Bewußtseinsniveau. Sie bleibt an dieses Niveau gebunden, tritt also zurück, wenn sich das Bewußtseinsniveau zu der ein normales Wacherleben ermöglichenden Höhe erhebt, um wieder zutage zu treten, wenn sich das herabgesetzte Niveau wieder einstellt [1]. So weitgehend wie zur Zeit der Aktivität des Prozesses sind die Schwankungen des Bewußtseinsniveaus bei den inaktiven Prozeßschizophrenien nun freilich nicht, sie halten sich vielmehr beiläufig innerhalb der Grenzen der auch unter normalen Verhältnissen stets erfolgenden Schwankungen zwischen Anspannung (Aufmerksamkeit) und Abspannung (Unaufmerksamkeit). Aber diese an sich geringfügigen Schwankungen genügen unter den bei den inaktiven Prozeßschizophrenien gegebenen Verhältnissen offenbar doch schon zur Begründung des Wechsels zwischen Wirklichkeits- und autistischem Erleben. STORCH weist auf einen Fall SCHWABS hin, bei dem „die Dämonen auftauchten, sobald die gespannte Aufmerksamkeit auf die sinnlich wahrnehmbaren Gegenstände der Umwelt im geringsten nachließ. Jedesmal, wenn die Zuwendung zur realen Außenwelt erlahmte, wenn dadurch sein Geist ‚in andere Regionen glitt‘, stürzten aus diesen die Dämonen hervor". Der Bewußtseinszustand dieses Kranken schwankte lange zwischen „Bewußtseinsherabdämmerung" und kurzen „Zwischenzeiten der Wachsamkeit". Schließlich gelang es ihm, sich durch „mühevolle Beherrschung" der „Lockungen zu seligem Dahinschwindenlassen des Bewußtseins" zu erwehren. Auch STORCH schließt aus solchen Fällen: „Die Gestaltenwelt besitzt für den Schizophrenen kein konstantes Dasein. Sie ist nur für das auf tieferer Bewußtseinsebene lebende Ich da. Sie verflüchtigt sich, wenn sich das Ich in die Ebene der Bewußtseinshelle und der Außenweltzuwendung erhebt."

Vom Grade der Konsolidierung, welche die autistische Welt bis dahin erfahren hat, hängt es offenbar ab, in welchem Maße sich die Inhalte der Erlebnisse bei Abspannung des Bewußtseins als einem geschlossenen *Ganzen* zugehörig erweisen. Auch solche sekundär Schizophrene, deren habituelles Bewußtseinsniveau sie im übrigen zu nahezu vollem Wacherleben befähigt, und denen sich der Inhalt ihrer an ein tieferes Niveau gebundenen autistischen Welt daher nur in Form von Einbrüchen, die zur Zeit vorübergehender Abspannung erfolgen, stück- oder splitterweise aufdrängt, haben oft ein mehr oder weniger sicheres Wissen vom Zusammenhange dieser gleichsam versunkenen, aber doch immer an die Oberfläche aufstrebenden Welt, ein Wissen, das sich offenbar allmählich aus dem Zusammenhalten der durch jene Einbrüche vermittelten Inhalte ergeben hat. Sie stehen daher oft den Einbrüchen und ihren Inhalten, namentlich wenn die letzte Phase des aktiven Prozesses schon weiter zurück liegt, nicht mehr als einem völlig Fremdartigen, Überraschenden, sondern vielmehr als einem Gewohnten, um nicht zu sagen Vertrauten, und je nach seiner affektiven Bedeutung vielleicht Lästigen oder umgekehrt Vergnüglichen gegenüber.

Unter normalen Verhältnissen stellt sich bei Abspannung der Aufmerksamkeit ein sich mehr automatisch abspielendes psychisches Geschehen ein, dessen Inhalt durch die jeweils gegebene Konstellation (im weitesten Sinne) bestimmt wird,

---

[1] Vgl. auch BERZE (9).

also auch mit ihr wechselt. Bei der Schizophrenie nach Ablauf des Prozesses [1] stellt die auf einem tieferen Bewußtseinsniveau stets parat liegende schizophrene Welt den mächtigsten Konstellationsfaktor dar, der, wie er selbst in inhaltlicher Hinsicht nahezu unveränderlich ist, auch jenes automatische Seelengeschehen bzw. was unter den gegebenen pathologischen Verhältnissen daraus wird, inhaltlich einförmig gestaltet. Andere Konstellationsfaktoren können außer ihm nur insofern zur Geltung kommen, daß sie bald diesen, bald jenen Teil des zumeist wohl recht beschränkten Gesamtinhaltes der schizophrenen Welt in seinem Drängen zum Bemerktwerden begünstigen.

KRONFELD (57) spricht in Hinblick darauf, was hier die schizophrene Welt genannt worden ist, von „schizoiden Erlebnissen, Verarbeitungs- und Reaktionsbereitschaften". Sie sind unter normalen Verhältnissen „überbaut und überdeckt von dem aktuellen Seelengeschehen ‚normaler' Art, welches aus den Anlagen und Dispositionen entspringt, die zunächst dominieren". Der destruierende Prozeß, welchem die schizophrene Prozeßpsychose entspricht, „vernichtet einen Teil jener gesunden Anlagen und Fähigkeiten, oder er schwächt ihn und macht ihn unwirksam. So kommt es zu Rissen und Spalten in der durch diese gesunden Dispositionen bewirkten glatten Kontinuität seelischen Zusammenhängens; und in diese Spalten ragt das ... nun durch die Psychose ans Licht gerissene schizophrene Seelenleben hinein". Die „Risse und Spalten", von denen KRONFELD spricht, können wohl kaum etwas anderes sein, als jene zeitweiligen, oft nur ganz kurz, etwa wenige Augenblicke dauernden Entspannungen, Absenkungen des Bewußtseinsniveaus, durch welche es der schizophrenen Welt ermöglicht wird, ihr entsprechende Erlebnisse zu setzen.

Daß leichte Entspannungen bei der Schizophrenie zu so schweren Folgen führen können, während sie unter normalen Verhältnissen durchaus harmlos sind, mag wohl auch daran liegen, daß das habituelle Bewußtseinsniveau der in Betracht kommenden, vielleicht doch noch nicht ganz inaktiv gewordenen Schizophrenen, wenn es auch im allgemeinen zum Wirklichkeitserleben ausreicht, doch an sich schon tiefer liegt als das des normalen Wachzustandes, so daß mit dessen weiterer Abspannung leicht ein bereits pathologisch tief liegendes Niveau erreicht wird. Dafür sprechen die Angaben zahlreicher Schizophrener. Z. B.: „Ich kenne mich ja aus. Aber ich bin doch über die Wirklichkeit ziemlich unaufgeklärt, weil ich meistens bißchen schwach im Kopf bin." Oder: „Ich kann alles auffassen, ich kann auch im Bewußtsein meiner Handlungsweise denken. Aber es ist bei mir nicht die schöne Mittellinie, von der aus man mühelos eine gewisse zeitweilige Erhebung verträgt. Wenn das Wachen vollständig sein muß, so spannt mich die Anstrengung furchtbar ab." Oder: „Wenn ich mich ganz zurecht finden will, muß ich eine überspannte Tätigkeit entwickeln. Sonst entstehen Gedanken niederer Ordnung, die aus einer geheimen Welt frei entstehend kommen." Es handelt sich also um ein Bewußtseinsniveau, von dem aus eine zureichende Wirklichkeitserfassung wohl noch erreicht werden kann, aber nur auf dem Wege der eigens dafür aufgebrachten Anspannung, d. h. der aktiven Zuwendung der Aufmerksamkeit zur Wirklichkeit, also, wie ein Kranker gelegentlich sagte, nur „mit Mühe und Not", während im normalen Wachbewußtsein die Bereitschaft zu ausreichender Wirklichkeitserfassung dauernd sozusagen von selbst und von vorn herein gegeben ist und eine Erhebung

---

[1] Ähnliches gilt übrigens auch für manche Schizophrenien, die allem Anscheine nach im Prozesse stehen. Bei längerer Dauer und nicht zu großer Heftigkeit des Prozesses geben eben schon die Nachwirkungen der bisherigen schizophrenen Erlebnisse ab und zu einen bedeutsamen Konstellationsfaktor ab.

des Bewußtseinsniveaus durch Anspannung nur höheren Denkaufgaben gegenüber zeitweilig erforderlich ist.

Die „*Spaltung* der verschiedensten psychotischen Funktionen", also die Erscheinung, derenthalben BLEULER der Dementia praecox den Namen Schizophrenie gegeben hat, bildet sich wohl gleichfalls schon während der Phase des aktiven Prozesses heraus, ist aber erst für die inaktiv gewordenen Prozeßschizophrenie so recht typisch. Namentlich für die inaktiv gewordene Persönlichkeitsspaltung trifft dies zu. „Einzelne gefühlsbetonte Ideen respektive Triebe bekommen eine gewisse Selbständigkeit, so daß die Person in Stücke zerfällt. Diese Teile können nebeneinander bestehen und abwechselnd die Hauptperson, den bewußten Teil des Kranken, tragen" (BLEULER). Während sich in der aktiven Prozeßphase noch ein reger Wechsel der Zusammensetzung der „Spaltiche" vollzieht und bald diese, bald jene Ideen- bzw. Tendenzkomplexe, aus dem Gesamtich sich lösend, ein Nebenich oder mehrere Nebeniche bilden, nicht selten unter Angliederung der verschiedensten akzidentellen Ideen, haben wir es bei inaktiv gewordenen Schizophrenien mit sehr stabilisierten Spaltichen zu tun und ist in der Regel auch darin eine gewisse Stabilität zu erkennen, daß — wenigstens für längere Dauer, wenn nicht für immer — ein und dasselbe Spaltich die „Hauptperson" bleibt.

Von den verselbständigten Tendenzen gehen Wirkungen aus, welche das Denken (der „Hauptperson") störend beeinflussen. Sie können, wie BLEULER sagt, „die Überlegung bald unterdrücken, bald in ihren Dienst nehmen". Sie lösen im Hintergrunde des Bewußtseins psychische Vorgänge aus, die in das Denken hineinwirken, sei es in der Form von „gemachten" Vorstellungen, Gedanken, Gefühlen, sei es als Halluzinationen. So tragen sie, bald mehr, bald weniger, zum Bilde der schizophrenen Verworrenheit bei.

## VI. Psychologische Theorie der Schizophrenie.

Auch bei der Aufstellung psychologischer *Theorien* der Schizophrenie ist bisher der tiefgreifende psychologische Unterschied zwischen den aktiven und inaktiven Prozeßschizophrenien fast gar nicht beachtet worden. Man ging so zu Werke, als ob die Möglichkeit einer alle Schizophrenien in gleicher Weise umfassenden Theorie feststünde.

In diesem Sinne erklärt z. B. C. SCHNEIDER (93), man müsse bei der Aufstellung der Theorie von dem „durchgängigen" Symptom ausgehen, man werde, „bevor man nach der Grundstörung der Schizophrenie fragen darf, erneut die Anfänge mit den Endzuständen, die leichten mit den schweren Fällen vergleichen müssen, um die durchgehenden Symptome festzustellen". Dieser Ansicht muß widersprochen werden. Die Frage nach der Grundstörung der Schizophrenie ist von der Frage nach „durchgängigen" („durchgehenden") Symptomen der Schizophrenie durchaus unabhängig. Wir wären nur dann verhalten, uns bei der Aufstellung der Theorie an durchgängige, d. h. bei den Anfängen und bei den Endzuständen, präziser: bei aktiven und inaktiven Prozeßschizophrenien, in gleicher Weise vorhandene Symptome zu halten, wenn die Durchgängigkeit für die Grundstörung selbst sicher oder auch nur wahrscheinlich wäre. Gerade das Gegenteil trifft nun aber zu. Mit einer psychischen Grundstörung im Sinne einer Funktionsstörung, als deren Auswirkungen die zur Zeit gegebenen wesentlichen psychischen Symptome anzusehen sind, kann bei der Schizophrenie nur für die Dauer des ihr zugrunde liegenden organischen Prozesses gerechnet werden. Gibt es also bei der Schizophrenie überhaupt durchgängige Symptome, so können sie gar nicht zu denen gehören, die aus der Grundstörung unmittelbar hervorgehen. Sie können vielmehr nur der Gruppe jener Symptome angehören, die wir als schizophrene *Defekt*symptome bezeichnen. Da diese nämlich zum Teile schon während der Dauer des Prozesses und oft sogar recht bald in Erscheinung treten, als Ausdruck der durch ihn bis dahin bereits bewirkten Zerstörungen, da sie also zum Teile nicht nur inaktiven, sondern auch schon den aktiven Prozeßschizophrenien zukommen bzw. zukommen können, erscheinen uns die schizophrenen Defektsymptome zu diesem Teile eben auch als durchgängig. Daraus ergibt sich aber, daß wir fehlgehen müßten, wenn wir uns bei unseren Versuchen, die schizophrene Grundstörung (im bezeichneten Sinne) festzulegen, gerade an diese durchgängigen Symptome hielten.

Es soll aber nicht übergangen werden, daß manche Autoren unter Theorie der Schizophrenie etwas anderes verstehen. Es handelt sich ihnen darum, die Gesamtheit der schizophrenen Symptome, wie es heißt, auf einen „gemeinsamen Nenner", auf einen „Generalnenner", zu bringen. Da sie bei der Ermittelung der schizophrenen Symptome in der Regel keinen Unterschied zwischen aktiven und inaktiven Schizophrenien machen und ihr Untersuchungsmaterial daher weitaus überwiegend, oft fast ausschließlich, aus Schizophrenien letzterer Art, die ja die erdrückende Mehrheit bilden, besteht, legen sie ihrer Untersuchung vor allem die schizophrenen Defektsymptome — unter oft recht weitgehender Vernachlässigung der schizophrenen Prozeßsymptome — zugrunde. So wird ihr Suchen nach jenem gemeinsamen Nenner zum Streben, die schizophrenen Defektsymptome sozusagen unter einen Hut zu bringen. Dabei gehen die einen, zumeist ohne sich darüber zureichend klar zu sein, fast rein nominalistisch vor, so daß sich ihnen schließlich nichts anderes ergibt als ein Allgemeinbegriff, der ihrer Meinung nach geeignet ist, alle Symptome zu umfassen (z. B. intrapsychische Ataxie, Bewußtseinszerfall), während anderen der mehr oder weniger klar formulierte Gedanke vorschwebt, es sei eine tatsächlich gegebene Veränderung, ein wirklich existierender Defekt, der seiner Art nach geeignet ist, die Gesamtheit der (Defekt-) Symptome aus sich hervorgehen zu lassen, sozusagen ein Grunddefekt (z. B. Sejunktion, Assoziationslockerung, verminderte Spannung der Assoziationsenergie) zu erheben. Zweifellos haben auch diese Gedanken und Bestrebungen einen nicht geringen Wert. Zunächst wäre ja schon die Entscheidung der Frage interessant, ob es einen solchen die gesamte schizophrene Defektsymptomatik umfassenden einheitlichen (Grund-) Defekt überhaupt gibt. Wahrscheinlich ist dies gerade nicht, geschweige denn sicher. Auch ein organischer Prozeß, wie der, den wir für die aktive Prozeßschizophrenie annehmen, vermag eine *Mehrheit* von Defekten zu setzen, also zu einer aus mehreren „psychotischen Wurzeln" hervorgehenden Defektsymptomatik zu führen. Dies trifft nun offenbar für die Schizophrenie auch tatsächlich zu. Die immerhin ziemlich weitgehenden Unterschiede der Erscheinungsweisen der inaktiven Schizophrenien lassen sich nur zum geringeren Teile aus Unterschieden der individuellen geistigen Gesamtkonstitution und der in ihnen begründeten Verschiedenheit der individuellen Reaktion auf die schizophrene Defektuosität erklären. Im wesentlichen sind sie aber wohl auf Unterschiede der in den Einzelfällen durch den Prozeß gesetzten Zerstörungen, Ausfälle, Defekte zu beziehen. Es wird ja unter diesen einer sein, der — in verschiedenen Graden ausgebildet — allen inaktiven Schizophrenien gemeinsam ist. Darauf mag jenes uns einstweilen noch undefinierbar Erscheinende abhängig sein, das alle inaktiven Schizophrenien denn doch zur psychopathologischen Einheit zusammenschließt. Außer diesem *essentiellen* schizophrenen Defekt kann es aber, je nach Ausbreitung und Intensität des abgelaufenen Prozesses, die verschiedensten von ihm unabhängigen, unwesentlichen, aber trotzdem noch immer in gleicher Weise spezifisch schizophrenen Nebendefekte geben, Nebendefekte, die bald nur wenig in der Gesamtsymptomatik hervortreten, bald zum Gesamtbilde sogar mehr als der essentielle Defekt beitragen können.

Jedenfalls wird sich, wer sich mit der Theorie der Schizophrenie befassen will, darüber klar sein müssen, erstens ob er die Theorie der aktiven oder der inaktiven Schizophrenie meint, zweitens ob er es auf die Ermittelung eines psychologischen Erklärungsprinzips oder auf die Aufdeckung der Grundstörung, bzw. des Grunddefektes abgesehen hat [1].

Für die aktive Schizophrenie kann eine Theorie nur dann zutreffen, wenn sie davon ausgeht, daß bei ihr eine eigenartige Veränderung des psychischen *Gesamt*zustandes vorliegt, daß wir es bei ihr mit einer besonderen Art abnormer Bewußtseinsbedingungen, mit einer schizophrenen „Gesamtbewußtseinsstruktur" (C. SCHNEIDER), zu tun haben.

Von diesem Grundgedanken geht die Theorie BLEULERS aus. Daß sie trotzdem nicht befriedigend ausgefallen ist, liegt daran, daß sie ganz auf dem Boden der Assoziationspsychologie steht, also einer Psychologie, die — trotz aller originellen Zutaten BLEULERS — gerade einem Problem gegenüber, wie es die Schizophrenie darstellt, versagen muß.

Niemandem ist es noch gelungen, die schizophrene Veränderung des Bewußtseinszustandes in Prozeßphasen — von Zuständen traumhafter Verworrenheit, Dämmerzuständen und dergleichen abgesehen — unmittelbar deskriptiv in überzeugender Weise darzulegen. Dagegen haben sich Analogisierungen als möglich erwiesen. Auch die Kranken selbst greifen zu diesem Hilfsmittel der Darstellung, sprechen von einer Art Halbschlummer, einem halbwachen Zustande, einem Zustande äußerster Erschöpfung und dergleichen. Die Analogisierung mit dem Traumzustande wurde namentlich durch die von KRAEPELIN aufgedeckten Analogien der schizophrenen Sprache mit der Traumsprache gestützt. Zur bündigen Charakterisierung des Traumzustandes erschien mir der von GRIESINGER stammende Begriff des psychischen Tonus verwendbar. Im Traumzustande ist dieser Tonus, d.h. die bereitstellende Spannung, welche im Wachzustande das Wachdenken ermöglicht und verbürgt, herabgesetzt; es herrscht in ihm *Hypotonie des Bewußtseins*.

In allen Zuständen der Hypotonie des Bewußtseins kommt es — und geradeso eben auch bei der Schizophrenie — einerseits zur dynamischen und inhaltlichen

---

[1] Was letzteren Punkt betrifft, soll betont werden, daß das unmittelbare Lossteuern auf ein Erklärungsprinzip nur zu Ergebnissen von problematischem Werte führen kann, zu Ergebnissen, die uns bestenfalls einen der denkbaren Zusammenhänge aufzeigen. Nur die „Erklärung", die von der bereits erhobenen Grundstörung ausgeht, ruht auf einer gesicherten Grundlage und kann als ein tauglicher Versuch, den tatsächlichen Verhältnissen gerecht zu werden, gewertet werden.

Reduktion der aktuellen Persönlichkeit, indem es, wie jüngst GERDA WALTHER in PFÄNDERS Terminologie ausgeführt hat, an der vollen Aufgipfelung der Persönlichkeit in dem Ichzentrum, dem Regulator des seelischen Gesamtlebens, fehlt, andererseits zu formalen Erlebnis- bzw. Aktvollzugsstörungen ganz oder doch zum Teile von der Art, wie sie von den Autoren für die Schizophrenie aufgezeigt worden sind.

Die Grundstörung der Schizophrenie ist daher meines Erachtens in der *schizophrenen Hypotonie des Bewußtseins*[1] zu erblicken.

CARL SCHNEIDER versucht, einen Schritt weiter zu tun. Er meint, es gelinge, die Analogisierung sozusagen zu spezifizieren, sie auf eine ganz bestimmte von jenen Erlebensvarianten des Gesunden einzuengen, die als hypotonisch charakterisiert sind, nämlich auf das „Erleben in der Müdigkeit im Übergang zum Einschlafen". Und man muß sagen: Wie CARL SCHNEIDER das Erleben vor dem Einschlafen *schildert*, gleicht es dem schizophrenen geradezu frappant. Aber abgesehen davon, daß diese Schilderung in manchen Punkten noch der Bestätigung bedarf, muß vor einer Festlegung der Analogisierung auf eine *bestimmte* Erlebensvariante des Gesunden geradezu gewarnt werden, bevor wir nicht einen noch weit tieferen Einblick in die Feinheiten des schizophrenen seelischen Geschehens erlangt haben, als es bisher möglich war. Sie käme einer Schablonisierung gleich, die der Ermittelung der feineren Unterschiede gewiß abträglich wäre. Zudem ist es aber von vornherein höchst unwahrscheinlich, daß das schizophrene Denken immer und unter allen Umständen gerade dem Einschlafdenken unter allen Denk- und Erlebnisvarianten am nächsten stehe, wo doch der Bewußtseinszustand bei der Schizophrenie so verschieden ist, von einem Zustande, der an sich nicht einmal sicher als alteriert erkannt werden kann, bis zu schwer traumartigen Zuständen, wo weiter die Bewußtseinsstörung der Schizophrenen bald die Tendenz zur Abnahme, bald zur Zunahme zeigt, die schizophrene Hypotonie bald ab-, bald zunimmt, während das Einschlafen eindeutig als ein Zustand zunehmender Hypotonie charakterisiert ist. Der Grundgedanke der Analogisierung bleibt unangetastet, haben wir doch sicher, wie KURT SCHNEIDER sagt, in der schizophrenen Struktur eine „allgemein menschliche Denk- und Erlebnisform" zu erblicken, die „in diesen zerstörenden Prozessen nur besonders deutlich wird, durch sie gewissermaßen aufgedeckt zutage liegt".

Das bisher Gesagte gilt nur für die schizophrenen *Prozeß*-, nicht für die schizophrenen *Defekt*-Symptome. Diesen zugewendet stehen wir vor ganz anderen Verhältnissen, was uns allerdings erst dann klar wird, wenn wir von den Defektsymptomen, wie sie sich schon bei noch aktiven Prozeßschizophrenien — neben den Prozeßsymptomen — allmählich immer mehr bemerkbar machen können, zunächst

---

[1] In einer früheren Arbeit (9) habe ich nicht scharf genug zwischen der Hypotonie des Bewußtseins und dem Erklärungsprinzip für die Symptome, die sich aus der Unzulänglichkeit der aktuellen Persönlichkeit ergeben, der Insuffizienz der psychischen Aktivität, unterschieden. Indem ich diese Symptome in den Vordergrund stellte, fiel meine Deutung, wie KRONFELD (56) mit Recht findet, zu voluntaristisch aus. Andererseits ging der Versuch, die Mängel der Aktvollzüge doch zum Teile mitzuerfassen, nicht ohne Vermengung der Aktivitäts- mit dem Intentionalitätsbegriffe ab. — Nur nebenbei sei hier bemerkt, daß die gleichen Einwände gegen den schon früher versuchten Nachweis, daß die Herabsetzung der Aufmerksamkeit (MASSELON u. a.), die Schwäche der Apperzeption im Sinne WUNDTs (WEYGANDT), als die „zentrale" schizophrene Störung zu betrachten sei, gemacht werden müssen.

absehen und uns nur an die Defektsymptome in reiner Ausbildung, d. h. bei Schizophrenien in der Zeit nach Ablauf des Prozesses, halten.

Eine Veränderung des Bewußtseins im Sinne irgendeiner hypotonen Erlebnisvariante liegt nun nicht mehr vor. Mit der schizophrenen Grundstörung sind auch die in ihr unmittelbar begründeten Merkmale der Persönlichkeitsveränderung, die dynamische Insuffizienz und die Labilität der aktuellen Persönlichkeit, zurückgetreten bzw. verschwunden. Die Persönlichkeitsveränderung, die jetzt vorliegt, ist ganz anderer Art und stellt sich in voller Ausbildung wie folgt dar: Die aktuelle Persönlichkeit ist *erstarrt*. Während sie sich unter normalen Verhältnissen der jeweils gegebenen Gesamtsituation anpaßt, indem sich zu ihrem Dauergehalte an habituellen Leitideen die Tendenzen gesellen, die durch die gerade wirksamen äußeren und inneren Einflüsse wachgerufen werden, bleibt sie im Falle des Vorliegens des postprozessualen schizophrenen Defektes bei allem Wechsel dieser Einflüsse ganz oder nahezu ganz unverändert. Es kommt nicht zu den „Regungen", die der jeweiligen Situation entsprechen, der Schizophrene erscheint uns daher als *„affektiv geschwächt"*. Potentiell vorhanden, d. h. in der *potentiellen* Persönlichkeit enthalten, sind die Tendenzen, die in den Regungen zum Ausdruck kommen sollten, noch immer, wie sich bei Gelegenheit zeigt, aber ihr durch die Situation angesprochenes Eingehen in die aktuelle Persönlichkeit ist, oft bis zur Unmöglichkeit, erschwert. Besonders wegen dieses Mangels an Modulierbarkeit der aktuellen Persönlichkeit, der in der Einseitigkeit des geistigen Interesses, in der Beschränktheit des geistigen Horizontes, im Mangel an Anteilnahme zutage tritt, erscheint uns der Schizophrene *versimpelt*, und zwar um so mehr, je weniger höherwertige Tendenzen in die erstarrte aktuelle Persönlichkeit eingegangen sind, je primitiver also die Strebungen sind, die ihren Inhalt bilden. Denn das potentielle Gegebensein der Ideen, und sei ihre Fülle noch so groß, vermag an sich das geistige Leben noch nicht reich und vielseitig zu gestalten, sondern erst dadurch, daß diese Ideen, in die aktuelle Persönlichkeit eingehend, zu Willensantrieben, zu Motiven des Denkens werden, vermögen sie eine ihrer Reichhaltigkeit entsprechende Versatilität und Vielseitigkeit des Geistes, die wahre geistige Regsamkeit, zu begründen. Und gerade diese Fähigkeit, die Fähigkeit, Potentielles aktuell werden zu lassen, ist es, die der schizophrene Prozeß mehr oder weniger schwer beeinträchtigt, oft auf einen ganz engen Kreis von Strebungen beschränkt hat.

Auf diesen Aktualisierungsdefekt gründet sich bei den *postprozessualen* Schizophrenien insbesondere auch das Mißverhältnis zwischen der als Hyperfunktion erscheinenden kräftigen Nachdrücklichkeit und hartnäckigen Ausdauer, mit der gewisse, eben die in der erstarrten, beschränkten aktuellen Persönlichkeit enthaltenen Tendenzen, darunter pathologische (Negativismus, Wahneinstellung, Manieren, Stereotypien) in mehr oder weniger großer Zahl, verfolgt werden, und der Hypofunktion, welche in der Unzulänglichkeit der Weckbarkeit und Wirksamkeit der außerhalb dieses engen Kreises liegenden potentiellen Ideen, Strebungen, Fähigkeiten liegt.

Die Erstarrung und die damit unmittelbar zusammenhängenden Züge der Persönlichkeitsveränderung beherrschen in vielen Fällen das Gesamtbild der inaktiven Prozeßschizophrenie. In anderen tritt dagegen die Erscheinung in den Vordergrund, welche zur Namengebung Schizophrenie Anlaß gegeben hat, die *„Spaltung"* der Persönlichkeit. Sie ist das Ergebnis der Verselbständigung von

Ideenkomplexen der potentiellen Persönlichkeit, die diese Ideenkomplexe zu eigenen, von der aktuellen Persönlichkeit unabhängigen, neben ihr wirksamen Ideations- bzw. Motivationszentren macht. Wie es zu dieser Verselbständigung kommt, ist nicht sichergestellt. Sicher sind bei der inhaltlichen Auswahl der zur „Abspaltung" gelangenden Ideenkomplexe psychische Momente im Spiele, BLEULER meint z. B., daß durch den *affektiv* bedingten „Nichtgebrauch die von einem solchen Komplex zu anderen Ideen übergehenden Assoziationsbahnen... an Gangbarkeit einbüßen", was eine immer weiter gehende „Abgrenzung" des affektbetonten Ideenkomplexes ergebe. Daß es aber überhaupt zu dieser Abgrenzung kommt, liegt an einem organischen Defekt, den der schizophrene Prozeß gezeitigt hat. Worin dieser Defekt besteht — BLEULER spricht von der primären Bedeutung der „ursprünglichen Assoziationsstörung" — wissen wir nicht. Wir können daher auch nicht sagen, ob es derselbe Defekt ist, welcher der Erstarrung und Versimpelung der aktuellen Persönlichkeit zugrunde liegt, oder ob es sich um einen zweiten, andersartigen, jenem Defekte sozusagen genetisch koordinierten Defekt handelt. Es wäre ja auch möglich, daß etwa gerade das in der Erstarrtheit der aktuellen Persönlichkeit begründete Ausgeschlossensein von der normalen, das ist durch Aufnahme in die aktuelle Persönlichkeit erfolgenden Aktualisierung, daß gerade diese Seklusion, wie man kurz sagen könnte, es ist, wodurch jene Ideenkomplexe gezwungen werden, sich im Falle einer sie treffenden Anregung gleichsam mit Umgehung der aktuellen Persönlichkeit unmittelbar zur Geltung zu bringen. Dagegen würde auch der Umstand nicht gerade entscheidend sprechen, daß die Erscheinungen des Erstarrtseins und die Folgeerscheinungen der Seklusion („Komplexwirkungen") nicht immer gleichstark ausgebildet sind, sondern oft eine hochgradige Erstarrtheit ohne nennenswerte Seklusionserscheinungen oder umgekehrt heftige Seklusionserscheinungen bei mäßiger Erstarrtheit zu konstatieren sind; denn diese Unterschiede könnten auf irgendwelche individuelle Unterschiede der psychischen Konstitution zurückzuführen sein.

Immerhin können wir keineswegs auch nur annähernd mit Sicherheit, wie von einer einheitlichen Grundstörung, für die schizophrenen Prozeßsymptome, von einem einheitlichen schizophrenen Grunddefekt, für die schizophrenen Defektsymptome, sprechen.

Man darf nicht glauben, daß zur vollständigen theoretischen Erfassung eines Einzelfalles von Schizophrenie stets einer der beiden Gesichtspunkte, die durch die Schlagworte Grundstörung und Grunddefekt (Grunddefekte) bezeichnet werden können, allein ausreichen müsse. Im Gegenteile, nur in kurzdauernden ersten Prozeßphasen, bzw. im Beginne einer aktiven Prozeßschizophrenie, stoßen wir auf eine reine Prozeßsymptomatik, also auf Symptome, die wir zur Gänze auf die Grundstörung beziehen können, und nur bei Schizophrenien, deren inaktiver Charakter klarliegt, haben wir es mit Symptomen zu tun, die samt und sonders auf Grunddefekte zurückgeführt werden können. Dagegen gesellen sich bei jeder länger dauernden aktiv-prozeßhaften Schizophrenie zu den Prozeß- auch Defektsymptome und umgekehrt in jedem Falle, in dem der Prozeß nach einer Phase der Inaktivität wieder einsetzt, zu den Defekt- auch Prozeßsymptome. Es müssen also zur vollständigen theoretischen Erfassung dieser beiden Gruppen von Fällen immer sowohl die Grundstörung, als auch der Grunddefekt bzw. Grunddefekte herangezogen werden.

## Literatur.

1. BENEDEK: Zbl. Neur. **41**. — 2. BERINGER: Ebenda **37**. — 3. Z. Neur. **93**. — 4. Ebenda **103**. — 5. Meskalinrausch. Berlin 1927. — 6. BERINGER und MAYER-GROSS: Z. Neur. **96**. — 7. BERZE: Primärsymptom der Paranoia **1903**. — 8. Wien. klin. Wschr. **1912**. — 9. Die primäre Insuffizienz der psychischen Aktivität. Leipzig und Wien 1914. — 10. Allg. Z. Psychiatr. **75**. — 11. Ebenda **77**. — 12. BLEULER: Dementia praecox oder Gruppe der Schizophrenien **1911**. — 13. Z. Neur. **22**. — 14. Lehrbuch der Psychiatrie. — 15. Allg. Z. Psychiatr. **76**. — 16. Z. Neur. **78**. — BLEULER und MAIER: Ebenda **43**. — 18. BOSTROEM: Arch. f. Psychiatr. **77**. — 18 a. BRAHN, ANNE-MARIE: Z. Neur. **112**. — 19. BÜHLER: In: Grundzüge der Psychologie von EBBINGHAUS, 4. Aufl. — 20. Tatsachen und Probleme zu einer Psychologie der Denkvorgänge. Arch. f. Psychol. 9/12 (1907/1908). — 21. BUMKE: Z. Neur., Ref. **23**. — 22. Zbl. Neur. **35**. — 23. Lehrbuch 1924. — 24. Zbl. Neur. **40**. — 25. BÜRGER: Z. Neur. **102**. — 25 a. Ebenda **111**. — 26. BÜRGER und MAYER-GROSS, Ebenda **106**. — 27. DRIESCH: Ordnungslehre **1923**. — 28. DOMARUS: Zbl. Neur. **35**. — 29. EWALD: Mschr. Psychiatr. **55**. — 30. GRIESINGER: Über psychische Reflexaktionen. Arch. physiol. Heilkde **1843**. — 31. GRUHLE: Z. Neur. **16**. — 32. Ebenda **17**. — 33. Ebenda **28**. — 34. Ebenda **78**. — 35. Zbl. Neur. **35**. — 36. Erg. Med. 10 (1927). — 37. HEDENBERG: Arch. f. Psychiatr. **80**. — 38. HINRICHSEN: Gedichte eines Schizophrenen. Z. Neur. **111**. — 39. Die Stellungnahme des Schizophrenen zu seiner Krankheit. Ebenda **111**. — 40. HOLLÄNDER: Jb. Psychiatr. **1884**. — 41. JACOBI: Allg. Z. Psychiatr. **79**. — 42. JASPERS: Z. Neur. **9**. — 43. Ebenda **14**. — 44. Allgemeine Psychopathologie **1920**. — 45. KAHN: Z. Neur. **26**. — 46. Allg. Z. Psychiatr. **84**. — 47. KANT, OTTO: Z. Neur. **108**. — 48. KLEIST: Ebenda, Ref. **3**. — 49. Münch. med. Wschr. 1914. — 50. Z. Neur., Ref. **10**. — 51. Zbl. Neur. **28**. — 52. Mschr. Psychiatr. **52**. — 53. Zbl. Neur. **40**. — 54. KOGERER: Wien. klin. Wschr. **36**. — 55. KRAEPELIN: Lehrbuch, 8. Aufl. — 56. KRONFELD: Das Wesen der psychiatrischen Erkenntnis I (1920). — 57. Z. Neur. **74**. — 58. KÜLPE: Vorlesungen über Psychologie. Leipzig 1922. — 59. KÜPPERS: Z. Neur. **78**. — 60. LANGE, JOHANNES: Ebenda **94**. — 61. LANGELÜDDEKE: Ebenda **93**. — 62. LOEWY: Dementia praecox, intermediäre psychische Schicht und Kleinhirn- Basalganglien- Stirnhirnsysteme. Berlin 1923. — 63. Z. Neur. **40**. — 64. MAIER, W.: Ebenda **40**. — 65. MAYER-GROSS: Z. Neur. **78**. — 66. Zbl. Neur. **35**. — 67. Selbstschilderungen der Verwirrtheit. Die oneiroide Erlebnisform **1924**. — 68. Zbl. Neur. **40**. — 69. Klin. Wschr. **4**. — 70. MEDOW: Arch. f. Psychiatr. **67**. — 71. Zbl. Neur. **32**. — 72. MESSER: Empfindung und Denken. Leipzig 1908. — 73. MINKOWSKI: Ann. méd.-psychol. **83**. (Ref. in Zbl. Neur. **43**.) — 74. v. MURALT, A.: Die psychoanalytische Auffassung der Schizophrenie. Schweiz. Arch. Neur. 14 (1924). — 75. NEUSTADT: Arch. f. Psychiatr. **82**. — 76. PFERSDORFF: Z. Neur. **2**. — 77. PICK: Die agrammatischen Sprachstörungen. Berlin 1913. — 78. POPPER: Z. Neur. **62**. — 79. Ebenda **68**. — 80. PRINZHORN: Ebenda **78**. — 81. REISS: Zbl. Neur. **25**. — 82. Z. Neur. **78**. — 83. Zbl. Neur. **40**. — 84. SCHILDER: Selbstbewußtsein und Persönlichkeitsbewußtsein **1914**. — 85. Wahn und Erkenntnis **1918**. — 86. Z. Neur. **59**. — 87. Seele und Leben **1923**. — 88. Dtsch. med. Wschr. 49 (1923). — 89. Zbl. Neur. **40**. — 90. SCHILDER und WEIDNER: Z. Neur. **26**. — 91. SCHNEIDER, ADOLPH: Ebenda **108**. — 92. SCHNEIDER, CARL: Mschr. Psychiatr. **57**. — 93. Arch. f. Psychiatr. **73**. — 94. Ebenda **76**. — 95. Z. Neur. **95**. — 96. Ebenda 96, H. 1/3. — 97. Ebenda 96, H. 4/5. — 98. Arch. f. Psychiatr. **78**. — 99. SCHNEIDER, KURT: Z. Neur. **22**. — 99 a. Ebenda **59**. — 100. SCHROEDER: Ebenda **101**. — 101. Mschr. Psychiatr. **68**. — 102. SCHWENNINGER: Z. Neur. **78**. — 103. SOMMER: Ebenda **78**. — 104. STERTZ: Zbl. Neur. **40**. — 105. STORCH: Ebenda **25**. — 106. Z. Neur. **78**. — 107. Ebenda **82**. — 108. Ebenda **93**. — 109. Zbl. Neur. **40**. — 110. Z. Neur. **101**. — 111. STRANSKY: Über Sprachverwirrtheit. Halle 1905. — 112. Z. Neur. **8**. — 113. Jb. Psychiatr. 36 (1914). — 114. Lehrbuch der allg. u. speziellen Psychiatrie. Leipzig 1923. — 115. VILLINGER: Zbl. Neur. **37**. — 116. WALTHER, GERDA: Z. Neur. **108**. — 117. WERNICKE: Grundriß der Psychiatrie, III (1900). — 118. WETZEL: Z. Neur. **78**. — 119. WIERSMA: Ebenda **95**. — 120. WILMANNS: Ebenda **78**. — 121. ZINGERLE: Neur. Zbl. **1912**.

# Zweiter Teil.

## Psychologie der Schizophrenie.
### Von Hans W. Gruhle, Heidelberg.

Erweiterung des Referates für die Jahresversammlung des deutschen Vereins für Psychiatrie Herbst 1927 in Wien.

Die angeführten Fälle entstammen, soweit ich nichts anderes erwähne, aus der Heidelberger psychiatrisch-neurologischen Klinik.

# Einleitung.

Es gibt Psychiater, die den Sinn des Versuches bezweifeln, eine Psychologie der Schizophrenie zu schreiben. Sie begründen ihre Meinung gelegentlich mit dem Hinweis, daß ja an eine Psychologie der Paralyse auch niemand denke. Und es gibt wiederum Psychiater, denen ein solcher Gedankengang ganz unverständlich erscheint. Kommen zwei Fachleute, die das Material in gleicher Weise kennen, zu solch divergenter Auffassung, so liegt ja die Erklärung nahe, daß es offenbar zwei grundsätzlich verschiedene *Betrachtungsweisen* sind, die die Differenz bedingen. Der eine hält die Schizophrenie für ein organisches Hirnleiden, ähnlich wie die Paralyse; er bedauert, keine sicheren neurologischen Zeichen für das schizophrene Leiden zu finden, und freut sich dieser Zeichen bei der Paralyse. Er glaubt allenfalls an die Gesetzmäßigkeit eines schizophrenen Hirnbefundes — wenngleich noch niemand ihn fand —, hält es von vornherein aber für sehr unwahrscheinlich, daß diesem Hirnbefunde gesetzmäßig ein irgendwie entsprechender seelischer Befund zuzuordnen sei. Und wenn er sich doch allenfalls zu letzterer Meinung versteht, so bezweifelt er doch prinzipiell, daß dieser seelische Entsprechungsbefund eine innerliche Bindung, einen *seelischen* Zusammenhang irgendwelcher Art besäße. Denn, so lautet etwa sein weiterer Gedankengang, warum soll denn einer irgendwie gearteten cerebralen Erkrankung, sei sie infektiös (Paralyse), sei sie vielleicht systemmäßig degenerativ (Schizophrenie), ein *geordneter* seelischer Tatbestand entsprechen? Ein solcher Forscher faßt das psychologische Problem also als ein Nebenproblem: es sei wohl möglich, wenn auch wenig wahrscheinlich, daß den regelmäßigen Hirnbefunden psychische Symptome beigesellt seien, aber der *gesetz*mäßige Zusammenhang könne nur zwischen den Hirnbefunden bestehen. Zwischen den psychologischen Symptomen könne kein Zusammenhang *sui generis* vorhanden sein, denn sonst gebe es ja zwei voneinander unabhängige Kausalitäten, die intracerebrale und die intrapsychische. Die seelischen Symptome könnten also bestenfalls gesammelt, aufgereiht werden, sie seien nicht strukturiert.

Der Gegner verläßt keineswegs den naturwissenschaftlichen Boden, dem die soeben skizzierten Gedanken entwachsen, aber er betrachtet die seelischen Symptome nicht als irgendwie zufällig chaotisch sich hinzugesellende Beigaben, sondern er registriert beschreibend sorgsam alle psychischen Befunde und sucht in sie ebenso eine Ordnung zu bringen, wie der Somatiker die einzelnen Körperbefunde aufeinander bezieht. Dabei ist nicht etwa gemeint, daß diese Ordnung eo ipso auf verständlichen Zusammenhängen gegründet sei. Diese spielen herein, beherrschen aber die Ordnungsbildung nicht. Und im Sinne dieser Auffassung ist der obige Einwand von der Psychologie der Paralyse kein Einwand, sondern er führt im Gegenteil zur vollen Bejahung jener Frage: es gibt auch eine Psychologie der Paralyse.

Ich bekenne mich als Anhänger der letzteren Anschauung: *ich halte die Schizophrenie für ein organisches Leiden*, möge es im BONHOEFFERschen Sinne eine reaktive Psychose sein (d. h. scharf gefaßt: die Reaktion des Gehirns auf eine außerhalb entstandene Noxe) oder — was mir selbst wahrscheinlicher dünkt — ein autochthones (encephalogenes) Leiden. Ich stelle mich dabei in harten Gegensatz (mit WEYGANDT, ISSERLIN usw.) zu jenen Autoren, die die Schizophrenie „verständlich" zu machen suchen als eine Konfliktspsychose, also als die Flucht der Persönlichkeit aus einem im Unbewußten sich abspielenden Kampf (eines Triebes mit der Zensur) in das Symbol der Psychose (SCHILDER).

In der Absicht, eine Lehre von den seelischen Symptomen der Schizophrenie zu geben, fasse ich mein Thema eng. Ich halte die Fragen vom Zusammenhang von Leib und Seele, Gehirn und Seele für ein sehr wichtiges Thema, welches die ganze Arbeitskraft eines Forschers beanspruchen kann. Ich bin selbst mit eindringlichen speziellen Forschungen auf diesem Gebiete seit langem beschäftigt, aber ich bin der Überzeugung, daß dieser Problemkomplex selbständig gestaltet werden soll. Er hat nichts mit der eigentlichen Psychologie zu tun. Diese bleibe rein im eigenen Gebiet und gewinne höchstens in der Ausdruckspsychologie Beziehungen zur Somatik. Ebenso wie ich es für ein Unglück halte, wenn die Gestaltpsychologie plötzlich Querverbindungen, elektrische Potentialdifferenzen u. dgl. heranzieht, ebenso fällt es meistens unglücklich aus, wenn der Neurologe zu irgendwelchen „Erklärungen" Psychisches herbeiholt.

Der Versuch, eine Psychologie der Schizophrenie zu schreiben, beruht naturgemäß auf einer wichtigen Voraussetzung, nämlich auf der Überzeugung, *daß die Schizophrenie eine Einheit sei*. Aber sogleich wendet der methodologisch Interessierte ein: was für eine Einheit? Der Begriff der Krankheitseinheit kann hier nur flüchtig gestreift werden [1]. Selbst wenn die Antwort auf diese Frage lautet: eine *kausale* Einheit, so ist diese Antwort nicht eindeutig, denn eine kausale Einheit ist sowohl dann vorhanden, wenn ein in sich gleichbleibendes hirnfremdes, aus dem Körper stammendes Gift das Leiden herbeiführt, als auch dann, wenn ein ursprünglich aus verschiedenen Ursachen stammender einheitlicher Entartungsprozeß des Hirns die seelischen Symptome bedingt. Wie sehr der KAHLBAUM-HECKER-KRAEPELINsche Gedanke des einheitlichen Verlaufs und (trotz aller individuellen Verschiedenheiten) doch einheitlichen Ausgangs (Endzustand) die Überzeugung der Einheitlichkeit der Schizophrenie stützte, ist allgemein bekannt. Aber das vielerörterte Bestreben, die Dementia praecox „aufzulösen", bestand schon bei KRAEPELIN selbst: in immer erneuten Anläufen strebte er danach, seine eigene Aufstellung zu zerstören; in seiner erstaunlichen Lebendigkeit und Modulationsfähigkeit schied er gewisse Formen (z. B. die Paraphrenien) als nicht oder lose zugehörig aus. KLEIST hat diesen Weg ja in letzter Zeit energischer beschritten. Aber die meisten Autoren, mögen sie auch der Abspaltung einiger Formen geneigt sein, stimmen doch darin überein, daß es einen bestimmten schizophrenen *Kern* gibt, eine Schizophrenie in engerem Sinne (BERZE [1]). Und wenn also auch die sogenannten atypischen Verläufe, die heute gern unter dem unbestimmten Ausdruck der Degenerationspsychosen (SCHRÖDER, KLEIST) untergebracht werden, ein Gegen-

---

[1] Vgl. dazu GRUHLE, Über die Fortschritte (1910).
[2] Siehe auch schon WILMANNS in der Einleitung zu seinem Landstreicherbuch 1906 und seine Schizophrenie von 1922.

stand wissenschaftlicher Kontroversen sein mögen, so denkt doch wohl niemand im Ernst daran, den Begriff der Schizophrenie ganz fallen zu lassen (BUMKE). Mancher Forscher steht freilich dem kausalen Einheitsmoment der Schizophrenie skeptisch gegenüber und neigt der Meinung zu (HOCHE), man müsse die ätiologische Frage als vorläufig unlösbar zunächst vernachlässigen und müsse sich an die Symptomkoppelungen halten. Und unter diesen seien mehrere zu unterscheiden. Es ist hier nicht der Ort, kritisch zu diesen Versuchen Stellung zu nehmen. Auch dann bliebe noch die Einheitlichkeit der Schizophrenie gewahrt, falls man sie nur als einen festen Symptomenverband betrachten wollte, möge dieser nun degenerativencephalogen oder reaktiv gedacht sein.

Wie ist nun die unendliche Mannigfaltigkeit der schizophrenen psychischen Symptome einzufangen? Gerade dem Anfänger bereitet die Erfassung des schizophrenen Krankheitsbildes — wie man in jedem Semester des akademischen Lehrbetriebes immer von neuem sehen kann — ja deshalb besondere Schwierigkeiten, weil ihm jeder Fall anders erscheint, und es ihm nicht gelingt, das Gemeinsame herauszusehen. *Zuerst muß sich die Aufmerksamkeit von den Inhalten der seelischen Vorgänge lösen und sich den reinen Funktionen zuwenden.* Ob sich jemand durch ein Röhrensystem von Berlin her oder durch ortsansässige Geheimpolizisten verfolgt glaubt, wird zuerst als uninteressant beiseite gestellt werden müssen. Das Wichtige daran ist allenfalls die Verfolgungsidee an sich. Aber auch diese tritt als inhaltlich determiniert vorerst zurück vor der Frage nach der Wahnidee schlechthin. Und dieses Beispiel beleuchte analogisch alle anderen Symptome. Die erste Aufgabe ist phänomenologisch, oder, wie man bei der Vieldeutigkeit und Sinnbelastung dieses Wortes vielleicht einfacher sagen könnte, *deskriptiv. Die reine Beschreibung der abnormen Funktionen*: dies erscheint als vordringlichste Aufgabe. Aber bei dem Versuch einer solchen Beschreibung strebt man begreiflicherweise danach, einer bloßen Aufzählung zu entgehen; man versucht zu gliedern, zu ordnen. Durchforscht man einen einzelnen Fall, so ergibt sich sofort, daß irgendein Symptom andere zur Folge hatte. Dabei denkt man in der Psychologie selten an die wenig interessierende kausale Verknüpfung, daß das Symptom $B$ auf $A$ folgt, wie das Keimen des Samenkorns auf Wärme und Feuchtigkeit folgt, sondern man interessiert sich für die einzig der Psyche eigentümliche Verknüpfung des verständlichen aus einander Hervorgehens: daß $B$ aus $A$ verstanden werden, daß man sich in den Zusammenhang $B : A$ als einen psychologisch sinnhaften einfühlen kann. Setze ich $A$, so ist es verständlich, daß stets oder zum mindesten bei der Persönlichkeit X $B$ daraus hervorgeht. Alle diese „$B$" nun entfallen der soeben geforderten reinen Deskription. Sie sind abgeleitet, sekundär. Sie werden später unter anderen Gesichtspunkten wieder aufgegriffen[1]. Übrig bleiben also als Gegenstand der ersten wissenschaftlichen Besinnung lediglich die $A$: die primären unableitbaren abnormen Gegebenheiten. Aber noch einmal sei auf das Beispiel des Wahnes zurückgegriffen: Primär sei in diesem Zusammenhange nicht das Faktum, daß sich der Kranke gerade unter dem Einfluß von „Potentaten" fühlt, obwohl er doch nie mit Potentaten zu tun gehabt hat

---

[1] Soviel ich sehe, hat CLEMENS NEISSER diesen wichtigen Unterschied erstmals festgelegt, wohl schon 1892 oder noch früher.

und dies also als primär erscheinen könnte, — sondern primär ist der Wahn, daß er überhaupt beeinflußt wird.

Diese primären Symptome gilt es herauszusondern, wobei sogleich untersucht werden muß, inwiefern sie schizophren pathognostisch sind oder auch sonst vorkommen. Es wäre wenig erfreulich, wollte man nun nach irgendwelchen altgewohnten Einteilungsgesichtspunkten etwa die primären abnormen Symptome des Wollens, Fühlens, Denkens usw. aufzählen. Möglicherweise würden solche aus der normalen Psychologie mehr oder weniger geschickt herangetragenen Gesichtspunkte schon fälschen, insofern ja die spezifisch schizophrenen Primärsymptome sich gar nicht nach jenen Normalgesichtspunkten zu richten brauchen. Das einzig richtige Verfahren ist, rein empirisch vorzugehen und die Gesichtspunkte dem Material selbst zu entnehmen. Diese Gesichtspunkte sind jedoch zu den Begriffen und Kenntnissen der normalen Psychologie in Beziehung zu setzen. Es geht nicht an, daß sich die Psychiatrie eine Psychologie selbst zurechtschustert, ja daß womöglich jeder einzelne psychiatrische Forscher eine Psychologie auf eigene Faust aufstellt. Es war freilich betrübend, daß sich die wenigen Psychiater, die sich überhaupt um die gleichzeitige wissenschaftliche Psychologie kümmerten, ganz auf die experimentelle Psychologie WILHELM WUNDTS einstellten [1]. KRAEPELIN, der selbst aus WUNDTS Schule herauswuchs, hat mit dieser Psychologie in seinen eigentlichen psychiatrischen Arbeiten sehr wenig anfangen können und stand später sowohl der lebendigen Physiologie als Psychologie seiner Zeit ganz fern.

Es gilt also, die schizophrenen Ursymptome in psychologischen Begriffen einzufangen. Freilich gibt es eine Richtung, die an die unmittelbare Gegebenheit und Unableitbarkeit gewisser Symptome überhaupt nicht glaubt. Besonders die ältere deutsche Psychiatrie etwa vor 1870 bemühte sich um die Rückführung vieler abnormer Symptome aus — wenn nicht dem Grade, so doch der Art nach — normalen Sachverhalten. Und die nicht enden wollende Diskussion über das Wesen des Wahns gibt hierfür ein deutliches Beispiel. Selbst der neueste, mir bekannt gewordene Versuch einer Wahntheorie[2] läßt kein unableitbares, schlechtweg hinzunehmendes Wahnphänomen gelten. Wenn man die Literatur durchmustert, so kommen die meisten Autoren auf zwei Theorien zurück, auf den Ursprung des Wahns aus dem Affekt (z. B. der Angst) und auf die Deutung des Wahns als einer Flucht ins Symbol[3]. Selbst wenn man diesen Autoren einmal vorläufig zustimmen würde, so würde man zwar zugeben müssen, daß dann völlig neue primäre schizophrene Urphänomene nicht anerkannt würden, daß aber jene Autoren noch immer die Antwort darauf schuldig blieben, warum der Schizophrene eben aus Angst gerade zum Verfolgungswahn kommt, oder warum der schizophrene Geltungsbedürftige sich gerade im Symbol der phantastischen Wahnwelt befriedigt. Denn es gibt eben viele Ängstliche und viele Geltungsbedürftige, die *nicht* zum Wahn kommen. Die spezifische „causa" movens wäre also selbst bei jenen Annahmen noch immer nicht aufgezeigt.

---

[1] Ich halte diese Wahl gerade der WUNDTschen Psychologie deshalb für betrübend, weil meines Erachtens aus ihr heraus kein Weg in die Zukunft führt. — Diese Erkenntnis hindert nicht daran, WUNDTS Forscherpersönlichkeit und sein in sich geschlossenes Werk bewundernd zu verehren.

[2] SCHULTE, Versuch 1924.

[3] Z. B. die Selbstbehauptung, der Wille zur Macht, dessen Realisierung die reale Welt versagt, und der sich dann im Traumlande des Größenwahns selbst befriedigt.

Ich persönlich bekenne mich zu der Annahme primärer Symptome, die der schizophrene Prozeß schlechtweg *setzt*. In diesem Bekenntnis liegt gleichzeitig die Anerkennung des Bankrotts der *verstehenden* Psychologie an diesem Punkte. Hier kann nichts weiter abgeleitet, rückgeführt, eingefühlt, verstanden werden, sondern diese letzten Symptome sind meines Erachtens schlechtweg hinzunehmen, genau so, wie es hinzunehmen ist, daß der eine Mensch über eine hohe und der andere über eine geringe Intelligenz verfügt. Welches sind aber diese primären Symptome?

Es ist sehr reizvoll, an einem bestimmten Fall von Schizophrenie diese Analyse vorzunehmen [1]. Es gilt dann zu zeigen, welche normalen Anlagen seine Persönlichkeit konstituieren, welche Schicksale auf ihn einwirken, welche Reaktion seinem Charakter entspringt [2] und an welchen Punkten dieses Gesamtzusammenhangs dann der schizophrene Prozeß neue Phänomene hineinwirft, mit denen sich dann jener Organismus wiederum abfindet. Aber dies ist eine Aufgabe der Klinik, des psychiatrischen Seminars. Hier bei der allgemeinen Erörterung der Psychologie der Schizophrenie müssen wir tausende von solchen Analysen als von uns vollzogen voraussetzen und fassen nun unsere so gewonnenen Erfahrungen allgemein zusammen.

## I. Sinnestäuschungen.

Das erste der mir unableitbar erscheinenden Phänomene ist die *Sinnestäuschung*. Dabei denke ich selbstverständlich nicht an lebhaft, an vivid gewordene Vorstellungskomplexe, an Phantasmagorien, an Pseudohalluzinationen (KANDINSKY). Sondern lediglich die echten Sinnestäuschungen sind hier gemeint. Jeder Fachmann weiß, daß die echten optischen Sinnestäuschungen bei der Schizophrenie *selten* sind. Liest man freilich viele Krankengeschichten, so wimmelt es meistens von „Erscheinungen" der verschiedensten Art, die die betreffenden Kranken gehabt haben sollen. Aber dies beruht nur auf oberflächlicher Analyse. Gestalten, die aus den Flecken der Wand, oder den Fäden der Glühbirnen, oder den Fettaugen der Suppe herausgesehen werden, gehören natürlich ebensowenig hierher wie gespensterartige Erscheinungen des Dunkels. Aber es gibt einen kleinen Kreis von Schizophrenen, die echte optische Sinnestäuschungen haben, ähnlich den Vergiftungen, wenngleich es auch hier merkwürdig ist, daß die Inhalte dieser Halluzinationen selten „selbstherrlich" sind — keine Flecken noch Möbel, Kochlöffel, Kartoffeln, Bücher, Kirchtürme, photographischen Apparate —, sondern „aus dem Geiste geformt", d. h. aus der speziellen Lebenslage und den sonstigen präsenten geistigen Inhalten geschaffen oder zum mindesten ihnen angepaßt (SCHRÖDER). Man braucht bei ganz „echten" Sinnestäuschungen keineswegs ohne weiteres anzunehmen, sie seien vollkommen ungestaltet [3], also einfach Strahlen, sinnlose Flecken, sondern man kann immerhin „Gestalten" erwarten, aber solche Gestalten, die ganz eigengesetzlich außerhalb des gerade

---

[1] Siehe z. B. GRUHLE, Selbstschilderung und Einfühlung 1915.

[2] BIRNBAUM hat in seiner sogenannten Strukturanalyse altbekannte Gesichtspunkte und Verfahrensweisen zwar sauber aber etwas anspruchsvoll in neue modische Worte gefaßt.

[3] Diese vorgefaßte Meinung war häufig den älteren Assoziationspsychologen eigen.

aktivierten geistigen Feldes stehen (HARTMANN). Das ist in der Tat *sehr* selten der Fall, aber ich habe doch in meiner jetzt 23jährigen Erfahrung vereinzelte solche Schizophrenien gesehen. Und ich gehe noch einen Schritt weiter und lasse als echte Sinnestäuschungen auch noch jene gelten, die sich in den verständlichen Zusammenhang der augenblicklichen Gesamtsituation des Individuums einordnen, wenn sie nur ganz elementar, überraschend selbständig und mit der Tönung der Leibhaftigkeit auftauchen [1].

Ich halte daran fest, daß das Wesen der echten Sinnestäuschungen in ihrem Wahrnehmungscharakter beruht, mag man diesen nun wiederum in „Leibhaftigkeit" oder in einem anderen Kennzeichen zu treffen versuchen. Dieses Wahrnehmungsmäßige braucht nicht allen Bestandteilen einer sinnlichen Gegebenheit gleichmäßig anzuhaften. Wenn ich hinter einer sehr dunkel erscheinenden Gebirgssilhouette den roten Sonnenball untersinken sehe, so habe ich nach dem Schließen der Augen anfangs noch die Gebirgskontur *und* die Sonne als Nachbild, also wahrnehmungsfähig vor mir, dann verschwindet das Gebirge, und es bleibt nur noch längere Zeit der nun grüne Ball. Zu diesem hinzu kann ich freilich mit aller Lebendigkeit das Gebirge „vorstellen". Ich persönlich glaube nicht, daß JAENSCH und seine Vorgänger in den sogenannten eidetischen Phänomenen Erscheinungen eigener Art, besonders bei Kindern, gefunden haben. Ich glaube vielmehr, daß es sich dabei meist um lebhafte optische Erinnerungsvorstellungen handelt [2], zu denen in einzelnen Fällen leibhaftiges Nachbildmäßiges hinzutritt [3].

Es kann, wie viele Autoren erwähnt haben, gelegentlich schwierig sein, echte Halluzinationen von Pseudohalluzinationen (KANDINSKY, JASPERS) zu unterscheiden (PICK). Denn beide haben dies gemein, daß sie nach „außen" verlegt werden. Die Jungfrau Maria, die der gläubigen Seele erscheint (= Pseudohalluzination), ist gerade so „da draußen", wie die huschenden Tiere des Deliranten (= Hallu-

---

[1] Gerade die schizophrenen Sinnestäuschungen, gesehen im Lichte neuerer Psychologie könnten Veranlassung geben, das gesamte Problem der Halluzinationen von neuem aufzurollen. Seit der Behandlung durch JASPERS hat sich genug gewandelt, um die Frage neu aufzuwerfen. Insbesondere würde es locken, die Meinung der modernen französischen Autoren zu erörtern, die als das Wesentliche an den echten Sinnestäuschungen ihre Unableitbarkeit betrachten. Hiernach gehören die Hallucinationen in den Umkreis des Automatisme, aber nicht des physiologischen Automatismus im Sinne JANETS, sondern zum pathologischen Automatismus (NAYRAC, DE CLÉRAMBAULT). So gesehen wird die echte Sinnestäuschung also nur ein Sonderfall der Ichstörung (dieser deutsche Ausdruck repräsentiert meines Erachtens am besten den Kern des französischen Automatisme). Während die Aufmerksamkeit der deutschen Psychiatrie mehr auf der Leibhaftigkeit, Lebensnähe, Sinnlichkeit des halluzinatorischen Phänomens lag, widmen die französischen Psychiater ihr Interesse mehr der Selbständigkeit und Unabhängigkeit seines Auftretens (troublé dans leur annexion au moi: CLÉRAMBAULT). Ich bedaure sehr lebhaft, hier auf die Lehre von den Halluzinationen, die ja kein spezifisch schizophrenes Problem sind, nicht näher eingehen zu können. Mit der alten „einfachen" Auffassung von den echten Sinnestäuschungen als innerlich erweckten Assoziationen ist es jedenfalls vorbei. Von der Sinnesphysiologie, von der Gestaltpsychologie, von der Ichstörung her wird das Problem ganz neu angepackt. MAYER-GROSS und STEIN haben soeben einen neuen Versuch unternommen (Pathologie der Wahrnehmung). Ersterer setzt sich auch mit den Meinungen SCHRÖDERS auseinander.

[2] Das Kind hat ja ein besonders getreues (mechanisches) anschauliches Gedächtnis (trotz der gelegentlichen gegenteiligen Behauptung einzelner, mit dem in-adäquaten Material der sinnlosen Silben arbeitenden Psychologen).

[3] Meine Überzeugung gründet sich auf eigene Versuche. Vgl. SCHWAB und SCHROFF. Andere lange Serien blieben unveröffentlicht.

zinationen). *Beide* haben auch nicht selten Leibhaftigkeitscharakter (im Gegensatz zu JASPERS). Dies soll hier nicht näher erörtert werden, da es sich dabei nicht um eine spezifisch schizophrene Frage handelt (PICK). Bei den sogenannten „Stimmen" der Schizophrenen ist jedoch oft weder die Leibhaftigkeit garantiert, noch das „da draußen". Es wäre eine interessante Aufgabe, zu untersuchen, inwieweit der naive Mensch durch die allgemeine Erfahrung seines Lebens darauf festgelegt ist, daß *alles*, was er *sieht*, „da draußen" sein muß, insofern ja gerade das Auge gleichsam prinzipiell dem „draußen" geöffnet ist. Spricht doch einmal ein Kranker von *inneren* Bildern, so kann man sich meist leicht mit ihm darüber verständigen, daß dies nur bildlich gemeint sei; daß es nämlich nur Erinnerungen oder Phantasiegebilde im Range von Vorstellungen seien, die er meint. Beim Gehör ist es etwas anderes. Da widerstreitet es nur meist der tatsächlichen, nicht der möglichen Erfahrung, daß wir auch aus dem *Innern* unseres Körpers etwas zu hören glauben. Gelegentlich meint man ja wirklich, seinen Herzschlag zu hören, man hört auch Magengeräusche. Und so berichten denn die Kranken auch zuweilen von Stimmen aus der Brust, dem Bauch, ja den Schenkeln. Man wird die Erklärung bereit haben, daß es sich um Synästhesien in dem — nicht ganz korrekten — Sinne handle, daß der Kranke im gleichen Augenblick des Stimmenhörens irgendeine Sensation, z. B. im Oberschenkel habe, und nun verschmelzen ihm diese beiden Sensationen derart, daß er sie topisch identifiziert. Dies ist für Schilderungen Schizophrener nur eine Annahme; beim Mescalinvergifteten wurden solche Sachverhalte reichlich *erwiesen* [1].

„Ich glaube, daß es eine weibliche Stimme war, ganz leis, ich meine immer hier (linker Unterbauch) hat es gesessen, es ist mir wirklich vieles entfallen. Und da war mir's, wie wenn es da (an gleicher Stelle) gelacht hätte und einmal geweint.
Auch aus ihren eigenen Augen sprachen die Stimmen — Das Gehör kommt aus der Nase und aus den Ohren heraus. Dann fangen die Nerven an zu laufen. Sie glaube, daß sich die Stimmbänder dann verschieben. In der Ecke rechts über dem Auge spreche es mit. Die Gedanken sprechen sich fort und fort. Sie höre die Stimmen auch den Arm heraufkommen, es spreche direkt vom Arm her. — Wenn sie z. B. das Fenster ansehe und gar nicht daran denke, daß sie das Wort Fenster aussprechen wolle, dann sage der Nerv neben dem rechten Auge: Fenster. Sie habe das nicht eigentlich gehört mit dem Ohr, sondern es blase so eine Luft an der Wange herauf, oder auch spreche es innen. (Elisabeth Tula, 21/275.)

Wie dem auch sein möge, der Stimmen Hörende verlegt jedenfalls die Worte nicht immer nach „außen": sie dringen nicht immer so auf ihn ein, daß sie phänomenologisch realen Stimmen gleichen. Man hört ja auch nicht so selten von Kranken berichten, sie hörten ihre Stimmen „im Kopfe", und dennoch *hören* sie sie. Dies Erlebnis gleicht nicht den inneren Bildern. Andere Schizophrene beschreiben: ich höre sie und höre sie auch nicht, d. h. ins Psychologische gewendet: diese Stimmen sind doch anders als die realen. Endlich ist das Gedankenlautwerden (CRAMER) zwar ein Lautwerden, aber es bleiben doch die eigenen Gedanken. Bald heißt es: jemand spricht meine Gedanken unmittelbar danach aus (sie werden also gleichsam laut repetiert), bald: im gleichen Augenblick höre ich alles, was ich denke (also Gedanken mit normalem Ichgehalt, aber sprachlich lauter Formulierung), bald: der andere weiß alles vorher, was ich denke, denn

---

[1] Natürlich gibt es daneben auch wahnhafte Verarbeitungen realer körperlich bedingter Mißempfindungen.

er ruft es mir zu (sehr kompliziert: Gedanken mit normalem Ichgehalt, aber Stimmcharakter und déjà entendu). Die eigentlichen reinen Stimmen haben nicht den Ichgehalt, sie werden dem Kranken genau so zugerufen wie reale von Fremden stammende Worte. In der Tat wissen manche Schizophrene die halluzinierte von der realen Stimme nicht zu unterscheiden; sie drehen sich genau so nach der Stimme, wenn sie von hinten kommt, um und betonen selbst die vollkommene Leibhaftigkeit der Zurufe.

Wenn man also Gedankenlautwerden und Stimmenhören zu einem Gesamtphänomen zusammenfaßt, so muß man folgende Intensitätsreihen voneinander unterscheiden: die Reihe des Ichgehalts und die Reihe der Leibhaftigkeit. Der eine Endpunkt der ersten Reihe ist der volle normale Ichgehalt: es ist *mein* Gedanke, den ich denke. Der andere Endpunkt dieser Reihe ist das vollkommene Fehlen des Ichgehalts: der gemachte, der mir von außen eingegebene Gedanke [1]. Der eine Pol der zweiten Reihe ist die absolute Unsinnlichkeit, Unleibhaftigkeit: mein Gedanke ist eben mein *Gedanke*, ich denke ihn, aber ich höre ihn nicht. Der andere Endpunkt ist die vollkommene Leibhaftigkeit: ich höre deutlich, daß mir der Gedanke gesagt wird (das gleiche, was hier vom Denken ausgeführt wird, gilt vom Vorstellen). Nun wäre es sehr bequem, wenn uns die Natur nur das eine oder das andere lieferte. Sie liefert uns aber tatsächlich alle Nuancen zwischen jenen Endpunkten [2]. Es finden sich also *meine* Gedanken, die ich laut höre, ebenso wie gänzlich ichfremde Inhalte, die mir gleich deutlich zugerufen werden, ebenso wie ichfremde Gedanken, von denen ich nichts „höre", und die mir doch gegeben sind.

Ähnliche Erfahrungen waren es wohl, die CARL SCHNEIDER veranlaßt haben, das Kind mit dem Bade auszuschütten und die Leibhaftigkeit, die Wahrnehmungsstruktur der Stimmen überhaupt zu leugnen. SCHNEIDER meint, man sei nicht berechtigt, aus den Angaben der Kranken auf den wirklichen Wahrnehmungscharakter der Halluzinationen zu schließen; man sei immer im unklaren, ob die Stimmen dem Kranken laut oder leise, fern oder nah gegeben seien (Beiträge I, S. 70). Dies ist tatsächlich unrichtig. Man kann sich vielmehr in sehr vielen Fällen ganz klar mit dem Kranken darüber verständigen, ob die Stimmen bekannt oder unbekannt, Frauen- oder Männerstimmen sind, von oben oder unten kommen usw. Daß außerdem Fälle vorkommen, welche *keine* rechte Auskunft über diese Eigenschaften der Zurufe zu geben vermögen, ist unbestritten (und oben belegt). Aus diesen Ausnahmen läßt sich aber keine Theorie herleiten. CARL SCHNEIDER entwickelte über die Unterschiede von Wahrnehmungen und Vorstellungen eine Theorie, die in jedem einzelnen Punkte bestritten werden kann. Das Problem, über das ja schon eine große Literatur vorhanden ist, kann hier nicht einmal flüchtig erörtert werden. Schließlich kommt SCHNEIDER zu der Hypothese, Halluzinationen seien also weder Wahrnehmungen noch Vorstel-

---

[1] Hierfür hat man den Terminus „halluzinierte Gedanken" vorgeschlagen, doch scheint mir dieser Ausdruck nicht sehr glücklich zu sein. Mit dem Ausdruck „Halluzinationen in den Gedanken" suchte ein gebildeter Kranker Ähnliches zu treffen. Siehe das 2. Kapitel.

[2] Man könnte analog zu dem phänomenalen Doppelkegel, in dem alle überhaupt möglichen Farb- und Grautöne unterzubringen sind (OSTWALD), auch hier einen Körper konstruieren, in dem alle Gegebenheiten ihren Ort haben, doch würde das natürlich auf eine Spielerei hinauslaufen, bei der nichts Erkenntnismäßiges herausspringt.

lungen (S. 80): „Ich definiere daher die schizophrene Halluzination zunächst einmal als ein anschauliches Erlebnis von unsinnlichem Charakter, aber großer Lebhaftigkeit, das weder in einem Fundierungs-, noch in einem Repräsentationsverhältnis, sondern in einer innigeren Beziehung zum mit der Anschauung verbundenen Gedanken steht, vermöge deren der erlebte Gedanke selbst anschaulich zu werden scheint". Und später: die im Müdigkeitsdenken und schizophrenen Denken vorhandene Erlebnisstörung stellt die Bedingung für das Auftreten halluzinatorischer Erlebnisse dar. Jeder, der sich für diese neue Hypothese der Sinnestäuschungen interessiert, muß SCHNEIDERS eigene Arbeit (Beiträge I) nachlesen; ich persönlich halte das Tatsächliche daran größtenteils für unrichtig, die logische Form nicht für glücklich und die Folgerungen nicht für evident [1].

Allgemein bekannt ist ja die ungemein große Verbreitung der akustischen Halluzinationen, der *Stimmen*. Man hat schon wiederholt die Aufmerksamkeit darauf hingelenkt, daß sie selten etwas Angenehmes sagen: meist enthalten sie Indifferentes oder Garstiges: Vorwürfe, Schimpfworte, sexuelle Beschuldigungen u. dgl. Man hat sich bemüht, auch die Inhalte solcher Stimmen aus der Gesamtsituation heraus zu verstehen, bald in dem Sinne, daß die Triebe des Unbewußten anschauliche Form gewinnen, bald so, daß Verbote der Zensur dagegen eifern. Aber selbst wenn solche Deutungen recht hätten — ich selbst zweifle daran —, so würden sie ja wiederum nur die *Inhalte* der Halluzinationen in den Sinnzusammenhang rücken; die Frage nach dem Ursprung der Funktion, dem Auftauchen von Sinnestäuschungen überhaupt, bliebe davon unberührt. Man hat seit langem darauf aufmerksam gemacht, daß man nicht erwarten dürfe, daß Sinnestäuschungen gleichsam völlig Neues, vollkommen autonome Inhalte brächten. Genau so, wie man nur von einer Kuh *träumen* könne, wenn man sie zum mindesten im Bilde vorher gesehen habe, genau so könnten auch die Sinnestäuschungen nur „bekannte", d. h. irgendwie aus der Erfahrung stammende Inhalte darbieten. Das schneidet die interessante, noch wenig bearbeitete Frage an, inwieweit bei der „Gestalt"bildung die Erfahrung mitarbeitet. Immerhin lassen sich, wie oben schon erwähnt, selten Fälle anführen, bei denen nur Strahlen, Flecken u. dgl. gesehen, nur Geräusche seltsamer oder unbestimmter Art gehört werden, bei denen also die Gestaltbildung zum mindesten gleichsam auf der ersten Stufe stehen blieb[2] (SNELL).

Das gleiche gilt von den übrigen Sinnesgebieten. Wenn es sich nicht um einen „physikalischen Beeinträchtigungs*wahn*" handelt — der Wahn gehört nicht hierher —, sondern um wirkliche Täuschungen des Berührungs-, Druck-, Temperatur-, Schmerz- usw. Sinnes[3], so lautet die hier interessierende Frage wiederum nicht, warum sich der eine Kranke mit Spitzkugeln, der andere mit imaginierten Läusen, der dritte mit Flock-Flöckchen belästigt glaubt, sondern wodurch überhaupt ihre Sinnesgebiete halluzinatorisch erregt werden[4]. Mag nun ein geist-

---

[1] CARL SCHNEIDER hatte die große Freundlichkeit, mir Teile einer großen Handschrift über die Schizophrenie zugänglich zu machen. Ich gehe auf seine Lehren hier nicht näher ein, da er mannigfache Abänderungen seiner bisher veröffentlichten Theorien in Aussicht stellt. Seine Arbeit wird bald herauskommen.

[2] Einige wenige Beispiele bei GRUHLE, Psychologie des Abnormen. S. 46.

[3] HITZIGS „Selbstempfindungen".

[4] Der Ausdruck der Parästhesien ist vieldeutig. Mißempfindungen brauchen natürlich keine Halluzinationen zu sein.

reicher Deuter noch so feinsinnig die Sachlage aufklären, wie so ein Kranker durch vielfach determinierte Symbolbeziehungen gerade zu Spitzkugeln kommt: ich möchte nicht dies wissen, sondern erklärt bekommen, warum er zu Sinnestäuschungen der Berührungsempfindung kommt. Und wenn jener Zeichendeuter etwa den Ausgang wählt, das Symptom ideogen aufzufassen, d. h. zu behaupten: jener habe eben auf dem Wege irgendeiner Inhaltstransposition zur Metapher der Spitzkugeln kommen *müssen*, und dieser *Gedanke* habe dann eine lebendige sinnliche Veranschaulichung gefunden, so ist mir ja der Einwand leicht gemacht, daß es sich dann eben nicht um echte Sinnestäuschungen der Hautempfindungssphäre, sondern um Pseudohalluzinationen, also um lebhafte Vorstellungen handle. Von diesen ist aber hier nicht die Rede.

Echte Sinnestäuschungen des Hautgebietes sind häufig, solche des Geschmacks und Geruchs zwar nicht so häufig wie Stimmen, doch wohl bekannt. Auch an den echten Halluzinationen des Genitalgebietes ist kaum ein Zweifel erlaubt Doch fehlen hierüber noch genauere Untersuchungen.

Sie sei hier das reinste Probetier. Sie werde geschlechtlich gebraucht, wisse aber nicht von wem. An den Genitalien selbst fühle sie alles mögliche; sie habe das Gefühl gehabt, als ob ein männliches Genitale in ihres eingeführt sei. Das habe ihr furchtbare Schmerzen gemacht, gleich als ob alles in ihr zerrissen würde. Man habe auch an ihrer Gebärmutter alles mögliche getrieben, wodurch sie sehr starke Schmerzen gehabt habe. Vorgestern habe sie auch das Gefühl gehabt, als ob irgendeine Gestalt auf ihr liege. Auch jetzt im Augenblick habe sie das Gefühl, als wenn sie gebraucht werde. Sie komme dadurch ganz herunter; es mache sie wahnsinnig. (Anna Wiedemer, 23/58.)

Sie habe das Gefühl gehabt, heute Nacht hätte ein Ehepaar bei ihr im Bett miteinander verkehrt, und das habe sie alles so gefühlt, was sie miteinander täten. Das ginge doch nicht, sie sei doch Jungfrau. (Therese Tugend, 18/41.)

Sehr schwierig ist die Frage nach den Sinnestäuschungen jener Qualitäten, die man als Muskelempfindungen (Schwere, Spannung, Kraft, Lage usw.) ungenau zusammenfaßt. Zwar hören wir nicht so selten von Kranken berichten, sie hätten ihren Arm nicht selbst bewegt, sondern er sei bewegt worden, selbst gegen ihren Willen. Aber dieses Phänomen gehört in ein anderes Gebiet, das der Ichstörung. Eher hierher zu rechnen sind jene Aussagen, bei denen die Kranken von fremdartigen Einstellungen des Kehlkopfes, von einem tückisch veränderten Gesichtsausdruck (ohne Spiegelkontrolle), einem auffallend schmal gewordenen Becken, einem beschädigten Gaumen reden, oder wenn der gelehrte STAUDENMAIER davon erzählt, wie seine Glieder automatisch andere Lagen einzunehmen scheinen, ohne sie tatsächlich einzunehmen [1]. Fast unbearbeitet sind aber noch jene Phänomene, bei denen die *Topik* allein in Unordnung gekommen ist, d. h. jenes wie auch immer aufzufassende topische Moment am Wahrnehmungsganzen, an der Gestalt. Wenn man an Erscheinungen aus SCHREBERS Denkwürdigkeiten denkt wie an jene, daß das genossene Getränk sich ohne weiteres in den Oberschenkel ergießt, so tut man sich wohl zu leicht, hier einfach Gedankenphänomene anzunehmen. Etwas Sinnliches spielt wohl sicher hinein. Vielleicht darf man

---

[1] Die fünf Sinne seien zerteilt und zerstört und einer gebe es dem anderen weiter. Die Augen werden nach rechts gezogen. Im Rücken laufe es hin und her. Sie meine es sei Magnetkraft im Blut. Manchmal sei es, wie wenn die Schläfen abgerissen und an die linke Seite des Leibes gesetzt wären. — Beim Laufen komme sie manchmal nicht von der Stelle. Es sei dann, wie wenn die Magenspitzen sich auseinander zerren wollten.

(Elisabeth Tula, 21/275.)

vorsichtig eine Analogie zu jenen optischen Sensationen wagen, wenn sich ein tatsächlich gesehenes objektiv gleichbleibendes ruhiges Gesicht plötzlich subjektiv zu verzerren scheint. Vielleicht sind beide Phänomene Illusionen, bei denen das Gesicht als Gesicht, der Schenkel als Schenkel weiterhin sehr wohl und richtig erkannt werden, bei denen sich aber irgendwelche topischen Täuschungen (nicht gedanklich bedingt) vollziehen. Auch die Störungen der Orientierung am eigenen Körper gehören zum Teil hierher, und die Halluzinationen des Gleichgewichtsempfindens seien nicht vergessen. (Mancher Schwindel als Halluzination.) Die Forschung hat diese Gebiete bisher leider arg vernachlässigt und lediglich von ganz anders orientierter Seite her fiel einiges Licht auf diese interessanten Phänomene: nicht im Bereich der Schizophrenie, sondern in dem der Hirnherdforschung (GOLDSTEIN-GELB) und in der Psychologie der Amputierten (KATZ[1]).

Die *Zeitform* der Sinnestäuschungen ist ebenfalls zuweilen gestört. So berichten gelegentlich Kranke (wie etwa der Fall Oetzel bei BÜRGER, Beiträge II), daß sie einer reihenweise erscheinenden Bilderfolge zusehen müssen, und daß sich dieses „wie im Sturm" vollziehe: im genannten Falle schien es dem Kranken trotzdem etwa 20 Minuten gedauert zu haben, während das Phänomen realiter höchstens 1—2 Minuten währte. Auch mit einer (objektiv falschen) Erinnerungsgewißheit werden die Erscheinungen zuweilen erfüllt, sowohl im Sinne des déjà vécu, als sonstiger Erinnerungsverfälschungen, aber alle diese Phänomene können nicht als spezifisch schizophren bezeichnet werden.

Die *Mißempfindungen* (Parästhesien) des Körpers (besonders in Kopf und Bauch) sind dagegen für viele Schizophrenien äußerst kennzeichnend. Es ist sehr schwer, ja oft unmöglich zu entscheiden, ob es sich dabei um wirkliche Wahrnehmungen handelt (gleich realem Kopfdruck oder etwa dem sogenannten Ameisenlaufen der Tabiker) oder um illusionäre Verfälschung echter Wahrnehmungen (vielleicht solcher ohne Gestaltqualität), oder um rein halluzinierte Phänomene oder endlich um Wahnvorstellungen. Am Körperschmerz z. B. hätte man also zu unterscheiden 1. wirklichen Körperschmerz, 2. als Schmerz illusionär umgeformte wirkliche Tast- usw. Empfindungen, 3. halluzinierten Schmerz, 4. die Wahnidee, Schmerzen zu haben. Hierüber ist noch so gut wie gar nicht gearbeitet worden; die exakte Registrierung von Ausdrucksbewegungen (LÖWENSTEIN) könnte hier vielleicht manches klären. Auf die Differentialdiagnose gegenüber den Parästhesien der Neurotiker kann ich hier nicht eingehen. Jedem Erfahrenen ist bekannt, welch höchst seltsamen Vorrat an Schilderungen und Umschreibungen, an Neubildungen von Worten usw. die Schizophrenen oft für solche Körpersensationen bereithalten. So wenig geklärt vieles hieran auch noch ist, das eine erscheint mir so gut wie sicher, daß es sich bei diesen Parästhesien *nicht* um ableitbare, verstehbare Symptome, nicht um Wunscherfüllungen im Symbol oder überhaupt psychogene Mechanismen handelt, sondern um primäre Gegebenheiten, bei denen höchstens die Beschreibung komplexmäßig (Metaphern!) geformt ist. Manche psychoanalytisch eingestellte Autoren verwechseln hierbei leicht Formung und Verursachung: beschreibt ein Kranker eine Parästhesie in Symbolausdrücken, die mit einem bestimmten Komplex zusammenhängen, so gilt (voreilig und unbeweisbar) diesen Psychoanalytikern der Komplex als *Ursache* der Mißempfin-

---

[1] Vgl. auch SCHILDERs Körperschema.

dungen. Häufig werden diese vom Kranken auch wahnhaft verarbeitet, aber es wäre der gleiche Irrtum daraus zu folgern, daß der Wahn jene Parästhesien *erzeugt* hätte.

So interessant diese Fragen der Halluzinationen an sich sind, sie sind nicht gerade für die Schizophrenie besonders wichtig. Denn wenn auch die Sinnestäuschungen ein primäres unableitbares Symptom der Schizophrenie sind, so teilt sie doch dieses Symptom mit anderen Geistesstörungen. An die Vergiftungen wurde schon oben erinnert [1], und auf die weitgehende Übereinstimmung z. B. der Halluzinationen bei der Alkoholhalluzinose mit denen bei manchem schizophrenen Verfolgungswahn wurde schon häufig aufmerksam gemacht. Es wäre eine interessante (bisher wohl kaum versuchte) Aufgabe, zu forschen, ob die Halluzinationen der Schizophrenie dennoch kennzeichnende Züge tragen (abgesehen von ihrer Inhaltlichkeit). Die Sinnestäuschungen des *chronischen* schizophrenen Halluzinanten dürften in der Tat eigener Art sein, doch würde ich es mir kaum zutrauen, die Halluzinationen und Illusionen der Fieberdeliranten oder sonst Vergifteten von denen mancher schizophrenen *Primär*erlebnisse zu unterscheiden. Daß die Stellung des Kranken zu seinen Täuschungen für die Schizophrenie kennzeichnend ist, trifft auch nur für viele, nicht für alle Fälle zu — gehört übrigens auch nicht hierher.

Die sehr zahlreich zu beobachtenden *Pseudohalluzinationen* scheinen mir weder für die Schizophrenie pathognostisch, noch auch Ursymptome zu sein. Man hat häufig darauf hingewiesen (KANDINSKY, JASPERS), daß die Pseudohalluzinationen weitgehend dem Willen unterstehen und daher modifizierbar sind. Auch das trifft nicht immer zu, z. B. oft nicht in der Haftpsychose. Aber die Pseudohalluzinationen haben, ihrem Ursprung entsprechend, fast stets einen inneren Sinnzusammenhang: sie malen eine Situation plastisch aus (Wunscherfüllung: Erscheinung eines tröstenden Engels), oder sie entsprechen doch zum mindesten der Gesamtlage (Schreien der gequälten Kinder bei einer Melancholie). Bei einer Schizophrenie ist das nicht immer der Fall, und insofern sind auch an den Pseudohalluzinationen schizophrene Eigentümlichkeiten aufzuzeigen. Denn da das Denken der Schizophrenie oft gestört ist (siehe später), sind die verlebendigten Vorstellungen (eben die unechten Sinnestäuschungen) eben auch oft eigenartig unzusammenhängend und zerfahren. Manche Forscher haben diesen Zusammenhang übersehen und haben aus diesem Umstand dort echte Täuschungen erschlossen, wo eine genauere Analyse nur Pseudohalluzinationen ergibt. Noch einmal möchte ich betonen, daß echte Sinnestäuschungen sehr viel seltener sind, als man allgemein annimmt.

## II. Schizophrene Grundstimmung (Ichstörung).

Das zweite der primär erscheinenden Symptome ist die *schizophrene Grundstimmung*. Schon die Wahl dieses Wortes gibt zu Bedenken Anlaß. Denn man bedient sich dieses Wortes gern, um etwas Unbestimmtes, nicht näher Faßbares zu bezeichnen. Wenn das Wort „Stimmung" in der Psychologie überhaupt einen Platz haben darf, so kann man mit ihm nur einen Gemütszustand, eine Gefühlslage meinen. Die εὐκολία und δυσκολία (PLATO), die als Temperamentsgrund-

---

[1] Vgl. auch BERINGERS Mescalinarbeit.

lage die gesamte Vitalität einer Psyche unterbaut: dies sind z. B. solche Lebensgrundstimmungen, die nach alten und mir auch heute noch gültig erscheinenden Meinungen eine eingeborene persönliche Grundeigenschaft des Individuums sind und das Schicksal erst formen, nicht so sehr vom Schicksal geformt werden. Bei der Schizophrenie aber handelt es sich darum, daß der schizophrene Prozeß eine Stimmung erst *setzt*, aber primär setzt, unableitbar. Freilich gibt es sowohl Fälle, in denen der pathologische Prozeß ohne längere Vorboten plötzlich hereinbricht, als auch solche, bei denen in Jahren eine langsame Umwandlung der Persönlichkeit erfolgt. Weniger die Klinik als die Erfahrung der Privatpraxis liefert Fälle, in denen diese allmähliche Wandlung der Grundstimmung sogar das erste Symptom ist, welches den Angehörigen des Kranken zum Bewußtsein kommt, und welches den Kranken selbst lebhaft beunruhigt. Man hört, daß jemand aus dem Kriege gänzlich verändert heimgekehrt sei; — kein Wunder, wenn die nicht sachverständigen Verwandten die Erschütterungen der Kriegserlebnisse als Motiv beschuldigen. Man erfährt von Eltern, daß der studierende Sohn nach der Reifeprüfung frisch und übermütig zur Hochschule fortgefahren sei — ernst, kalt, unzugänglich sei er nach wenigen Monaten zurückgekehrt. Objektiv erscheinen solche junge Menschen zwar noch völlig korrekt und auf den ersten Blick unauffällig, aber man kommt ihnen nie näher; sie haben eine seltsame Strenge, Kälte, Frostigkeit, Fremdheit, oder sie erscheinen leer trotz ihrer formal erhaltenen Intelligenz. Subjektiv klagen sie über ähnliche Einstellungen. Sie können nicht mehr die Welt naiv nehmen, können sich ihrer nicht schlechtweg freuen, sondern sie bleiben kühle Beobachter, obwohl sie das selbst sehr bedauern. Sie sehen, daß die Gleichaltrigen anders sind, ihr Verstand erfaßt den Unterschied scharf, — aber sie vermögen sich nicht umzustellen, sie bleiben draußen stehen; sie besitzen zur Erfassung der Umwelt und der Mitmenschen nur noch ihren Verstand, nicht mehr das Mitschwingen des Gefühls [1]. Es wäre nicht richtig, wenn man die alten KRAEPELINschen Ausdrücke „stumpf, gleichgültig" schon auf diese beginnenden Prozesse anwendete: Die Kranken sind in diesem Stadium nicht nur oft sehr reizbar im Sinne der Gereiztheit, sondern sie können bei adäquaten Anlässen auch noch in normaler Weise explodieren; sie sind auch insofern noch durchaus „ansprechbar", als sie etwa auf feinere Unterschiede irgendwelcher Kulturfaktoren noch reagieren. Aber ihr inneres Mitschwingen ist gehemmt, ihre Einfühlungsfähigkeit ist gestört, sie selbst spüren deutlich ihr Unbeteiligtsein, sie können höchstens noch äußerlich mitmachen. Daraus ergibt sich häufig das Bewußtsein des Nichtverstandenseins, aber keineswegs jenes der Grande hystérie, nicht jene doch im Grunde lustbetonte Einbildung, besser, feiner, höher organisiert zu sein und unter diesem Vorzug nun in der rauhen Welt still dulden zu müssen, sondern jenes Bewußtsein des Abgesondertseins von der Mitwelt, das oft in ein großes unlustbetontes Einsamkeitsgefühl ausklingt [2]. Diese veränderte Stellung zur Welt ergibt dann einen erzwungenen Autismus, ein auf sich selbst Angewiesen-

---

[1] MINKOWSKI (Schizophrénie) wählt die Ausdrücke: rationalisme et géométrisme morbides. In JANETs Schilderung von Psychasthenikern stecken meines Erachtens zahlreiche Schizophrene, was auch anderen französischen Forschern nicht entgangen ist (z. B. HESNARD, DIDE et GIRAUD). Nach HENRY CLAUDES Formulierung hat der Psychastheniker verloren la fonction du réel, der Schizophrene la notion du réel.

[2] Hier liegt sicher einer der Ursprünge der schizophrenen Kunst.

sein; — eine Absonderung, die noch keineswegs äußerlich im Benehmen, in den Äußerungen des Alltags aufzufallen braucht.

Gedicht eines damals 18jährigen Schülers, der im Frühjahr 1927 erregt in die Heidelberger psychiatrische Klinik aufgenommen werden mußte (PETER MANTEL, 27/239).

Weiter endloser Weg.
Endlos geht der lange Weg
Ohne Ziel und Ende.
Immer weiter müssen wir,
In die Ferne strecken wir die Hände.
    Und das Heute flieht!
    Und das Morgen kommt!
    Und die Zeit vergeht. —
    Und das Morgen flieht!

Die Straße ist kalt
Die bunten Blüten flogen davon.
Nicht rechts, nicht links darfst Du sehn. —
Hohe, kalte Mauern schließen sie ein
    Endlos ohne Ende?

Folget nur Mir!!
Schlank ragen die Pappeln im Sonnenglanz,
Spielender Wind fordert die Blätter zum
    Wirbeltanz
Folget nur mir!

Wo bist Du, der Du mich rufst
Immer wieder muß ich Dich fragen,
Doch die tröstende Antwort bleibt aus.
Einsam und traurig schleich ich nach
    Haus.

Andere Beschreibungen ähnlicher Grundstimmungen lauten:

„Ich finde mich nicht mehr, ich sehne mich nach mir selbst, ich habe mich selbst verloren, habe keine Macht mehr über mich, bin so wehrlos verändert[1]."
„Vor 2 Jahren habe ich angefangen zu welken." (Therese Tugend, 16. II. 1918.)

Eine Schizophrene bei MINKOWSKI: La notion de perte (S. 37): „Tout est immobilité autour de moi. Les choses se présentent isolément, chacune pour soi, sans rien évoquer. Certaines choses, qui devraient former un souvenir, évoquer une immensité de pensées, donner un tableau, restent isolées. Elles sont plutôt comprises qu'éprouvées. C'est comme des pantomines, pantomines qu'on jouerait autour de moi, mais je n'y entre pas, je reste en dehors. J'ai mon jugement, mais l'instinct de la vie me manque. — J'ai perdu le contact avec toutes espèces de choses. La notion de la valeur, de la difficulté des choses a disparu. Il n'y a plus de courant entre elles et moi, je ne peux plus m'y abandonner. C'est une fixité absolue autour de moi."

Ein anderer Kranker MINKOWSKIS: „Je sens, que je raisonne bien, mais dans l'absolu, parceque j'ai perdu le contact avec la vie" (La notion, S. 65). — Le contact personnel est brisé. Gestört ist „le sentiment, d'être d'accord avec la vie et avec soi-même"; gehindert ist die Tendenz, „de nous mettre en harmonie avec la vie". KRAEPELIN subsummierte diese Unfähigkeit auch seiner „Dementia" (praecox), aber gerade dies war einer unter den Gründen, jenen Ausdruck der Demenz aus der Psychologie der Schizophrenie ganz auszuschalten. Auch wenn man sich mit den Franzosen bemüht, von einer Paradémence (NAYRAC) oder einer Démence pragmatique (MINKOWSKI) zu sprechen, bleibt man unbefriedigt, da man — zum mindesten aus deutscher Einstellung heraus — den Begriff der

---

[1] GRUHLE, Selbstschilderung 1915, 220.

Demenz gern für die Defekte der *Intelligenz* vorbehält. MINKOWSKIS Vorschlag „déficit pragmatique" wäre besser, wenn er nicht allzu unbestimmt bliebe.

Man sieht es nicht selten, daß langsam erkrankende Schizophrene, durch diesen gestörten Lebenskontakt veranlaßt, sich der Philosophie zuwenden. Aber selbst wenn noch alle (später zu erörternden) schizophrenen Denkstörungen fehlen, bleiben diese philosophischen Gedankengänge meist eigenartig gläsern, spröde, unlebendig, wenn sie auch des Scharfsinns keineswegs immer ermangeln (METTE).

Man darf freilich nicht übersehen, daß im Anfange der Schizophrenie oft auch ein scheinbar gegensätzliches Verhalten zu beobachten ist. Der Kranke erscheint dann besonders einfühlfähig, noch lange ehe er selbst oder seine Umgebung ein Gemütsleiden ahnt. Er fühlt fast einen Zwang, sich in die seelischen Vorgänge seiner Bekannten hineinzuversetzen, ihre feinsten Regungen zu erraten, ihre Reaktionen vorauszuberechnen. Aber bei genauerem Zusehen entpuppt sich auch diese Tendenz als ein Rationalismus, der sich nur gerade die Gemütsbewegungen des Nächsten zum Gegenstande wählt. Wie es intellektuell Hochstehende gibt, die ohne „musikalisch" zu sein, doch auf dem alleinigen Wege des Verstandes sehr weit in das Wesen der Musik und der Musiker eindringen, so gibt es auch Intellektuelle, die trotz mangelnder Ursprünglichkeit, trotz fehlendes contact personnel den Nächsten erfassen. So ist auch diese meist nicht lang anhaltende Hypersensitivität der beginnenden Schizophrenie ein rationalisme.

Hier wäre also vielleicht *eine* (abnorme) Quelle, aus der der Autismus verstehbar abgeleitet werden könnte[1]. Diese schizophrene Grundstimmung führt nicht selten zum Selbstmord; in anderen Fällen quält sie den Betroffenen nur und macht ihn unfrei, grüblerisch, selbstunzufrieden und arbeitsunlustig. Da sich häufig noch andere Symptome — besonders gern leichte Zwangsvorstellungen — hinzugesellen, so sucht der Kranke nicht selten den Facharzt auf. Der Psychotherapeut hat nun in diesen Fällen fast niemals Erfolg. Möge er psychanalysieren oder kathartisch oder sonstwie behandeln: die Grundstimmung bleibt. Fast immer werden solche Kranke fälschlich als Psychopathen aufgefaßt. Man kann diese psychotherapeutischen Erfahrungen auch anders formulieren: wenn bei einem Psychopathen gar keine Therapie anschlagen will, wenn gar kein Konnex zustande kommt, ist der Verdacht oft begründet, daß ein schleichender, organisch-schizophrener Prozeß dahinter steckt.

Versucht man diese abnorme Grundstimmung etwas schärfer zu fassen, so findet sich das Gemüt in seiner Doppeltheit gestört: in seiner allgemeinen nicht inhaltserfüllten *Zuständlichkeit* (Stimmung im engeren Sinn) und in seiner Fähigkeit, sich auf einen Inhalt einzustellen, sich ihm zuzuwenden, zu lieben oder zu hassen. In der geschilderten, von den Kranken selbst so quälend erlebten Grundstimmung steckt beides. Sie sind in diesen Stadien keineswegs stumpf, sondern oft hypersensibilisiert[2]. Aber sie genießen nicht diese Zartheit der Gefühlsauslösung wie der Romantiker seine eigene Feinheit genießt, sondern sie fühlen sich leidend und schutzlos diesen Regungen ausgeliefert (KRETSCHMER). Und es führt kein Weg aus dieser Verletzlichkeit heraus. Sie können keinen Affekt dauernd

---

[1] Ähnlich MINKOWSKI, siehe später unter Theorie der Schizophrenie.
[2] KRETSCHMERS Formulierungen hierzu erscheinen mir nicht sehr treffend.

auf ein Ziel, einen Gegenstand richten; sie leiden also zweitens an einer Schwäche der Gefühls*akte*. Sie können sich nicht mehr gefühlsmäßig einstellen zur Welt. Und dadurch rückt diese ganze Gefühlsstörung nahe an jene heran, die man sich gewöhnt hat, als *Ichstörung* zu bezeichnen.

Auf die Frage, was denn in der Ichstörung eigentlich gestört sei, lautet die formale Antwort: das *Ichgefühl* oder das Ichbewußtsein. Man hat sich gegen die Annahme eines besonderen Ichgefühls gewehrt, da doch alle Gefühle (Gemütszustände) Zustände oder Akte meines Ich seien. Eine solche Formulierung ist in gewissem Sinne richtig und doch zugleich mißverständlich. Von außen gesehen sind die Gefühle nicht stärker icherfüllt als z. B. die Denk- oder Wahrnehmungsvorgänge. Ob ich einen Menschen beobachte oder ihn liebe: in beiden Fällen sind verschiedene Akte auf den gleichen Gegenstand gerichtet, aber beide Akte sind in gleichem Maße ichnahe. Von innen gesehen ist das Gefühl (als Gemütszustand) freilich ichnäher, es erscheint mehr zentral, besonders, wenn es nicht aktmäßig auf etwas gerichtet ist, sondern rein zuständlich in sich selbst beruht (ich bin traurig, aber nicht über etwas traurig)[1]. Es empfiehlt sich also in der Tat, das Wort Gefühl für *alle* Gemütszustände aufzubewahren und nicht von einem besonderen Ichgefühl, sondern von einem *Ichbewußtsein* oder *Ichgehalt* zu sprechen. Sofern man den Ichgehalt des *Gefühls* ins Auge faßt, wäre noch mancherlei allgemein Psychologisches festzulegen. Insbesondere würde es locken, den Beziehungen zur sogenannten „Gefühlsleere" der Melancholischen nachzugehen und die besondere Grundstimmung der Manie daraufhin zu untersuchen. Doch genüge hier im Rahmen des Schizophreniethemas das Gesagte (KRONFELD).

*Der Ichgehalt des Wahrnehmungs-, Vorstellungs- und Denkvorganges* kommt unter normalen Umständen auch dem Psychologen selten zum Bewußtsein. Man ist allzu leicht geneigt, besonders den Wahrnehmungsvorgang so aufzufassen, als ob dabei gleichsam eine photographische Camera eben geöffnet wird. „Weltoffen" sein, so lautet ja ein Ausdruck unserer Sprache. Doch liegt hier einer jener Tatbestände vor, der erst durch die Psychologie des Abnormen richtige Beleuchtung gewann. Aus der normalen Psychologie heraus könnte man meinen, daß die Tätigkeiten des Wahrnehmens, Vorstellens, Denkens, soweit sie unmittelbar erlebt werden, immer nur *meine* Tätigkeiten sein können. Wenn ich etwas wahrnehme, so sollte man meinen, wäre es selbstverständlich, daß *ich* es eben bin, der wahrnimmt. Aber das ist nicht richtig, der Wahrnehmungsvorgang — und ebenso der Denkvorgang usw. — kann sich auch in mir als gleichsam auf einem Schauplatz abspielen, „man nimmt wahr, aber man ist nicht dabei" (Entfremdung der Wahrnehmungswelt), „es denkt in mir" oder „ich denke nicht mehr, es wird gedacht". Auch an die sogenannten freisteigenden Vorstellungen sei in diesem Zusammenhang erinnert[2]. Und in wiederum anderem Zusammenhang gehören auch die Zwangsvorstellungen hierher und selbst die mich nicht loslassende Melodie. So verschieden diese Symptome klinisch eingeordnet werden müssen, so nehmen sie

---

[1] Der psychanalytische Einwand ist bekannt, daß man bei scheinbar leerer Trauer den Inhalt der Traurigkeit nur verdrängt habe. Das trifft sicher gelegentlich, aber eben nur gelegentlich zu.

[2] Dies ist der physiologische Automatismus JANETs: l'activité humaine dans ses formes les plus simples, les plus rudimentaires.

alle doch, jedes in anderer Weise, an der Störung des Ichgehaltes teil. Selbst in die Lehre vom Gedächtnis spielt diese Störung hinein. Das, was man in der Psychologie die Erinnerungsgewißheit (oder in anderer Wendung das Richtigkeitsbewußtsein) nennt, ist das Bewußtsein, daß ein gerade neu erfahrener Wahrnehmungsinhalt sich mit einer in *mir* beruhenden Erinnerung, mit einem von *mir* früher gehabten Erlebnis ganz oder teilweise deckt. Man pflegt ja die Erinnerung vom Wissen zu sondern, indem man unter dem ersten Begriff *meine*, d. h. die meinem Ich eigenen Erfahrungen zusammenfaßt. Man nennt sie häufig gefühlsbetont, — man sollte sie besser ichbezogen nennen. Und diese Ichbezogenheit taucht ja als ein seltsames abnormes Phänomen in dem Erlebnis des déjà vécu und in anderer Weise auch in der reduplizierenden Paramnesie auf. Bei der Vergewaltigung des Ich hat man sehr wohl wieder den medialen Zustand (das Mittlersein) (Trance, Begnadung, Besessenheit) von dem Phänomen der gemachten Gedanken zu unterscheiden. In beiden Fällen ist das Bewußtsein der Souveränität des Ich über sich selbst alteriert, das „Gefühl der Herrschaft oder Macht über die Bewußtseinsinhalte" (LIPPS) fehlt, — die „Machtsphäre des Ich" ist gestört [1]. Beim Besessensein, beim Trancezustand ist das Medium eben Medium, Mittler. In ihm und an ihm spielt sich ein fremdes Gesamtgeschehen ab; es ist gleichsam Schauspieler ohne oder manchmal auch wider Willen [2]. Bei den gemachten oder abgezogenen Gedanken ist die Persönlichkeit, das Ich, auch schwer alteriert, — bis zur *Ichlähmung*. Aber der Betroffene bleibt doch er selbst, nur *einzelne* Vorstellungen oder Gedanken werden ihm gegen seinen Willen an- oder abgewundert; ein ganz gleichgültiger Gedanke, etwa der, in ein Konzert zu gehen — ein Gedanke, der inhaltlich gar nichts Verwunderliches an sich hat —, wird plötzlich als fremd, als gemacht erlebt. Hier wird es einmal besonders deutlich, daß das Auftauchen des Phänomens ganz unabhängig ist von den Inhalten, — daß etwas Eigenschaftliches, was normalerweise *jede* Seelenregung begleitet, *allein* alteriert ist, eben das Ichmäßige. Der Gedanke bleibt in sich „ganz" erhalten, er fügt sich normal in ein größeres Ganze ein, aber er entbehrt jenes einen funktionalen Momentes. Hierfür hat der Normale kein Verständnis. Nicht der plötzlich unbeabsichtigt kommende Einfall (früher sogenannte freisteigende Vorstellung) ist dem gemachten Gedanken gleich: wird er doch von mir als *mein* Einfall anerkannt; nicht der Zwang einer Phobie ist etwas Ähnliches: denn wenn auch in dem Worte „Zwang" ausgedrückt ist, daß ich diesen Angstgedanken gern los wäre, daß er mich eben zwingt, so würde doch kein Zwangskranker auf den Gedanken kommen, zu sagen, die Angst vor dem Frosch sei ihm von einer Macht irgendwelcher Art „gemacht" worden. Man beachte, daß in dem Ichgehalt, der normalerweise allen unseren bewußten seelischen Vorgängen und Zuständen innewohnt, ein Doppeltes ruht: das Gegebensein der Bewußtseinshelle [3] (im Gegensatz etwa zur Benommenheit)

---

[1] Man denke dabei nicht an Zwangsphänomene; bei diesen handelt es sich um ein anderes Erlebnis: das „nicht erledigen können".

[2] Zahlreiche Beispiele siehe GRUHLE, Psychologie des Abnormen, S. 58.
Auch zum Depersonalisationserlebnis bestehen entfernte Beziehungen. — Die Franzosen, z. B. NAYRAC, LÉVY-VALENSI treffen hier, wie mir scheint, gar keine feineren Unterscheidungen, entgegen ihrer sonstigen Gewohnheit. Ihr Automatisme faßt höchst Verschiedenes zusammen.

[3] Helle der Beleuchtung, Bewußtseinsklarheit.

und das Bewußtsein der Freiheit (d. h. des auch Anderskönnens). Das erste ist der Grad der *Klarheit*, mit der ich mir selbst über meine eigenen Handlungen und Eindrücke Rechenschaft geben kann. Ich beobachte z. B. die Bewegungen eines Vogels, d. h. ich bin in vollster Aufmerksamkeit, in vollster Klarheit bei der Sache; ich bediene mich meiner Sinnesorgane mit größter Präzision; alles wird von mir intensiv erfaßt, sofern es auf mich wirkt; aber ich greife nicht aktiv ein. Das zweite Moment ist das Bewußtsein meiner Souveränität, die Überzeugung meiner persönlichen Freiheit [1]. Ich unternehme, organisiere irgend etwas und fühle mich dabei völlig frei, d. h. mein Wille kann sich jeden Augenblick ein anderes Projekt setzen oder kann zur Erreichung eines Projektes andere Mittel wählen. Es ist jenes ,,Ursachsein'', auf das besonders die Kinderpsychologen (BÜHLER) hingewiesen haben: das Ichmäßige, welches den *Willens*vorgängen vorzüglich anhaftet. Beide Momente sind keineswegs immer aneinander geknüpft. Im Zustande der Depersonalisation ist z. B. das Willensich gestört, gespalten, während der seltsame Zustand — wie viele Beobachter berichten — vom klarsten Bewußtsein begleitet sein kann. Das schizophrene Symptom des Gedankenmachens und Gedankenabziehens ist vorwiegend eine Alteration des *Willen*sichs: der Kranke kann trotz seiner Anstrengung die eigenen Gedanken nicht festhalten, sie werden ihm abgezogen, und andere Gedanken faßte er eben nicht selbst, sondern sie wurden ihm eingegeben. Die ,,Klarheit'' kann dabei recht verschieden hell sein (KRONFELD).

Für dieses, ja jedem Fachmann aus hunderten von Schizophreniefällen wohlbekannte Phänomen gebrauchen die Kranken selbst mancherlei Ausdrücke, z. B. Gedankenzerteilung, Gegengedanken, linke Gedanken. Und auch die ,,abgezogenen'' Gedanken gehören hierher, auch bei ihnen handelt es sich um eine Ichlähmung (BÜRGER). Aber die Störung bezieht sich, wie schon erwähnt, nicht nur auf das Denken, sondern fast auf *alle* seelischen Funktionen: eine Kranke ,,muß'' die Welt abrufen, steht unter dem Zwang alberner Gedanken, ,,muß'' laut singen [2].

,,Ich war in dem Bann, ich mußte antworten, ich konnte mich nicht dagegen halten'' ,,Ich dachte, daß ich mußte; ich konnte nichts dagegen machen.'' (Walter Schaper, 19/357.)

(Reines Denken:) Unabhängig von ihrem Willen gingen Rechenaufgaben in ihrem Innern vor, ohne daß sie das abstellen konnte.

(Zusammen mit Mißempfindungen:) Wenn sie selbst spreche, so merke sie, daß das Gesagte im Hinterkopf stecken bleibe und sich danach im Kopfe verteile. — Dabei werden Wange und Hinterkopf gespannt, die fremden Gedanken sitzen irgendwo fest und drücken auf das Gehirn. (Elisabeth Tula. 21/275.)

,,Ich werde eingestellt. — Es wird vorgeschoben, daß ich so sein muß, dann wird es zurückgezogen.'' — Im Nähzimmer beim Stricken hat mich ein fremder Wille an die Nähmaschine gewiesen, eine fremde Macht, und ein anderer Wille hat mich wieder gehalten. (Und Ihr Wille?) Der ist nicht maßgebend. (Ist das nicht unsinnig?) Ja zum Selbstmord, zum Todgehen. — (Eigenartige Briefe geschrieben?) Das war Willensübertragung, mein Kopf hat gar nicht daran geglaubt. Ich war im Nähzimmer, und da hat mich jemand beauftragt, die Feder zu nehmen und so zu schreiben. (Gehört?) Es war ein Drang. So ein drängendes Gefühl. Das rührt doch alles von Beeinflussungen her. (Kein Widerstand möglich?) Ich war in dem Moment wie betäubt. Ich bin schon jahrelang wie eingeschläfert. Es muß mich jemand hypnotisiert haben, und ich bin nicht ganz wieder aufgewacht. — Sie habe gedacht, ein anderes Gehirn stehe mit dem ihren in Verbindung, jenes denke vor,

---

[1] Mit dem philosophischen Problem der Willensfreiheit haben diese Ausführungen nichts zu tun.

[2] GRUHLE: Selbstschilderung 220.

ihres müsse nachdenken. Dies habe sie an den Gedanken selbst gemerkt, da müsse sie es einmal nicht geglaubt haben, daß sie so denke. (Therese Tugend, 18/41.)

(Ichstörung beim Wahrnehmen:) „Der Blick war mir entzogen." „Ich konnte dem Kinde nicht in die Augen sehen, ich habe wohl gewußt, daß es blaue Augen hat, aber die Augensterne hab ich nicht gesehen." „Ich sah und sah auch nicht, ich konnte den Leuten wohl richtig in die Augen schauen, es war wie verschleiert, oder ich weiß nicht, wie wenn ich doppelt sähe, wie wenn ein Nebel davor wäre, der Blick war eben entzogen, war steif. — Es sind mir auch Gedanken aufgeschwebt, die ich gar nicht habe denken wollen.
(Anna Mager, 20/390.)

Dem Kranken 7 von SNELL wurden die Gedanken „wie durch Schröpfköpfe weggezogen"; er nannte dies „Flurzüge". Diese Arbeit von SNELL (schon 1852!) enthält bereits alles Wesentliche dieses Symptoms.

Die französischen Autoren haben der Störung unter dem Stichwort des *Automatisme* große Aufmerksamkeit gewidmet (BAILLARGER). Besonders NAYRAC hat sich darum bemüht, *innerhalb* dieses etwas unbestimmten Begriffes genauere Sonderungen zu treffen. Wie schon oben bei den Sinnestäuschungen erwähnt wurde, ist nur l'automatisme pathologique gemeint, also alles, was jemand nicht (auch nicht nachträglich) als von ihm stammend anerkennt, sondern was ihm fremd, neu, unableitbar erscheint. Dazu gehört l'automatisme sensitivo-sensoriel (Halluzinationen), l'automatisme moteur (gemachte Bewegungen u. dgl.) und l'automatisme supérieur (die rein seelische Beeinflussung). Alle drei Formen sind auch den französischen Forschern organisch bedingt, also psychologisch nicht ableitbar. Allerdings fassen dann manche Autoren, wie z. B. LÉVY-VALENSI, unter den verschiedenen Automatismen wieder recht Verschiedenartiges und keineswegs nur Schizophrenes zusammen. Er bevorzugt das Wort Dépossession und erklärt es für eine variété bien définie de l'automatisme. Dazu gehört dann auch die Dépossession de la pensée und insbesondere die Fuite ou vol de la pensée, zu der der Autor rechnet: das écho de la pensée, die prise de la pensée, commentaires de la pensée, pensée divulguée, écho de la lecture et de l'écriture. („Ma pensée est mise dans la rue": — „C'est comme si mes projets étaient sur un écran"; — „On m'a travaillé pour extérioriser ma pensée" (S. 24 u. 25). DE CLÉRAMBAULT spricht von der „Pensée devancée ou écho anticipé de la pensée". La dépossession ist also eine Art sentiment d'automatisme, also ein automatisme conscient de lui-même, mais ignorant de son caractère pathologique. Dies Gefühl der Dépossession unterscheidet sich durchaus vom Gefühl des Automatismus JANETS, ist aber identisch mit dem Gefühl des Automatisme von SÉGLAS. Soweit ich sehe, wird der Versuch, das Gedankenmachen und Gedankenabziehen von der Besessenheit zu sondern, also die psychogene von der organischen Ichstörung zu trennen, nirgends unternommen [1]. Ja LÉVY-VALENSI prägt den Satz: Les possédés sont les plus typiques des dépossédés. Man kann den französischen Standpunkt also etwa derart präzisieren: Gedanken werden gemacht oder abgezogen, Gedanken sind allgemein bekannt, an ihnen haben andere gleichzeitig Teil (Kenntnis), Gedanken sind vorausbestimmt usw.: — alle diese Phänomene sind eine besondere Abart des Automatisme supérieur, und zwar des Gefühls der Dépossession. Welche Bedeutung diese These für die *Theorie* der Schizophrenie hat, wird später noch auseinandergesetzt werden (SCHRÖDER 150).

---

[1] In meiner Psychologie des Abnormen findet sich ein solcher Versuch.

Aus diesem Phänomen ergeben sich naturgemäß allerlei andere Symptome sekundärer Art. Das Erlebnis ist sehr beunruhigend und ängstigt besonders im Beginn die Kranken sehr, sie beherrschen sich nicht mehr im Wahrnehmen, im Fühlen, im Handeln. Ja ihr Körper gehorcht ihnen nur noch zu Zeiten. Sie müssen seltsame Haltungen einnehmen [1], glauben sich unter dem Einfluß einer fremden Macht und gestalten diesen Glauben natürlich nun gedanklich mannigfach aus (sekundäre Wahnideen).

Nur ein einziges schizophrenes Beispiel diene hier als Hinweis für den Zusammenhang dieser pathopsychologischen Forschung mit dem Verständnis für religiöse Phänomene: Gott hat ihr alles mögliche eingegeben, so wie er es auch sonst allen denen gibt, die mit ihm verbunden sind. Gott habe nicht gesprochen, sondern in Gedanken es ihr eingegeben. Sie sei mit Gott „im Geiste wenigstens" verbunden. Wie genau, wisse sie nicht; das wisse der Heiland besser als sie. Sie spüre seinen Geist zu jeder Zeit. Sie habe den Weltgeist überwunden. Denn zunächst lebe der Mensch ja in Sünde. Und alle diejenigen, die kämpfen gegen die Sünde, die haben den Geist Gottes, der ihnen alles eingebe. Sie sei jetzt mit Gottes Geist erfüllt, und fühle sich irgendwie mit ihm verbunden. Ihr werden Gedanken von Gott eingegeben. Genaueres darüber könne sie selbst nicht sagen. Sie wisse eben, daß es Gedanken sind, die von Gott kommen. (Anna Faber, 23/138.)

Auch der Zustand der *Ratlosigkeit* hat sicher im Phänomen der Ichlähmung eine seiner vielen Quellen [2].

Nirgends erscheint der Name der Schizophrenie, des Schismas so glücklich, als im Hinblick auf dieses Phänomen. Was ist in der schizophrenen Geistesstörung nicht alles abgespalten, d. h. aus seinem sonstigen Persönlichkeitszusammenhang gelöst, aber hier bei den gemachten Gedanken ist die Abspaltung besonders deutlich. Am Gedanken selbst — noch einmal sei es hervorgehoben — ist nichts geändert; er ist korrekt, er ist nicht absonderlich, nicht unerwartet, hat subjektiv ein befriedigendes Richtigkeits- und Abschlußbewußtsein, und dennoch ist er *mir* fremd, von *mir* abgespalten. Ich bin der Überzeugung — solche Annahmen lassen sich nie beweisen —, daß in der oben geschilderten schizophrenen Grundstimmung das erste persönliche Bewußtwerden jener Ichstörung liegt, noch ganz leise, eben nur angedeutet. Habe ich recht, so könnte man also als das zweite Grundsymptom der Schizophrenie die *Ichstörung* bezeichnen. Und von dieser Ichstörung wäre die geschilderte Lebensstimmung nur ein subjektives Spiegelbild. Glaubt jemand nicht an diesen Zusammenhang, so müßte man also jene Grundstimmung und die Ichstörung als *zwei* voneinander unabhängige, aber beiderseits primäre Symptome ansehen. Denn daran möchte ich auf Grund meiner persönlichen Erfahrung festhalten, daß diese schizophrene Grundstimmung *nicht* verstehbar, nicht das Ergebnis irgendwelcher Lebenskonflikte, nicht aus Komplexen ableitbar ist und nicht aus dem Aufbau der Persönlichkeit stammt.

## III. Die Impulse.

Das dritte der schizophrenen Ursymptome ist die Abnormität der *Impulse*. Es ist psychologisch weder an sich besonders interessant, noch auch im ganzen für die Schizophrenie pathognostisch. Aber es ist meines Erachtens sicher ein

---

[1] Ohne imperative Stimmen, dies ist vielleicht etwas anderes.

[2] Nicht umgekehrt (CARL SCHNEIDER); siehe den Abschnitt über die Theorie der Schizophrenie.

Ursymptom. Zwar mag es natürlich Fälle geben, bei denen ein Überfluß an quälenden Halluzinationen die Kranken sehr erregt, — oder ein anderer Schizophrener mag durch allerlei angstvolle Wahngedanken in eine große Erregung getrieben werden. Aber neben diesen sekundären Erregungen sah wohl jeder Erfahrene hunderte von Fällen, in denen die Erregung (ein Plus der Impulse) durchaus primär, unbegründet durch andere *seelische* Momente, entsprang und wochenlang andauerte. In dieser Hinsicht gleicht ja die Schizophrenie etwa der Paralyse, die ja ebenfalls zuweilen langfristige Erregungen ohne Motive erzeugt. Auch die Agitiertheit vieler Rückbildungsmelancholien ist meines Erachtens nicht etwa durch ängstliche Vorstellungen bedingt, sondern ein primäres Symptom der Psychose. Ich verstehe das Bestreben mancher Forscher sehr wohl, sich schwer oder gar nicht zu diesem Verzicht auf eine psychologische, verstehbare Ableitung zu entschließen. Es ist gewiß sehr unbefriedigend, in einer Kette rückgeführter Motivglieder plötzlich abzubrechen und εἰς ἄλλο γένος der Kausalität eines (noch nicht einmal bekannten) Cerebralprozesses überzutreten. Aber die unbefangene Betrachtung der Sachlage zwingt zu diesem Schritt. Daß der unbedingte Anhänger der Symboldeutungskunst FREUDS oder der Machtlehre ADLERS auch hier noch sein Prinzip aufrechtzuerhalten versucht, ist ja sein gutes Recht, nur handelt er dabei monomanisch.

Von der Impulsarmut bis zur vollendeten Sperrung, dem Stupor, gilt meines Erachtens das gleiche. Auch über den Ablauf einer einfachen willkürlichen normalen Handlung verbreitet erst die Psychopathologie das rechte Licht. Daß ein gefaßter Entschluß oft schwer in die Tat umgesetzt werden kann, weiß jeder Normale. In vielen Fällen ist man sich auch der Motive oder der Ursachen eines solchen Zögerns bewußt, sei es, daß es sich um Gegenmotive (schlechtes Gewissen) handelt oder etwa um Zustände der Ermüdung[1]. Auch die weitere Tatsache kennt jeder Normale gut, daß eine begonnene Handlung, deren Ziel, Zeitpunkt, Form und Ablauf man durchaus vor sich selbst bejaht, sich dennoch mühevoll und langsam vollzieht, mag man ermüdet, oder schwer enttäuscht, oder traurig sein. Wenn man jedoch jemals an einem Schizophrenen beobachtet hat, wie eine intendierte Bewegung schubweise begonnen hat und doch in der nächsten Sekunde halb zurückgenommen wird, um dann im nächsten Augenblick abermals um ein geringes Stück schubweise gefördert zu werden, so ist eine solche Ambivalenz des Einzelwollens dem Normalen dann um so weniger verständlich, wenn es sich keineswegs um eine relevante (auch nicht symbolhaft bedeutsame)[2], sondern um eine beliebige Alltagstätigkeit (z. B. Aufmachen einer Tür) handelt. Erst durch solche pathologische Erfahrung wird recht deutlich, daß auch die einfachste Handlung von einem dauernden „Gerichtetsein" getragen wird (im doppelten Sinn: quoad Ziel und quoad Anspannung), und daß diese Eigenschaft eben *allein* gestört werden kann, sei es, daß sie einfach erlahmt oder mit der inhaltlich gegenteiligen

---

[1] In anderen Fällen verdanken wir FREUD die Aufklärung mancher Mechanismen der Hemmung.

[2] Der Einwand, man wisse ja nicht, ob nicht *jede* Handlung symbolhaft unterbaut sei, ist generell unwiderlegbar. Er betrachtet Angst als unterdrückte Selbstsicherheit, Mut als verheimlichte Feigheit, Edelmut als verdrängte Gemeinheit, Geiz als polar antiorientierte Verschwendungssucht, Hingabe als verkappten Willen zur Macht. — Ist es auch Unsinn, hat es doch Methode.

alterniert[1]. Auch eine solche Störung kann man zweifellos als eine Impulsstörung betrachten: zu der oben kurz besprochenen quantitativen Impulsbereicherung oder Impulsverarmung käme hier eine qualitative Impulsstörung hinzu (BÜRGER). Ein Impuls braucht nicht nur auf die Realisierung eines Projektes (vorgestelltes Ergebnis), also auf eine reale Handlung abgestellt zu sein, sondern dient ebenso sehr einer handlungsfreien Einstellung; z. B. einer Sehnsucht, eines Hasses. Auch auf diese Gefühle, sofern sie nicht Ichzuständlichkeiten, sondern Akte sind, erstreckt sich also die Störung der Ambivalenz. Dies ist etwas ganz anderes, als das Beispiel lehren soll, das BLEULER zur Umschreibung der Ambivalenz gebraucht. Wenn ich eine Rose ihres Duftes wegen liebe, und ihrer Stacheln wegen zugleich hasse, so bin ich auf das gleiche Objekt in zwei verschieden orientierten Akten gerichtet. Aber jeder dieser Akte ist normal, und ihr Zusammensein mag zwar eine gewisse Unsicherheit und Zwiespältigkeit ergeben, wie man sie oft genug gegen manchen Menschen erlebt — nie aber eine Ambivalenz. Bei dieser ist der Akt der Zukehr selbst qualitativ gestört, aber diese Störung ist nicht in irgendeiner Eigenschaft des Gegenstandes begründet. Ich halte im Falle der Ambivalenz, ebenso wie in dem des Autismus die BLEULERsche Erklärung für ganz unbefriedigend. Sie versucht ein abnormes Symptom aus einem an sich normalen Mechanismus heraus zu erklären und nimmt nur an, daß dieser Mechanismus gleichsam seine Grenzen überschreite. In anderen Worten: Ambivalenz hat mit Unschlüssigkeit, Unentschlossenheit, Schwanken, Zweifel u. dgl. meines Erachtens gar nichts zu tun. (Im Gegensatz auch zu HORSTMANN.)

Der Ausdruck *Sperrung*, der einer schizophrenen Impulsstörung meist beigelegt wird, ist ja ein Vergleich, der von einem Mechanismus genommen wird, in den ein Sperrhaken einschnappt. Während also der gesperrte Impuls, bzw. die Handlung sich, wenn überhaupt, dann normal, aber nur in kleinen Bruchstücken vollzieht, abrupt gehindert, abrupt losgelassen (Pendeluhr), nimmt man beim Phänomen der *Hemmung* an, daß die Bewegung der Psyche nur (aber anhaltend) gebremst sei, sich also dauernd, aber erschwert vollziehe. Eine solche Unterscheidung tut sicher den Tatsachen Gewalt an und leitet aus dem Bilde zuviel ab. Es gibt sicher Sperrungen, in denen auch jene Bruchstücke des Verlaufs gehemmt sind, während allerdings wohl die echte Hemmung des Sperrungsmomentes entbehrt. Sicher trifft aber diese übliche Unterscheidung etwas Reales und Wesentliches. Man kann sie vielleicht auch so fassen: der Gesperrte ist eben noch unfähig, eine beliebige einfache Handlung glatt und rund zu vollziehen, und im nächsten Augenblicke rafft er sich dennoch zum Vollzug einer viel komplizierteren Tätigkeit rasch und ohne Stockung auf. Der Gehemmte dagegen kann sich seiner Störung nicht ohne weiteres entziehen. In einer alten LIPPSschen (modifizierten) Fassung kann man auch sagen: Der Kranke hat eine Sperrung, aber die Hemmung hat den Kranken.

Die Sperrung erscheint für die Schizophrenie pathognostisch, von der Hemmung gilt leider nicht, daß sie für das manisch-depressive Irresein pathognostisch sei. Ich erinnere mich noch gut einiger Jahre — etwa 1908—1912 —, in denen wir Heidelberger Psychiater, insgesamt aufs eifrigste mit dem Studium des manisch-depressiven Irreseins beschäftigt, der festen Überzeugung waren, daß die

---

[1] Man denke vergleichsweise an das Abwechseln der rot-grünen Nachbilder.

eigentliche Hemmung (und insbesondere ihre subjektive Spiegelung) ein Kennzeichen dieses Gemütsleidens wäre. Die weitere Erfahrung hat auch diese Hoffnung zerstört, und ich habe inzwischen die beste Beschreibung der subjektiven Hemmung in den Selbstbekenntnissen einer inzwischen gänzlich zerfallenen Schizophrenie gefunden. Immerhin ist die Hemmung für Schizophrenie in keiner Weise charakteristisch und kommt auch nicht allzu häufig vor. Die qualitative Impulsstörung der Sperrung sah ich dagegen außerhalb der Schizophrenie noch nie. Man könnte erwägen, ob sie sich nicht aus der schizophrenen Grundstimmung und besonders der Ichstörung und Ichlähmung ableiten ließe. Ich könnte mir in der Tat denken, daß eine ausgeprägte Ichstörung und Ichlähmung nicht nur, wie oben erwähnt, zur Ratlosigkeit führt, sondern durch diese Ratlosigkeit und vielleicht auch direkt zu einem motorischen Verhalten, das Sperrung und Ambivalenz[1] deutlich erkennen läßt. Dann wäre beides also sekundär. Ich kenne aber auch sicher schizophrene Fälle, bei denen beides ohne Ichstörung und Ichlähmung, allerdings nicht ohne schizophrene Grundstimmung bestand. Ich halte also an der Meinung fest, daß die *qualitative* Impulsstörung (Sperrung) ein spezifisches schizophrenes Ursymptom ist, daß dagegen Erregung und Stupor zwar Ursymptome, aber nicht für Schizophrenie pathognostisch sind. — Die meisten übrigen motorischen Symptome sind wohl sekundär (darüber später).

## IV. Die Denkstörung.

Eines der interessantesten schizophrenen Urphänomene ist die *Denkstörung*. Um zu ihr sichere Stellung zu gewinnen, vergegenwärtige man sich jene Denkalterationen, die man aus eigener normaler Erfahrung heraus kennt. Am einfachsten sind jene Fälle zu durchschauen, bei denen mir in der Verfolgung eines Gedankenganges ein Glied der Kette entfällt — mich mein Gedächtnis im Stich läßt. Ich habe etwa beim Kopfrechnen $3 \times 249$ ausgerechnet: $3 \times 200$ ist 600, $3 \times 40$ ist 120, $3 \times 9$ ist 27, und indem ich nun diese drei Posten zusammenzählen will, bemerke ich, daß ich den ersten vergessen habe. — Eine zweite Form gestörten Denkens bezieht sich nicht auf die einzelnen Inhalte, sondern auf deren Verknüpfung, also auf die eigentlichen Denkakte im engeren Sinn. Ich soll eine der bekannten Aufgaben lösen: wenn zwei gleichmäßig fließende Brunnenröhren ein Becken in 5 Stunden füllen, wieviel braucht dann jede Brunnenröhre allein für das Becken, wenn sich die Kaliber der Röhren wie $5 : 7$ verhalten? Hier handelt es sich darum, den sogenannten Ansatz zu finden. Ich überlege: 5 Stunden fließen beide Röhren gleichzeitig, dann ist das Becken voll. Wären sie beide gleichstark, so würde jede allein einfach die doppelte Zeit brauchen. Sie verhalten sich aber wie $5 : 7$. In den 5 Stunden hat also die Röhre $5/_{12}$ und die andere $7/_{12}$ des Inhalts beigesteuert. Wenn die eine Röhre in 5 Stunden also $5/_{12}$ liefert, so liefert sie $12/_{12}$ in 12 Stunden. Wenn die andere $7/_{12}$ beibringt, so braucht sie zu $12/_{12}$ $8^4/_7$ Stunden. Der kritische Punkt für mein Denken ist hier das Finden des gemeinsamen Nenners 12. Komme ich nicht auf diesen Einfall, so stehe ich ratlos vor der Aufgabe. Es handelt sich darum, das Ganze des Beckens im Ver-

---

[1] Um mich nochmals ganz korrekt festzulegen: es gibt Sperrung ohne Ambivalenz, es gibt keine Ambivalenz ohne Sperrung.

hältnis 5 : 7 zu teilen, also dieses Verhältnis der Kaliber zu übertragen auf das Verhältnis des Anteils am Beckeninhalt. Das ist der einzige „Gedanke" dieser Aufgabe. Alles andere ergibt sich von selbst. Leicht kann jemand auf folgenden Fehlweg geraten. Er überlegt, daß Röhre $x$ und Röhre $y$ zusammen 5 Stunden brauchen, setzt also $x + y = 5$. Er weiß, daß sich $x : y$ wie 5 : 7 verhalten. Aus diesen beiden Gleichungen $x + y = 5$ und $x : y = 5 : 7$ errechnet er aber $x = 5 - y$ und setzt ein $\frac{5-y}{y} = \frac{5}{7}$, also ist $y = 2\frac{11}{12}$, also füllt $y$ allein das Becken in $2\frac{11}{12}$ Stunden. Der Denkfehler liegt hier darin, daß die Summe der beiden Kaliber gleich der Zeit 5 gesetzt wird, in der irrigen Annahme, daß sich beide Kaliber im Verhältnis 5 : 7 an der *Zeit* beteiligen. Eine falsche Beziehungssetzung hat also hier den Irrgang eröffnet. — Es ließen sich noch mehrere derartige falsche Beziehungen als möglich aufzeigen.

Eine weitere Denkstörung besteht darin, daß mir jemand einen Denkprozeß vordemonstriert, daß es mir aber nicht gelingt, ihn mitzudenken. Dies war gelegentlich der Fall in der Schule, wenn der Geometrielehrer aus irgendwelchen Voraussetzungen einen Schluß zog; — wenn wir uns auch durch Nachmessen mit dem Zirkel überzeugen konnten, daß die Sache wirklich so stimme, und wenn es uns doch nicht gelang, die Verbindlichkeit, das Zwingende der Schlußfolgerung einzusehen, sondern wenn wir im stillen dachten: eigentlich könnte es doch auch ganz anders sein. Während im ersten Fall ein Inhalt, ein Glied der Kette fehlt, während im zweiten Fall von mir kein richtiges Bezugssystem geschaffen wird, wird mir im dritten Fall zwar die richtige Beziehung aufgewiesen, ich vermag sie aber nicht zu vollziehen, es stellt sich nicht das eigentliche Denkerlebnis sensu strictiori, das Evidenzmoment ein[1]. Es soll hier nicht meine Aufgabe sein, zu untersuchen, welche normale Denkstörungen sich etwa bei der Schizophrenie wiederfinden, vielmehr soll überhaupt kein normaler Schematismus an das Problem herangetragen werden, sondern die Forschung richtet sich allein darauf, was tatsächlich bei der Schizophrenie vorgefunden wurde und für sie charakteristisch erscheint. Ältere Psychiater sprechen auch heute noch davon, daß der Schizophrene verblöde, und daß der Endzustand also einen verblödeten, dementen, schwachsinnigen Eindruck mache. Das trifft nur zu, wenn der Begriff der Demenz und Verblödung ganz weit und unkritisch für alle irgendwie gearteten Persönlichkeitsdefekte verwendet wird (siehe oben). Faßt man das Wort Demenz enger nämlich als erworbene irreparable *geistige* Schwäche, so schränkt man es auf die Betätigung des Gedächtnisses und der Intelligenz ein. In diesem Sinne verblödet der Schizophrene *nicht*. Dies ist ja gerade das ungemein Interessante an seinem Defekt, daß alles mögliche an seiner Persönlichkeit zugrunde geht, daß aber die rein formale Intelligenz erhalten bleibt. Man pflegt, wenn man nicht blind auf Psychotechnik eingestellt ist, als Psychologe immer zuzugeben, daß alle die unendlichen Tests, die in den modernen Laboratorien und Schulen verwendet werden, ja nur jenen Apparat prüfen, den man als *formale* Intelligenz bezeichnet.

---

[1] Natürlich gibt es noch mehr Formen der normalen Denkstörung, zum Beispiel wenn die Denkaufgabe das Finden eines neuen Gliedes erfordert, welches nicht dem Gedächtnismaterial entnommen, sondern neu geschaffen, oder mindestens in *diesen* Zusammenhang neu eingestellt werden muß (SELZ).

Die vielen Versager, die sich später unter jenen Auserwählten finden, die etwa in der Schule bei einer Intelligenzschätzung, einer Testprüfung und Schulleistungsprüfung gut abgeschnitten haben, sind ja nicht deshalb Versager, weil die verwendeten Methoden irgendwie nicht stimmten oder die Prüfenden gar Fehler gemacht hätten, sondern weil die sogenannte *höhere Intelligenz* mit jenen Proben und Methoden nicht erfaßt wird. Es mag sein, daß die Tests der sogenannten praktischen Intelligenzprüfung sich etwas mehr an die hier gemeinten Funktionen wenden, doch geschah es auch bei der Fliegerprüfungsstelle, daß sich Männer in der Praxis nicht bewährten, die im Laboratorium ausgezeichnet abgeschnitten hatten, und daß vielseitig bewährte Flugzeugführer im Laboratorium versagten. Dies lag sicher nicht an der Unangepaßtheit der Tests, sondern an Momenten, die halb und halb schon dem Bereich des Charakters im weiten Sinne zugerechnet werden müssen: Initiative, allgemeiner Regsamkeit, selbständigem Finden und Erfinden, Beharrlichkeit, Mut usw. Man mag also die *höhere* Intelligenz als eine Konstellation jener Züge der Persönlichkeit, ja des Charakters bezeichnen, die auf die geistige Bearbeitung gerichtet sind und sich der *formalen* Intelligenz als eines Werkzeugs bedienen. *Dieses Werkzeug bleibt bei der Schizophrenie erhalten, jene höheren Momente werden zerstört.* Dieser Unterschied ist auch von KRAEPELIN, dem solche Gedanken überhaupt wenig lagen, nicht klar erfaßt worden. Und man könnte in der Tat meinen, daß jene Behauptung nicht immer zuträfe. Findet man doch in der Tat manche Schizophrene lange Fristen hindurch an der Benutzung jenes Werkzeuges der formalen Intelligenz in einer so schweren Weise gehindert, daß man glauben könnte, das Werkzeug selbst habe Not gelitten. Hat man jedoch nur genügend Geduld, so zeigt sich immer wieder, daß es sich dabei um eine schwere Störung, aber keine Zerstörung handelte. Ein oberflächlicher Untersucher wird gewiß aus der völligen Unregsamkeit, der Zerfahrenheit, dem blöden Aussehen usw. des schizophrenen Endzustandes die Überzeugung gewinnen, jener sei intellektuell schwer defekt. Gelingt es aber überhaupt, die Aufmerksamkeit eines solchen „Verblödeten" zu fesseln, gelingt es, sei es durch geduldiges Zureden, sei es durch plötzliches heftiges Anfahren (Überrumpeln) ihn aus seinem Autismus herauszureißen, so beweist er nicht nur oft ein vorzügliches Gedächtnis, sondern er überrascht durch klare Deduktionen und völlig korrekte Gedankengänge. Man kann den Tatbestand im Bilde etwa so formulieren: *Der Schizophrene besitzt bis an sein Ende das Werkzeug der formalen Intelligenz, aber er kann sich dieses Werkzeuges oft längere Zeit nicht bedienen („Störung"), oder er hat kein Interesse mehr, sich seiner zu bedienen (Endzustand)*[1]. Hier interessiert im Augenblick die erstere Störung, die ihn auf gewisse Zeiten des Gebrauchs der formalen Intelligenz beraubt (DOMARUS).

Untersucht man zuerst leichtere Grade der schizophrenen Denkstörung, so stellt sie sich *nicht* in einem gewöhnlichen Gespräch heraus. Der Kranke beherrscht nicht nur das Material eines Alltagsgesprächs, sondern er bedient sich auch noch der Sprache, des Satzbaues usw. in korrekter Weise. Sobald man aber einen solchen Schizophrenen vor eine bestimmte, relativ neue Denkaufgabe setzt, versagt er. Man verwende etwa kleine pointierte Erzählungen, eine Tierfabel, ein Sprichwort, und sogleich kommt die Störung deutlich heraus, der Kranke

---

[1] Siehe auch später unter Theorie der Schizophrenie.

fängt an sich zu verwirren. Zuerst folge ein schematisches Beispiel: (Was bedeutet das? Was ein Häkchen werden will, krümmt sich beizeiten?) Das bedeutet den kleinen Haken, der wesentlich mehr gekrümmt ist als der große Haken, bei dem sich die Krümmung sozusagen verteilt. Man könnte auch von einem Krümmungsindex sprechen. Aber es wird sich das Ganze wegen der Unregelmäßigkeit der Figur schwer berechnen lassen. (Aber es ist doch ein Sprichwort! Was bedeutet es denn?) Ganz richtig, ein Sprichwort, weil man es ausspricht. Man kann dazu gut einen Haken verwenden, will sagen, einen kleinen Haken, ein Häkchen, weil es sich gleich von vornherein stärker krümmt.

Analysiert man ein solches Verhalten, so zeigt sich, daß der Kranke zuerst einmal die allgemeine Aufgabe richtig erfaßt hat, daß er *etwas* erklären soll. Er erfüllt diese Aufgabe auch formal richtig. Was nun den Inhalt der Aufgabe angeht, so hat er den Sinn von ,,Haken" sicher verstanden, auch die Diminutivform ,,Häkchen" ebenso begriffen wie Krümmung. ,,Beizeiten" hat er offenbar nicht zeitlich, sondern wie zuweilen im Sprachgebrauch örtlich genommen und also eine rascher vollzogene, d. h. stärkere Krümmung gemeint. Das ist nur dann eine Entgleisung, wenn man den Gesamtsachverhalt ins Auge faßt. In anderem Zusammenhang wäre sein Gedanke recht am Platze. Er gleitet von dieser einmal aufgegriffenen Idee weiter auf Berechnung usw. und verliert den Sinn des Ganzen immer mehr aus den Augen. Oder besser, er hat den Sinn des *Ganzen* gar nicht erfaßt. Selbst wenn man ihm die Hilfe ,,Sprichwort" gibt, so leuchtet ihm nicht das Bildhafte, Symbolhafte auf, welches das Wesen des Sprichwortes ausmacht, sondern er kehrt sogleich zu den Einzelheiten zurück. Man kann keineswegs behaupten, daß er überhaupt keine Beziehungen zwischen den Einzelinhalten gesetzt hätte, sondern er hat sich mit seinem Beziehungsspiel nur gleichsam verlaufen. Aber selbst wenn man annehmen wollte, es läge von den obigen normalen Denkstörungsfällen die Nummer 2 vor, er fände also nur den ,,Ansatz" nicht richtig, so fehlt doch auch in *seinem* Sinnversuch das System. Es sind mehr lose aneinandergereihte Bemerkungen, zwar sinnvoll aufeinander bezogen, aber gleichsam nur eine Kette von Einfällen, so wie wenn man sich irgendeiner Träumerei überläßt, ohne recht ein Ziel zu haben. Es fehlt die straffe terminale Disziplin des Denkvorganges. Es folgen hier einige originale Beispiele[1]:

(Mit dem Hut in der Hand kommt man durchs ganze Land:) Wer seinen Hut in der Hand trägt, der ist anständig, weil ich mir denke, je nachdem er ihn in der Hand trägt, müßte es nach der Jahreszeit sein, damit die Haare ausdünsten, da braucht man keinen Hut aufzusetzen (?) Das ist eine Begrüßung, da ist man ehrlich und anständig. (Liesel L., 18jähriges Lehrmädchen, erster stürmischer Schub einer frischen Schizophrenie.)

Auch hier wird das Symbolmäßige der ganzen Sprichwortsituation vollkommen verkannt. Die Kranke klammert sich, indem sie die Einzelheiten sehr wohl versteht, an die Realität ,,Hut in der Hand" und kommt dadurch auf die Begrüßung, Ehrlichkeit und Anstand. Aber während sie so schon auf dem besten Wege ist, sich das Ganze richtig zu erarbeiten, fällt ihr die an sich auch ,,richtige" Erinnerung ein an das Lüften des Hutes, wenn man einen heißen Kopf hat, und mit diesen beiden Erinnerungen versiegt die Denkaktivität ohne Resultat.

---

[1] Aus einer noch unveröffentlichten Arbeit von Hedwig Hadlich über schizophrene Denkstörungen.

(Hochmut und Stolz wachsen auf einem Holz:) Wer nichts im Kopf hat, der trägt ihn besonders hoch. Es gibt Menschen, die so dehnungsfähig sind, bei denen sich der Körper ausdehnen kann. Besonders bei Männern kommt das vor, daß sie dann größer erscheinen, als sie in Wirklichkeit sind (?) Hochmut und Stolz sind doch Abstrakta. — Ich weiß gar nicht, was das bedeuten soll, das Wachsen auf einem Holz. — Unter Abstrakta kann man sich doch nichts Wachsbares vorstellen. — Holz — Holz das ist ein Name, in Mannheim gibt es einen Rechtsanwalt, aber von dem kann man doch nicht sagen, daß er noch wächst. (?). Wenn jemand etwas Großes geleistet hat, kann er selbstbewußt sein, das ist doch ganz berechtigt. Der Defregger ist ein großer Maler gewesen und kam aus dem Volk — das will doch gar nichts sagen. (Maria L., 49jährige Klavierlehrerin; — stille Hebephrenie.)

Hier erfaßt die gebildete Kranke nicht, daß es sich um ein Bild, ein Sprichwort handelt. Denn sie geht auf *Hoch*mut insofern ein, als sie das körperliche „Kopf*hoch*tragen" hinzunimmt. In diesem Augenblicke aber läßt sie sich weiterschweifend weitertragen und kommt vom Hochtragen auf ausdehnen und dabei versiegt der Gedankengang. Auf abermaligen fragenden Vorhalt knüpft sie nicht an das Ganze im Überblick an, sondern sie geht Schritt für Schritt. Obwohl sie selbst soweit kommt, sich zu fragen, inwiefern Abstrakta etwas „Wachsbares" sind, setzt nun nicht der Einfall „also Metapher" ein, sondern sie haftet an Einzelheiten und schweift so — auch nach einer zweiten eingeschobenen Frage — ziellos weiter. Der Einfall „Metapher" hätte bei der gebildeten Person sicher sofort die Sachlage geklärt: dieser Einfall blieb aus und mit ihm die Gesamtsinnbeziehung.

(An Teich Schilfrohr und kräftige Eiche. Heftiger Sturm entwurzelt Eiche, biegsames Rohr bleibt unversehrt:) Die großen starken Menschen sind nicht immer die gescheiten, vielleicht ein unscheinbarer, ein Verkrüppelter hat vielleicht mehr in sich, wie eine große markante Erscheinung. (?) Durch einen Sturm kann ein Baum entwurzelt werden. Das Rohr ist doch im Wasser. — Die Naturkräfte haben eben die Gewalt und man liest oft, daß durch einen Sturm Bäume entwurzelt werden. (Johanna L., 35jährige Hauptlehrerin, erster akuter Schub einer paranoiden Schizophrenie.)

Sogleich erfaßt die Versuchsperson das Bildhafte der Fabel und geht ohne weiteres auf den Sinn ein. Man könnte fast zugeben, daß der Sinn hier richtig erfaßt wird, und daß nur die gewählten Ausdrücke etwas eigenartig sind. Denn das Wesentliche des Rohres, das Sichbiegen im Sturm, taucht in der Ausdeutung als „verkrüppelt" auf, und man kann von einer Hauptlehrerin doch nicht annehmen, daß sie im Ernst am Schilfrohr etwas Verkrüppeltes sieht. Auch daß dieser Verkrüppelte „mehr in sich" hat, ist ja insofern eine leicht unsachliche Wendung des Gedankenganges, als die symbolische Bedeutung des sich schmiegenden Rohrs nicht weiter verfolgt wird. Auch bei der Eiche handelt es sich ja nicht um einen Mangel an Gescheitheit: kurz, das Symbolhafte wird erfaßt, der Sieg des kleinen Unansehnlichen wird richtig erkannt, aber die Formulierung dieser Erkenntnis fängt an, ein wenig in die Irre zu laufen: Und diese Tendenz geht auch hier nach dem Weiterschweifen vom Einzelnen zum Einzelnen hin. Als eine weitere Frage noch genauere Erklärung fordert, versagt die Kranke ganz und bringt nur mehr allgemeine unbestimmte Redensarten vor.

(Pferd trabt neben belastetem Esel einher, will nicht Teil der Last tragen helfen. Esel bricht zusammen, und Pferd bekommt ganze Last aufgeladen und toten Esel dazu:) Das Pferd läuft nebenher, um sich auf dem ersten Weg auszuruhen, und dem Esel war die Last zu schwer, deshalb fiel er hin und brach zusammen. Schließlich vielleicht brach er zusammen, das brachte seinen Tod herbei allmählich und das Pferd selber hilft ihm in der Not — ach so — das Pferd tat es ja nicht, das Pferd selber hat auch Verstand, so aber nicht wie ein Mensch. Da muß schon ein Mensch dabei gewesen sein, um die Last dem Esel abzunehmen und sie dem Pferd aufzuladen. (18jähriger Schneiderlehrling Fritz H., erster Schub einer zerfahrenen Hebephrenie.)

Hier ist die Störung schon schwerer. Das Bildliche der Tierfabel wird an keiner Stelle nur berührt. Der Kranke haftet ganz an der Tatsächlichkeit, aber selbst in der Feststellung des Tatbestandes verläuft er sich: er bringt die gänzlich neue und unpassende Idee hinein, das Pferd habe dem Esel geholfen. Wahrscheinlich kommt er darauf durch die Tatsache, daß ja dem Pferde die ganze Last aufgebürdet wurde, aber er übersieht in diesem Augenblicke, daß dies dem Esel nicht mehr half, da er schon tot war. Der Irrgang entsteht also durch das Nicht-Parathaben eines Denkgliedes. Die Tatsache, daß das Pferd nun auch noch den toten Esel tragen mußte, wird offenbar in dem Gesamtzusammenhang gar nicht lebendig.

Endlich sei noch eines ausgezeichneten Falles aus dem Heidelberger Material gedacht, den BERINGER schon veröffentlichte[1].

Die Aufgabestellung lautete: Wie bekommen Sie aus einem 50 m tiefen und $1/4$ m breiten Rohr, das im Erdboden steckt, ein Streichholz, das auf dem Grunde liegt, heraus?

„Ich krabble oben rein — ich kann das Streichholz doch nicht ohne weiteres herausholen — das Streichholz kann ich, indem ich — das Streichholz kann ich heraus holen, indem ich einfach hineingreife, dann habe ich es wieder (das geht doch nicht so einfach) — ja, ich kann es einfach wieder herausholen, indem ich einfach heruntersteige mit der Leiter. Ich steige mit der Leiter runter, und dann lasse ich mich runter mit dem Seil oder an der Leiter und hole es. (Geht das denn, wenn das Rohr nur $1/4$ m Weite hat?) Das weiß ich nicht, wie ich das mache. Mit einem Draht oder einer Kordel kann ich das machen. (Sie sehen aber doch gar nicht soweit runter?) Ein Streichholz mit einer Kordel, ja — wie soll ich das denn eigentlich herausholen — das hole ich wieder, indem ich — indem ich — (Wie lautet die Aufgabe?) Ich soll in einer Röhre, die $1/4$ m breit und 50 m tief ist, und ich soll da das Streichholz herausholen, das unten liegt, auf irgendeine Art. Wie mache ich das am besten? Ich nehme eine Kordel und nehme das Streichholz herauf. Ja, da hole ich das Streichholz mit der Kordel herauf. (Wie fassen Sie denn das Streichholz mit der Kordel?) Bitte? (Wie Sie das Streichholz mit der Kordel dann ergreifen können?) Wie ich das Streichholz mit der Kordel fasse — an einem Stein lasse ich die Kordel herunter und befestige das Streichholz daran, und ziehe so das Streichholz herauf. (Warum denn einen Stein?) Ich kann doch die Kordel allein nicht herunterlassen, ich muß einen Stein haben, an dem ich den Stein herunterlasse. An einem Haken fasse ich das Streichholz und hole es herauf. Ja, mit einem Haken. (Wie faßt denn der Haken das Streichholz?) Das kann ich mir nicht recht vorstellen. 50 m tief und ein Streichholz heraufholen, das kann ich mir nicht gut denken. Ich steige eben einfach herunter und hole es herauf. $1/4$ m (mißt einen solchen mit den Händen etwa ab) da kann ich gerade herunter und rauf. (Ersticken Sie da nicht?) Ach nein, ich bin doch gleich wieder oben, ich steige an einer Leiter runter, oder an einer Stange lasse ich mich runter — das geht auch nicht, das ist zu eng, oder doch — das ist das einzige Mittel — und dann hole ich auf diese Art und Weise das Streichholz herauf. (Gibt es denn keine andere Lösung?) Es gibt nur einen Weg eigentlich, das ist runtersteigen und das Streichholz holen. (Denken Sie doch einmal nach einem anderen Weg.) Nun, das Streichholz werde ich herausholen, indem ich an einer Kordel mich runterlasse, indem ich runtersteige und das Streichholz heraufhole usw. (Der Patient ist Ingenieurstudent, zeichnete sich in seiner gesunden Zeit durch besondere Leistungen aus.)

Man könnte zuerst annehmen, der Kranke habe die Aufgabe nicht richtig behalten, wenn er von einfachem Hineingreifen in die Röhre spricht. Aber eine spätere Querfrage beweist klar, daß seine Merkfähigkeit vollkommen in Ordnung ist. Trotzdem ihm also die Tiefe der Röhre von 50 m und die Enge von 25 cm bewußt ist, versucht er immer wieder von neuem diese Umstände gleichsam zu

---

[1] BERINGER, Beitrag 1924.

ignorieren. Alle seine Vorschläge lassen also diese beiden Momente außer Betracht. Aber auch sonst sind sie nicht in sich folgerichtig. Daß eine Kordel nicht ein Streichholz greifen kann, daß auch dazu ein angebundener Stein oder ein Haken ungeschickt ist, bestimmt seinen Gedankengang kaum. Immerhin hat er insofern wiederum doch die Situation recht in Gedanken, als er offenbar mit dem Stein die sonst flatternde Kordel bis auf den Boden ziehen will und sich eines Hakens doch immerhin als eines Greifwerkzeuges bedienen will; nur daß diese richtig intendierten Vorschläge erst noch irgendwie weiter spezifiziert oder modifiziert werden müßten: — dies bleibt aus. Gewisse Teilfunktionen werden also richtig eingesetzt, sie werden auch zum Aufgabeganzen richtig in Beziehung gebracht, aber dennoch fehlen irgendwelche Zwischenglieder, fehlt die Berücksichtigung wichtiger Einzelumstände des Ganzen, und schließlich entsteht eine ratlose Verwirrtheit, die endlich darin gipfelt, daß er sich selbst an einer Kordel herunterläßt. — Man könnte den gestörten Mechanismus mit dem Verhalten eines Wanderers vergleichen, der sein Ziel nie vergißt, der auch einige richtige Ansätze zur Wegfindung macht, der aber zwischendurch immer wieder vom Wege in Seitenpfade abweicht und dann ratlos verweilt. Mehr noch als aus der alltäglichen Beobachtung der Schizophrenen geht aus den mitgeteilten Experimenten mit Sicherheit hervor, worin die *Denkstörung der Schizophrenen* besteht. Aus den gewählten Beispielen der Sprichwörter und Fabeln usw.[1] könnte man ableiten, daß es vielleicht gerade die Symbolbedeutung sei, die nicht vollzogen werden könnte. Aber das wäre viel zu speziell gedeutet. Es ist die Unfähigkeit, ein größeres Ganze unter einem Einheitsgesichtspunkte zusammenzufassen. Wenn ich einen einheitlichen Gedankengang verfolge, so wirkt jener Einheitsgesichtspunkt dauernd auf das sich zudrängende und das zu suchende Material ein, nicht im Sinne eines Schemas, bei dem sozusagen eine Stelle frei bleibt, die dann auszufüllen ist (SELZ), auch nicht im Sinne der alten Assoziationspsychologie, bei der eine Obervorstellung nur die Wahl der Untervorstellungen bestimmte. Jener Einheitsgesichtspunkt eines Denkvorganges (etwa eines mathematischen Beweises) trifft ja nicht nur eine Auswahl unter den sich darbietenden Assoziationen — man würde sich dann dieser nur erinnern —, sondern er rückt jeden einzelnen Inhalt derart an die gehörige Stelle, daß dieser von dort aus seine spezifische *Denk*funktion entfalten kann. BERINGER nennt es die *Spannweite des intentionalen Bogens*[1], unter dem die Einzelinhalte zusammengefaßt und in einen spezifischen Denkbezug gesetzt werden. Und selbst wenn einmal anfangs von einem Kranken diese Spannweite einen Augenblick erreicht wird, so entgleitet ihm alsbald die determinierende Tendenz, er bleibt an einem kleinen Unterbogen oder gar an einer Einzelheit haften und vermag nun wohl von dieser weiterzuschreiten, verläuft sich aber und steht zum Schluß ratlos da[2]. Aber es fehlt oft auch die Tendenz, von neuem zu beginnen. Jeder Normale, der sich bei Lösung einer Aufgabe verirrt hat, bricht

---

[1] KÖPPEN-KUTZINSKI, KLEIST u. a. sind hierin schon vorangegangen.
[2] BERINGER, Denkstörungen. S. 90.
[3] Äußerste ratlose schizophrene Zerfahrenheit: „Er hat mich verleugnet, oder wie soll ich sagen, Herr Doktor? Weil ich sagte, der Gashahn ist nicht zu? Oder den Schornstein hat er zugedeckt? Oder weil ich vielleicht mehr gegessen als getrunken habe? Oder weil ich die älteren Leute mehr liebe als die jungen? Oder weil meine Eltern auf die Polizei gegangen sind." (Else Kohl, 16. IX. 1922.)

ab und fängt mit einem neuen Ansatz von neuem an. Aber der Schizophrene ist fertig, für ihn ist es eben mißglückt, und nun ist seine psychische Energie, seine Aktivität insuffizient. Man hat von einer Lockerung der Assoziationen gesprochen (BLEULER), aber ich halte diesen Ausdruck nicht für glücklich. Das Bild könnte besagen, daß von einem Inhalt aus der andere Inhalt, der mit dem ersten assoziiert war, nicht mehr so leicht und schnell und sicher erreicht werden kann, eben wegen dieser Lockerung. Aber das Bild könnte auch noch ein zweites meinen, daß durch diese Lockerung *andere* Inhalte leichter zugänglich geworden sind, und daß sich also schneller neue Verbindungen schließen, oder doch seltenere, frühere, umwegigere eher zugänglich geworden sind. Aber selbst wenn vielleicht ein solcher Sachverhalt gelegentlich vorliegen sollte — darüber später —, so handelt es sich bei der hier gemeinten Denkstörung sicher nicht um *diesen* Mechanismus. Denn weder sind die Einzeleinfälle besonders erschwert, noch sind sie auffallend abwegig, ja, es fehlt überhaupt oft nicht an diesen Einzelinhalten und ihrer assoziativen, d. h. erinnerungsmäßigen Verknüpfung, sondern an der Ordnung, an der Struktur des normalen Denkverlaufes ist etwas gestört. „Es ermangelt die charakteristische Schichtung im System der Denkaufgabe", diesen Ausdruck HÖNIGSWALDS zitiert schon BERINGER. Dies hat aber mit assoziativer Verknüpfung nichts zu tun, oder erschöpft sich doch keineswegs in ihr. Aber auch jene anderen Denkbeziehungen sind an sich korrekt vorhanden, die wir als Begreifen, Urteilen, Schließen usw. bezeichnen. Ja, man kann häufig beobachten, daß alle einzelnen Sinnbeziehungen funktional einwandfrei erscheinen, und nur ihre Zusammengliederung zu höherer Einheit ist gestört. Oft hat der Kranke noch ein deutliches Bewußtsein dafür, daß ihm der Gedankengang mißrät, aber da er ihn nicht recht formen kann, stellt sich ihm wiederum Ratlosigkeit oder Resignation ein. Zuerst kommt die „subjektive Spaltung"[1] den Kranken meistens zum Bewußtsein, nicht wenn sie eine bestimmte Aufgabe selbständig lösen, sondern wenn sie einfach einem anderen Gedankengang folgen sollen. Die dort vorhandene Denkstruktur kann nicht ohne weiteres mit übernommen werden.

Sie vermag längeren Gedankenreihen nicht mehr zu folgen, hört und hört doch nicht. Bald bleibt sie an einem Gedanken hängen, während der Vortrag weiter geht, bald verfällt sie in zwangsartiges Grübeln, indem sie für die vorkommenden Begriffe Definitionen aufstellt, die in diesen Definitionen vorhandenen Begriffe wieder definiert usw. Das Denken sei ganz zerstört. Es entstehen stumme Gedankenkriege[2]. — „Die Gedanken überstürzen sich gewissermaßen, sie sind nicht mehr klar ausgedacht; ... ich habe das Gefühl einer ins Extreme gezogenen Zerfahrenheit ... ich habe meinen Gedankenablauf gar nicht mehr in der Hand. Die Gedanken sind oft nicht klar, Gedanken, die man nicht deutlich hat, die einen nur irgendwie streifen ... Neben den Hauptgedanken laufen immer noch Nebengedanken, sie verwirren die Gedanken, doch kommt man zu keinem Ziel im Denken, es wird immer stärker, alles geht kreuz und quer. — Ich denke an etwas scharf, nebenher denke ich an etwas, das mitläuft, ich weiß wohl, der Gedanke läuft mit, aber nur in der Ferne sehe ich ihn. — Es kommt plötzlich vor, daß ein Gedanke sich ins Sinnlose wendet, unlogisch verknüpft wird, so daß ein Durcheinander entsteht, das gar keinen Sinn hat. Ich kann die Gedanken nicht mehr dirigieren, sie springen, sind konfus, ich muß selbst darüber lachen, von Rechts wegen, wie das möglich ist. — Wenn ich mich auf etwas besinnen will, so komme ich mit dem besten Willen nicht über die einfachsten Sachen heraus. So habe ich mir z. B. vorgenommen, etwas klar zu machen — es war die Wärmelehre — aber vergebens. Das

---

[1] GRUHLE, Selbstschilderung, S. 229.
[2] GRUHLE, Selbstschilderung, S. 229.

Denken ist irgendwie ein Anderes, eine Hetz, ein Gefühl, als ob einem die Gedanken nicht mehr gehören[1].

„Es ist kein Denken, ein halbes Sehen, viel Sachen hintereinander, das rasch fortschwimmt. Mal schwimmen die Gedanken fort, mal sind sie verlangsamt, aber es ist wie ein Auto, das im Schnee stecken geblieben ist, der Motor arbeitet weiter, aber die Räder drehen sich immer auf der Stelle. Früher hatte ich einen festen Gedanken, jetzt das Gegenteil.... Früher habe ich abgeschlossen gedacht, jetzt kann ich zu keinem Abschluß kommen[2].

Es fehlt „ein gewisses Minimum an Geregeltsein im Denken", es besteht eine „Unterdrückung der erhöhten Aufmerksamkeit"[3]. „Es kommen oft Schlüsse, die ganz ungedacht sind"; es fehle ihm „an der Subtilität der Worte"[4] — „Daß gewissermaßen die Vorstellungen verdunkelt sind, daß ich gewissermaßen stecken bleibe"[5]. — „Ich denke immer die Untergedanken, nicht die Obergedanken. Mein geistiges Gesichtsfeld ist umnebelt"[6]. — „Ich bin nicht imstande, einen Gedanken vollständig auszudenken und zu konzentrieren." — — „Es kommt vielfach, man denkt, und dann sind sie wieder fort. Ich denke manchmal an etwas, momentan denke ich, es entschlüpft mir. Es ist nicht konzentriert. Ich kann mir das Bild nicht vollständig ausmalen oder in Gedanken fertig ausspinnen. Es kommt ein anderer, der eventuell gar nicht dazu paßt. Es ist ein eigentümliches Gefühl, es ist Tätigkeit, nicht aktiv, sondern passiv, nicht das tun können, was man will. Wenn man etwas sagen will, und den Gedanken selbständig ausspinnen, kann ich nicht"[7]. — „Im allgemeinen brauche ich ein sehr intensives Denken, um klar zu erkennen, sonst entschwindet der Gedanke... Das Denken, der Verstand bleibt zuweilen stehen. — Der eine Gedanke kommt, schiebt sich förmlich in den anderen hinein und bleibt dann stecken; er schiebt sich wie in eine schwammige Masse hinein... Jetzt momentan ist mein Denken erschwert, wie unter einem Schleier." — „Sich kreuzende Gedanken" — „Kampfgedanken"[8].

„Je mehr ich mich auf diese Untergedanken konzentriere, um so verwirrender und blöder ist es... Die Untergedanken können auch vorhanden sein und durch die Intensität der Obergedanken einfach verschwinden, bis sie sich wieder heraustrauen." — „Sprungweises Denken ohne Zusammenhang[9]."

„Es fehlt mir die richtige Gehirnfunktion, die innere Feuerung fehlt. Der Auftrieb fehlt... Ich habe die geistige Elastizität nicht... Der reine vernunftfähige Sinn verläßt mich[10]. Der Gedanke irrt umher in der Leere[11]. Hemmungen im Denkvermögen halten ihn im Banne, er hat keine volle und freie Denkungsart[12]."

Wenn nur mein Kopf besser wäre. Es ist als ob ich tausend Saiten darin hätte, die in allen Tonarten durcheinander klingen und eine Hand würde immer dazwischen greifen, ohne eine Minute Ruhe. — Möchte doch mein Kopf sein Denken verlernen, er ist bis zum Rande gefüllt. — Meine Seele macht weite Wanderungen an den Stätten meiner Jugend.
(Auguste Kurbel, 08/75.)

Es taucht nun die Frage auf, ob sich diese schizophrene Denkstörung grundsätzlich von anderen Denkstörungen unterscheidet(BÜRGER). Am nächsten liegt der Vergleich mit der *Verwirrtheit*. Wann pflegen wir im normalen Leben von uns zu sagen, wir seien verwirrt gewesen? Am häufigsten sind wohl die Fälle des störenden *Affektes*, wenn wir etwa aus Überraschung etwas äußern, das zwar unseren eigentlichen Ansichten entspricht, das wir aber außerhalb der Überraschung durchaus unterdrückt hätten. „Ich begreife selbst nicht, wie ich mich im ersten Augenblick zu jener Äußerung hinreißen ließ, ich war ganz verwirrt." Damit meinen wir, daß wir nicht die gesamte Situation in Rechnung stellten, etwa nicht den Schaden erwogen, der uns selbst aus jener Äußerung erwachsen könnte, oder nicht das Verletzende ermaßen, das unser Ausspruch für den anderen in sich trüge oder dgl., — kurz, daß wir ganz vom Affekt eingenommen irgendwelche Momente im Augenblick nicht gegenwärtig hatten, sie nicht als Glieder des Denkprozesses

---

[1] BERINGER, Denkstörungen 1926, 187.    [2] BERINGER, Denkstörungen 1926, 189.
[3]–[12] BERZE, Insuffizienz, Fall I, II, IV, V, VII, X, XI, XIIb, XIIf, XIIg.

als Motive der „Nichtäußerung" einstellten. Das gleiche gilt von der Verwirrtheit gegenüber irgendeiner zu beherrschenden Situation, von der sogenannten *Zerstreutheit*, dem Mangel an Geistesgegenwart usw.: immer handelt es sich um das Fehlen irgendwelcher „eigentlich" notwendigen Momente, die sich in das ganze Gefüge einordnen sollten. Aber dieses Fehlen ist nicht eigentlich ein mnestisches Fehlen, ein Sich-nicht-erinnern-können, sondern nur ein Sich-im-gegebenen-Momente-nicht-einstellen-wollen. Kann ich mich an etwas nicht erinnern, so bin ich darauf gerichtet, aber der Inhalt stellt sich nicht ein (Amnesie), — fehlt mir im Augenblick der Überraschung ein entscheidendes Wort usw., so kam es nicht, wie ich ohne Affekt hätte sicher erwarten können, gleichsam von selbst. Dort fehlt der intendierte Erinnerungsinhalt, hier fehlt der nicht ausdrücklich intendierte „Einfall". Eine „*mnestische Verwirrtheit*" sensu strictiori liegt dagegen beim Senilen vor, der bei jedem Denk- und Handlungsprozeß gleichsam den Anfang, den Ausgangspunkt vergißt und deshalb ratlos verharrt. Eine weitere Form der Verwirrtheit zeigt sich bei der mangelhaften Verarbeitung der Wahrnehmungen, mögen sie realiter oder halluzinatorisch erfolgen. Die einzelnen Wahrnehmungsinhalte erfahren plötzlich eine besondere Wertigkeit und Selbständigkeit. Ein wirklich beobachteter Vogel wird nicht wie etwa sonst nur nebenbei beachtet, oder als unwichtig gedanklich beiseite gelegt, sondern er gewinnt (etwa beim Fieberkranken) eine besondere Dominanz: „Bin ich denn hier in einem Vogelhaus?" — Ein wirklich eintretender Freund erinnert in der Tat etwas an Richard Wagner: „Was soll ich denn jetzt hier im Bett mit Richard Wagner anfangen, laßt doch die Albernheiten". Ein halluzinierter Zuruf lautet: „Geh nach Amerika!"; der Kranke reagiert: „Ist das ein Auswanderungsbureau?" Und allgemein: ein irgendwie auftauchendes Gebilde beherrscht die augenblickliche Denk- und Vorstellungssituation so intensiv, daß sich daraus allerlei Fehlurteile und eine Verwirrtheit ergeben. Jenes Gebilde taucht nicht einfach auf gemäß irgendeiner „Lockerung", es ist nicht einfach da, sondern es entfaltet sofort eine psychische *Wirkung* auf Urteile u. dgl. (*apperzeptive Verwirrtheit*, eventuell *halluzinatorische Verwirrtheit*). Zur ausgesprochensten Verwirrtheit gelangt man bei jener Form, bei der die einzelnen Inhalte — die an sich korrekt sind — nicht in der gewöhnlichen Weise aufeinander bezogen werden können. Entweder sie werden überhaupt nicht zueinander in Beziehung gesetzt — der Delirant, der sich auf einer Wiese entkleidet, obwohl er weiß, daß es eine fremde Wiese ist —, oder es werden Beziehungen zwischen Gegenständen geknüpft, die sonst nicht aufeinander bezogen zu werden pflegen, da sie sinnhaft nicht zusammenhängen: — Der Paralytiker, der das Messer sorgsam in die Suppenschüssel legt, obwohl er Messer wie Suppenschüssel in ihrem Wesen sehr wohl erkennt; — die Frau, die neben dem Herd auf dem Fußboden Feuer macht und auf Einwände antwortet: „Warum soll ich denn nicht einmal *neben* dem Herde Feuer machen?" Im *rein* Gedanklichen spielt sich der Vorgang genau so ab, viele *Sin*nbeziehungen werden nicht geschlossen, andere sinnlose Beziehungen werden hergestellt, — ein vollkommenes Chaos ergibt sich. Also nicht das Fehlen von Inhalten (Einfällen), noch das wirksame Auftauchen solcher ist hierbei wichtig, sondern die Störung der Beziehungssetzung selbst (*Beziehungsverwirrtheit, strukturelle Verwirrtheit*). — Für den Laien ist die Verwirrtheit eines der Hauptsymptome der *Trunkenheit*, und so bedient sich die Alltagssprache etwa der Worte freudetrunken, schlaftrunken. In der Tat ist man —

mitten aus tiefem Schlaf geweckt — leicht verwirrt; es handelt sich dabei um eine apperzeptive Verwirrtheit. Und wenn man sich selbst beobachtet, während man einschläft, so sieht man schon langsam jenen Prozeß einsetzen, den man als Traumarbeit bezeichnet. Ein Gedanke nimmt heterogene Elemente auf, verwirrt sich, schweift weiter, entgleist. Die Beziehungen sind oberflächlich lautlich oder doppeldeutig: Ein Schriftlöscher auf dem Schreibtisch ist zugleich ein Löscher und eine Schaukel (Verschmelzung, Verdichtung), ein Döschen gleichzeitig eine Urne, und indem nun von *einem* solchen Denkgegenstand gleichzeitig *beide* Sinnbeziehungen gleichsam ausstrahlen, entstehen seltsame Verwirrungen: ,,das Döschen birgt meine eigene Leichenasche und der Löscher schaukelt sich einen Leichenmarsch". Es ist also eine Verwirrung der Beziehungen eingetreten. Über den Traum selbst vermag man in dieser Hinsicht nicht viel auszusagen. So wie man sich des Traumes erinnert, so wie man ihn überhaupt in Worte fassen kann, ist er meistens schon stark geistig bearbeitet (assimiliert). Es ist sehr unwahrscheinlich [1], daß man überhaupt einen Traum genau so reproduzieren kann, wie er sich abspielte [2]. Sicher ist das Traumdenken ein verwirrtes Denken, doch bleibt die Art dieser Verwirrung bei genauerer Forschung leider unaufgeklärt.

Es wäre nicht nötig, in diesem Zusammenhang näher auf den Traum einzugehen, wenn man nicht so häufig auf die Ähnlichkeiten des Traumes mit der schizophrenen Verwirrtheit, vor allem auf die Ähnlichkeiten der Traumsprache mit der schizophrenen Sprachverwirrtheit hingewiesen hätte. Von der Sprache ist unten noch die Rede. Es soll auch keineswegs bestritten werden, daß zwischen manchen Traummechanismen und schizophrenen Verdichtungen, Ambivalenzen usw. Ähnlichkeiten bestehen, doch scheint mir diese Ähnlichkeit nicht sehr weit zu gehen. Es dürfte sich bei manchen Traumverdichtungen wirklich um eine Art Verdichtung oder Verschmelzung handeln, so wie die künstlerische Phantasie den Centauren schuf oder das Märchen ähnliche Bildungen aufweist. Bei der Doppel-, ja Vielgesichtigkeit eines Gegenstandes für den Schizophrenen liegt aber mehr in übertragenem Sinne eine Vieldeutigkeit vor, ähnlich wie Napoleon gleichzeitig die Personifikation des Helden, Vaterlandsfeindes, Scheusals, Genies usw. ist. Im Traum herrscht viel weniger als beim Schizophrenen das Symbolhafte; oder, wenn ein Schlagwort erlaubt ist: der Traum ist (*im* Traum) viel mehr Wirklichkeit, Leben oder Mythos, die schizophrene Denkungsweise ist mehr Allegorie, Märchen. Hiervon wird im Wahnkapitel noch die Rede sein [3] (MAYER-GROSS 98). Jedenfalls erscheint mir es oberflächlich, Traummechanismen und schizophrene Mechanismen einfach gleichzusetzen. Man hat neuerdings weniger mit dem Traum, als mit dessen Vorstadien, dem *Einschlafdenken*, Parallelen aufgestellt. Zumal CARL SCHNEIDER hat in seiner im Druck befindlichen

---

[1] Im Gegensatz zu vielen Autoren.

[2] Genau so wie es fast unmöglich ist, einen völlig verwirrten Gedankengang oder eine sogenannte Sprachverwirrtheit wiederzugeben. Man müßte das mechanische Gedächtnis eines Dictaphons haben, um das zu können. Nur das Kind hat diese Möglichkeit eher. Wir Erwachsenen können uns nicht des Bearbeitens entschlagen, der Gliederung, der Gestaltung. Und dort, wo das zu reproduzierende Material die Gestaltung unmöglich macht, gestalten wir doch fälschend oder sind ratlos.

[3] Der Meinung FREUDS, daß die *meisten* Traumstrukturen wunschunterbaut seien, stehe ich ganz ablehnend gegenüber. Natürlich kommen im Traum, wo alles vorkommt, auch Wünsche vor.

Arbeit die Gleichsetzung durchgeführt. Das Flüchtige, Uneindringliche, Unscharfe der Inhalte wird von ihm hervorgehoben. Der Einschlafende habe keine Gliederung, keine Cäsurerlebnisse, hingegen reichlich Verschmelzungen, d. h. die Vereinigung heterogener Beziehungsglieder eines Erlebniszusammenhangs zu einer unsinnigen Beziehungseinheit. In starker Angleichung an das Einschlaferlebnis arbeitet CARL SCHNEIDER aus den schizophrenen Denkstörungen heraus: Primitivreihen (unsinnige Wiederholung oder Verdoppelung einzelner Inhalte), Kontamination, Substitution, Verschmelzung, schrittweises Erfassen, keimhafte Formulierung, Faseln, Entgleiten. In der Tat kommen alle diese Abirrungen des Denkens bei Schizophrenen vor, und unser Bestreben wird dahin gehen müssen, sie alle auf eine möglichst einfache Funktion zurückzuführen. Das SCHNEIDERsche Buch wird in dieser Forschung sicher einige wesentliche Schritte vorwärts tun.

Zu trennen ist von der Verwirrtheit die *Verworrenheit*. Letztere ist gleichsam nur äußerlich, sie besteht oft nur in einer ungeschickten Ausdrucksweise bei an sich klarem Denken[1]. Mit der *Benommenheit* hat die Verwirrtheit nur insofern etwas zu tun, als Benommenheit natürlich Verwirrtheit ergeben kann, aber Verwirrtheit selbstverständlich ohne Benommenheit vorkommt und sich also beide Begriffe keineswegs decken.

Vergegenwärtigt man sich nun gegenüber dieser geschilderten Verwirrtheit die schizophrene Denkstörung nochmals, so finden sich in der Tat manche Ähnlichkeiten. Zweifellos fehlen dem Schizophrenen manchmal wichtige Einfälle, zweifellos tauchen ihm gelegentlich „freisteigend" Vorstellungen (z. B. Wahninhalte) mit solcher Intensität oder Gefühlsbetonung auf, daß er an ihnen „klebt" und so den Gedankengang verliert; zweifellos werden von ihm gelegentlich Teilbeziehungen richtig vollzogen, während der Gesamtbezug ausbleibt. Es finden sich also Kennzeichen sowohl der apperzeptiven wie der strukturellen Verwirrtheit, während die mnestische Form kaum erscheint. Wenn man also auch zugeben muß, daß die schizophrene Denkstörung *eines* pathognostischen Merkmals entbehrt, so lassen sich dennoch Unterschiede aufzeigen. An der Beziehungsverwirrtheit des Paralytikers fällt sehr häufig die mangelnde Systematik der Störung auf. Er löst die einfachsten Rechenaufgaben nicht (17 — 9 = 6), er begeht die sinnlosesten Handlungen, aber im nächsten Augenblick entzieht er sich einer Festnahme durch eine raffinierte Flucht, oder überrascht durch einen beziehungsreichen Einfall. Er ratet herum, er ist unberechenbar. In seiner Denkstörung ist (bei sonst fehlenden groben Symptomen) der Schizophrene viel regelmäßiger, man hat bei ihm mehr den Eindruck, daß diese Denkstörung eine fast nach Regeln geordnete Störung ist. Er steht ihr oft auch viel objektiver, betrachtender, ja zuweilen fast kritisierend gegenüber. Der apperzeptive Faktor gewinnt meist nur dann größere Bedeutung, wenn sich lebhafte andersartige Störungen — frische Halluzinationen, Erregungen, ein Wahn — hinzugesellen. Die reine schizophrene Denkstörung wird am besten durch das Fehlen des Überblicks, durch die mangelnde geistige Situationsbeherrschung, die oben geschilderte geringe Spannweite des intentionalen Bogens gekennzeichnet, es ist, wenn der Ausdruck gestattet ist, eine Art chronischer Verdutztheit, Begriffsstutzigkeit, Perplexheit, oder was immer die Alltagssprache für Ausdrücke hierfür bereit hält.

---

[1] Auf die Beziehung von Sprache und Denken wird später noch eingegangen.

Bei den nahen Beziehungen von Denken und Sprechen würde es wundernehmen, wenn diese Denkstörung nicht auch in der *Sprache* zum Ausdruck käme. Hier kann das höchst interessante und noch wenig befriedigend bearbeitete Problem der Sprachstörungen nicht im entferntesten ganz aufgerollt werden. Nur das streng zum Thema Gehörige möge folgen. Neigt man dazu, dem Denken den Primat zuzusprechen, so könnte man folgern, daß also jene oben geschilderte Störung gänzlich auf das Denken beschränkt bleiben könnte. Und man kann in der Tat feststellen, daß wir Gesunde, wenn uns eine der oben angedeuteten Situationen einmal verwirrt macht, deshalb doch keineswegs in Wortformen, Satzbau u. dgl. verworren zu erscheinen brauchen. Andererseits kommt es zweifellos vor, daß sich die Verwirrung des Gedankenganges auch sogleich sprachlich äußert: der Redner, der den Faden verliert, fängt oft an, sich zu wiederholen, zu stottern und verworrene Sätze zu produzieren, aus der Konstruktion zu fallen usw. Ja viele Formen des einfachen Versprechens beruhen — wie allgemein bekannt — darauf, daß gleichzeitig zwei gedankliche Bereitschaften sich kontaminieren und bei der Formulierung ein sprachliches Ungeheuer ergeben, das aus Bestandteilen beider Formen gebildet ist. In der Tat mag manche leichte schizophrene sprachliche Abnormität auf dem Mechanismus gestörten Denkens beruhen (SÉGLAS: Dyslogies). Es war mir leider bisher noch nicht möglich, sichere Beispiele hierfür einzufangen [1]. Aber etwa in dem obigen Fall der Streichholzaufgabe gehören wohl die abgerissenen Sätze hierher (S. 102), z. B. ,,das Streichholz kann ich, indem ich . . ." ,,Das hole ich wieder, indem ich, indem ich . . ." (Ratlosigkeit). Auch die Versprechungen verraten die Denkstauung: ,,ich muß einen Stein haben, an dem ich den Stein herunterlasse". Endlich gehören wohl manche eigenartige Wortbildungen hierher. Auch der Gesunde kommt gelegentlich einmal bei der Suche nach einem kennzeichnenden Ausdruck auf ein ungewöhnliches Wort, sei es, daß er es absichtlich intendiert (ein schlechthinniger Mensch, BETZ), sei es, daß es ihm im Augenblick herauspurzelt. Und dieser ,,Augenblick" könnte ja gerade durch die schizophrene Störung gesetzt werden. So ist es im obigen Beispiel (Hochmut und Stolz, S. 101) sicher eigenartig, wenn ein Mensch, der seinen Kopf hoch trägt und dadurch größer erscheint, als ,,dehnungsfähig" bezeichnet wird. Doch gibt es sicherlich viele Wortneubildungen oder seltsame Wortneuwendungen, die in das Kapitel der Verschrobenheit gehören (siehe später) und mit Denkstörung nichts zu tun haben, sofern man den Begriff scharf faßt.

Die bisher gemeinten leichten Sprachanomalien wären also sekundär. Ich habe jedoch auch eine große Zahl von Fällen beobachtet, bei denen das Denken nicht erheblich gestört erscheint, bei denen auch stärkere Verschrobenheiten fehlen, und die dennoch bei der sprachlichen Formulierung Mühe haben. Es sind dies wohl die ersten Anfänge jener Störung, die dann zur ausgeprägten *Sprachverwirrtheit* führt (schon BROSIUS 1857). Dies höchst interessante Phänomen kann von recht verschiedenen Standpunkten betrachtet werden. Es wäre ja möglich, daß eine Denkstörung sich erst im Augenblick der Formulierung offenbart, daß also hier ein Sprachdenken im eigentlichen Sinne gestört wäre. Aber dieser Annahme steht der Umstand entgegen, daß manche Schizophrene weder denkerisch noch sprachlich

---

[1] Wenn CARL SCHNEIDER das Beispiel bringt: ,,In Rußland hatte man Fenster von getränktem Öl" und dies als Kontamination bezeichnet, so liegt ja nicht eigentlich ein gestörtes Denken, sondern nur eine verunglückte konzentrierte Formulierung vor.

irgendeine Störung zeigen bis zu dem Augenblick, in dem ein bestimmter Komplex berührt wird. Der von PRINZHORN in seiner Bildnerei der Geisteskranken schon mitgeteilte Fall (S. 168) August Klotz gehört z. B. zu diesen Kranken. Er verfällt, gleich als ob er zwei Persönlichkeiten berge — bei bestimmten Gelegenheiten in vollkommene Sprachverworrenheit, und er beschreibt auch die Rückseite seiner zahllosen schönen Malereien mit völlig konfusen Sätzen, von denen alsbald eine Probe folgt. Bei ihm wie bei manchen anderen Kranken hat man den Eindruck, sie sprächen ihre Sprache „nach Wahl", genau, wie wenn wir Gesunde eine fremde Sprache eben dann benutzen, wenn wir wollen. Jene Einfühlung ist bekannt, welche annimmt, ein sprachverwirrter Kranker spreche seine neue Sprache wirklich als eine Art Geheimsprache, wenn er von jenen Dingen reden wolle, die ihm besonders am Herzen liegen, ganz ähnlich, wie wenn sich Kinder untereinander eine besondere Geheimsprache zurechtmachen (etwa die Erbsensprache). Aber dieser etwas populären Annahme widerspricht die Tatsache, daß jene Kranken oft über ihre Wahnideen usw. gern die klarste Auskunft geben und gar nicht zurückhalten. Warum sollen sie dabei eine Geheimsprache nötig haben [1]? Ich weiß wohl, daß ein eifriger Anhänger jener Meinung die Hilfstheorie bereit hält: was jener Paranoiker in normaler, scheinbar offener, zugänglicher Weise über seine Wahnideen erzähle, sei nur peripher und unwesentlich, damit wolle der Kranke nur den Fragenden beruhigen und dabei gleichsam irreführen. Das Wahre, Wesentliche, die Tiefe seines Wahnes enthülle er nicht; er verberge sie vielmehr hinter seiner Sprachverwirrtheit. Ich selbst halte diese Theorie für willkürlich und künstlich. Wenn meine Annahme richtig ist, daß der schizophrene Kranke eben „nach Wahl" bald die verwirrte, bald die normale Sprache spreche, so bleibe ich die Antwort auf die Frage, warum er denn überhaupt zwei Sprachen habe, dennoch nicht ganz schuldig. Ich glaube, daß die Fülle der schizophrenen Phänomene, die ihn bedrängen, eben nach einem *adäquaten Ausdruck* verlangt, sowohl im Sinne des emotionalen, als des charakterisierenden (darstellenden) Sprachfaktors. Die normale Sprache reicht ihm für seine abnormen Erlebnisse nicht aus, und daher wählt er die neue Sprache, wenn man ihn nicht ausdrücklich auffordert, von ihr abzustehen.

Probe[2] des Weinreisenden August Klotz (schizophrenen Endzustandes): „Das Gebet sieht aus wie ein Mohr, eine Wasserjungfer, ein Thunfisch, ein Schwan im Gewölke" — Pfarrverein — Jünglingsverein, — Geselligkeitsverein: „die Weibertreu" hat das West als ein Herr Digel-Landerer: sollen wir eine Dominolinsenstilausstellung halten mit Lupusmarsrot — fressende Flechte — Rot: Krebsrot oder Wolfsflechten-Krebsmilzkrankheiten der Sauerstoffwaldwebe: „was krauchelt da im Busch herum und klebt wie Gummi arabicum": Krebsvorwanzenfest wassersteppssprache — Untervut Kasinnendecke: Die Tierfellhautwarenkistenmenschheit singt, trinkt und minnt. — — Und so seitenlang weiter auf der Rückseite bemalter Blätter, deren malerische Inhalte in keinem verständlichen Zusammenhang mit jenen Worten zu stehen scheinen, abgesehen von den Farbbezeichnungen (14. III. 1923

---

[1] Ich weiß wohl, daß gerade die Sprachverwirrtheit sehr oft nur dann einsetzt, wenn der Wahnkomplex „angeschnitten" wird. Doch scheint mir das nicht rational, sondern affektiv begründet, so wie wenn jemand beim Zitieren einer Bibelstelle sogleich einen feierlichen Ton anschlägt — oft ohne es zu ahnen. — Man denke auch an die Verständlichmachung des Bedeutungswandels (in der Sprachwissenschaft) aus dem Affekt (SPITZER).

[2] In allen Lehrbüchern finden sich ja Proben solcher Sprachverwirrtheit, deshalb mögen einige wenige hier genügen. — Daß in den Inhalten dieser Schriftsprachproben mancherlei Wahninhalte usw. stecken, ist sehr wahrscheinlich, doch ist ja hier nicht von den Inhalten, sondern von der Form die Rede.

aus der Heil- und Pflege-Anstalt Weinsberg; Schriftzüge eilig, aber gleichmäßig und korrekt).

Man hat vielfach versucht, solche Schriften und Sprachen zu analysieren (PFERSDORFF, SCHILDER-SUGAR). Aber was heißt hier Analyse? Achtet man auf den Sinn, auf die Inhalte, so findet man deren mancherlei in gewohnter und ungewohnter Weise kombiniert, bald sinnvoll, bald anscheinend sinnfrei aneinandergefügt. Betrachtet man das einzelne Wort, so gibt es solche, in denen nur zwei Buchstaben verstellt sind, oder solche, bei denen ein einziger Buchstabe durch einen fremden ersetzt ist, bis zu solchen Wortneubildungen (Neologismen), bei denen kein Anklang oder Ähnlichkeit mit einem der bekannten Worte unserer Sprache mehr aufleuchtet [1], z. B. ibam, sirisch, gedült, moggel, amprov, scheve [2]. Bald werden solche Worte ein halbes Leben lang mit bestimmter Bedeutung beibehalten, bald wechseln sie alle Augenblicke. Bald sind nur einzelne solche entstellte oder neugebildete Worte vorhanden, bald viele, bald hört oder liest man ein chaotisches Gefüge von Silben und Worten, unter denen nur ab und zu einmal etwas Bekanntes anklingt. Zuweilen ist die Produktion solcher Silbenläufe erstaunlich abwechslungsreich, häufiger aber wiederholen sich in einförmiger Weise Silben und Worte. Bald ist noch ein gewisser Rhythmus vorhanden, bald fehlt auch er. Es kommt vor, daß bekannte Worte mit fremdem Sinn verbunden werden oder fremde Worte einen gewohnten Sinn decken sollen. Bei der Zusammenfügung der Worte verläuft manchmal alles korrekt, zuweilen fehlen die Endungen der Deklination und Konjugation usw. Bald spricht oder schreibt der Kranke im Telegrammstil, bald bedient er sich eines Übermaßes von Konjunktionen u. dgl. Bald sieht es aus, als habe er abkürzen wollen, bald macht das ganze Satzgefüge einen unendlich umständlichen, verschrobenen Eindruck. Kurz, es kommen die allerverschiedensten Anomalien vor. Es scheint wenig sinnvoll, eine Ordnung in diese Mannigfaltigkeit zu bringen, wenigstens, wenn man sich darauf beschränken wollte, rein philologisch alles Vorkommende zu klassifizieren. Oben war davon die Rede, daß der Schizophrene zu der wie immer gehaltenen neuen Sprachform greife, weil die bisherige normale Sprache seiner geänderten Grundverfassung und seinen einzelnen Erlebnissen besonders dann nicht angemessen sei, wenn er nicht von Alltagsdingen, sondern eben von *seiner* Welt rede. Dies wäre eine ähnliche seelische Lage wie beim Zungenredner, der im Zustande des Außersichseins eben auch von seiner bisherigen Sprache abläßt [3]. Aber dieser Umstand würde nur die Tatsache der veränderten Sprache, nicht aber verstehen lassen, warum der Kranke nun gerade *diese* seine Form der schizophrenen Sprache wählt. Aber dies ist vielleicht schon etwas zu viel gefragt, ebenso wie es beim Glossolaliker kaum möglich ist, aufzuklären, warum der eine Entzückte gerade Schua ea o tschi biro ti ra pea, die andere astané esenale pouze mene simand ini mira äußert. Daß man in der einen Form lateinische, in der anderen Weise französische Anklänge findet, liegt darin begründet, daß der erste ein deutscher Geistlicher, die andere eine französische Schweizerin

---

[1] Ich übersehe nicht, daß einige solcher Worte ursprünglich „richtige" Worte waren — wenn auch meist mit gewandelter Bedeutung —, im Laufe der Psychose aber abgeschliffen, abgekürzt wurden und nun das Urwort nicht mehr erkennen lassen, ähnlich den Bewegungsstereotypien (*Klaesi*).

[2] Aus eigenen Fällen.

[3] Vgl. dazu GRUHLE, Psychologie des Abnormen, S. 61.

ist. Aber damit kommt man wohl ebensowenig weiter, wie wenn man sich bemühen wollte, die Lallmonologe des einen mit denen des anderen Kleinkindes zu vergleichen. Der soeben erprobte Gesichtspunkt des Verständnisses wäre also jener der *Sprachnot*, besser der Ausdrucksnot. Die Sprache diente hier nur der Entäußerung, dem Ausdruck, wäre nichts als Abreaktion ins Motorische, wobei freilich wie bei der Glossolalie der Kranke nicht *irgendwie* motorisch abreagieren, sondern sich selbst *hören* will[1]. Aber zur Verständigung, zur Mitteilung dient die schizophrene Sprache nicht[2]. Das weiß der schizophrene Kranke meistens klar[3].

Man kann bei der echten (ekstatischen) Glossolalie ja verschiedene Grade unterscheiden (OESTERREICH): auf der ersten Stufe spricht der Ergriffene nur in einer gehobenen, gewandten Rede mit gesteigerten und dichterischen Ausdrücken in einer Weise, die seinem normalen Geisteszustand gänzlich unangemessen erscheint. Auf der zweiten Stufe kommt es zum Reden in fremden Zungen (d. h. meist Bestandteilen verschiedener Sprachen, die syntaxlos durcheinander gemischt sind). Endlich stammelt der Ergriffene gelegentlich auch in einer wirklich neuen, objektiv wahrhaft sinnlosen, selbsterfundenen „Sprache"[4]. Alle drei Arten kommen auch bei der Schizophrenie vor. — Ich war mir dieser inneren Parallelität schon lange bewußt, als ich zu meiner Überraschung fand, daß die romanischen Autoren (DELACROIX, JANET, TEULIÉ, TANZI, CÉNAC) direkt den Ausdruck Glossolalie auch für die schizophrene Sprache anwenden[5]. TANZI spricht ganz recht davon (S. 368), daß der Schizophrene avido ist, di un simbolo verbale che appaghi la sua fede confusa; er nimmt den ersten phonetischen Einfall auf e la eleva al grado di spiegazione. TEULIÉ weist darauf hin, daß sich mancher Schizophrene solange korrekt ausdrückt, als man ihn fragt, dagegen sofort in Neologismen verfällt, wenn man ihn reden läßt. Andere bedienen sich der neuen Sprache nur, sobald ihr Wahn berührt wird (Affekt). Ob aber wirklich, wie TEULIÉ meint, die Verwendung der Glossolalie inconscient et involontaire erfolgt, möge unentschieden bleiben.

Natürlich spielt in die Sprache auch der oben geschilderte Automatismus hinein. Für diese Fälle schizophrener Sprache mit gestörtem Ichgehalt wäre die obige Formulierung „Sprache nach Wahl" nicht zutreffend.

„Guten Morgen, wundervoller Herr Professor, wundervoller, hochwohlgeborener Herr" (Er bekam von einer Ärztin ein kleines Geschenk. — Wie revanchieren Sie sich?) „Ich glaube wir schenken der wundervollen, wunderzarten Wunderfee ein wundervolles braunes Seidenkleid." (Warum drücken Sie sich so eigenartig aus?) „Es kommt bei mir zuweilen etwas so Eigenartiges, etwas so Zerstückeltes, so Bummlerhaftes in meine Erzählungen, ich weiß es nicht, woher es kommt." (Warum wundervoller Professor?) „Das ist eben das Feine, das ist eben das Tiefe. Man muß versuchen, die Seite festzusetzen, man muß etwas

---

[1] Vgl. den ängstlichen Knaben, der bei der Wanderung durch den finstern Wald laut singt.

[2] Der formale Einwand, dann sei diese Sprache eben keine Sprache, interessiert hier nicht.

[3] Schon 1856 spricht MARTINI von der neuen Sprache der Irren, durch die sie höchste Begeisterung oder verschiedenartige Gemütsaffekte auszudrücken versuchen. Dabei spiele sich auf ihrer Physiognomie der wunderbarste Wechsel ab. Es sei eine Art Lieder ohne Worte, ein begriffloses Spiel unmittelbarer Gefühlsäußerungen. — SNELL berichtet schon 1852 „über die veränderte Sprechweise und die Bildung neuer Worte im Wahnsinn".

[4] Siehe GRUHLE, Psychologie des Abnormen, S. 61.

[5] Der Ausdruck Glossolalie ist in der Psychopathologie wohl zuerst von FLOURNOY verwendet worden und — wenn ich recht sehe — durch MAEDER dann auch auf die Schizophrenie übergegangen.

darauf halten." — „Das sind immer so Wörter, die für mich dazwischen fallen, ich selbst spreche viel kürzer." (WEIDERICH, 07/186.)

Ein schizophrener Endzustand der Heidelberger Klinik lieferte in einer kurzen Phase ihres Leidens, angeregt durch einen Arzt, der sich ihrer besonders annahm, eine große Zahl von Gedichten. Manche von diesen erscheinen als sinnloses Wortgewirr oder geben Aufzählungen mit dürftigen Reimen, einige aber enthalten mehr [1].

*Gebetgedichte.*
Gebetgedichte sind Vergessungen
Litaneien, Vespern und Refrainierungen
Gebetgedichte sind zahlreich
Und halten fest in Sprachsperrungen.

*Der Sonntag.*
Sonntag kennen Griechen, Römer, Italiener und Franzosen
Sonntag regieren Deutsche, Spanier und Portugiesen.
Sonntag erleichtert Rathaus und Bürgermeister
Sonntag spaziert Musik und bunt und Schmuck
Sonntag zeigt Tiere, Vögel und Papageien
Sonntag ist ewig, denn es zählt Tage.

*Familiengedichte.*
Wylly, Ingeborg und Ilse
Friedrike, Erny und Isabella
Marth', Sebastian und Margarete
Sind petits chevaux von Prinzessin Wilhelm.

*Tierfieber.*
Tierfieber haben Manche flink und schnell,
Tierfieber trennt gut und bringt wo anders weg.
Tierfieber weniger Tage säubert heraus.
Tierfieber kann und das Tier
So schreibt der Tiger
So fliegt der Adler
So bäumen die Corbeaux
So zischen die Eichhörnchen
Tierfieber eilt heraus und setzt auf Fuß.

*Katakombengedicht.*
Katakomben weiß und schwarz
Sind des Klosters Schönheit höchste.
Dort lernt man gar schnell und viel
Sandalen schleifen hin und her.

(Louise Lebrun, 06/33.)

Ich habe Psychiater gekannt, die in diesen Gedichten nichts weiter sahen, als die bekannten Wortverschrobenheiten und beginnenden Sprachverwirrtheiten, und ich habe Laien beobachtet, die von der Form der Gedichte innerlich berührt, ja geradezu betroffen waren. Die besondere Stimmung der Schizophrenen, das Produktive, das der schizophrenen Gesamtverfassung gelegentlich entspringt, scheint mir in der Tat in diesen Stücken ebenso deutlich zum Ausdruck zu kommen wie in manchen Werken der darstellenden schizophrenen Kunst (PRINZHORN). Diese Gedichte — sofern man überhaupt den spezifisch schizophrenen dichte-

---

[1] Drei weitere Proben in GRUHLE, Psychologie des Abnormen, S. 119.

rischen Wert in und zwischen den Zeilen spürt, scheinen mir besonders stark *gegen* die KLEISTsche Auffassung der schizophrenen Sprache zu sprechen[1].

In diesen Beispielen ist schon der Übergang zu Sprachschöpfungen gegeben, die nicht ohne weiteres als verwirrt oder verworren bezeichnet werden können, und bei denen man sehr mit Unrecht ein „minus" an Funktion annimmt, während man nur an ein „anders" denken sollte. Schon oben wurde mit fast zu scharfer Herausarbeitung der Fall erörtert, daß eine Denk*störung* sich auch in einer Sprach*störung* äußern könne. Hier sei noch einmal des Faktums gedacht, daß der Schizophrene eben zuweilen *anders* denke: präziser, konzentrierter, vielleicht auch verschmelzend substituierend kontaminierend (CARL SCHNEIDER). Es wäre ja ein Wunder, wenn dieser anderen Denkweise nicht auch eine andere Ausdrucksweise entspräche, aber nicht im allgemein expressiven Sinne wie bei der Glossolalie, sondern mehr in anders *darstellender* Funktion. Denke ich anders, muß ich mich auch anders aussprechen, muß anderes aussprechen, und dieses Verhalten kann ich dann schlechterdings nicht als eine *Störung* bezeichnen. Wenn ich CARL SCHNEIDER die Beispiele entnehme: „Diese blödsinnige Minna hat ja unser Haus ungefähr zur Wartburg gemacht" und „Ich hätte mit Freuden Wassereimer geschleppt und mich dann als Christin weiter entwickelt", so möchte ich nicht mit dem Autor diese Proben als Beispiele von Sprachverwirrtheit anführen. Sie scheinen mir weder verwirrt, noch verworren, noch sinnlos zu sein, sondern recht klug, allerdings sehr eigenartig konzentriert und dabei etwas verschroben. Wenn METTE das Beispiel bringt (S. 12) „Die Vorbereitungen zu politischer Reife und Treffsicherheit infolge erreichter und erhoffter Ziele müssen die Hauptursache des Berliner Aufenthaltes darstellen können" und dabei die Tendenz zur Exaktheit, Begründung, näheren Determination, zur Konkretisierung, Vollständigkeit und Objektivität gleichsam lobt, so kann ich ihm nur zustimmen und seinen — wohl ersten — Versuch lebhaft begrüßen, aus schizophrener Diktion charakteristisch Wertvolles herauszuhören.

Französische Autoren haben sich eingehend mit der schizophrenen Sprache beschäftigt. TEULIÉ unterscheidet die Langages néologiques als syntactiques und verbaux. Treffen beide Formen zusammen, so ergibt sich eine glossolalie vraie. CÉNAC trennt davon eine Glossomanie: Reimereien und Silbenspiele (als Ausdruck einer allgemeinen Erregung, eines automatisme mental). Man wird der Unterscheidung keine allzu große Bedeutung beimessen, daß CÉNAC die echte Glossolalie für eine neue Sprache (= langue) hält, TEULIÉ ihr indessen nur den

---

[1] Es wäre sehr lohnend, wenn jemand sich der Mühe unterzöge, das Wesen speziell schizophrener Dichter und Schriftsteller daraufhin zu untersuchen, inwieweit ihre Wirkung gerade auf ihrer Schizophrenie und nicht, wie ARWED PFEIFER meint, auf ihren normalen Resten beruht. Es ist sicher auch nicht nur ein unbestimmt Dämonisches, das an ihnen fesselt. Wenn ein literaturkundiger Psychologe einmal die starke dichterische Kraft des kranken Hölderlin, die Sprache von Langbehn (Rembrandt als Erzieher), — wenn ein Nordländer gewisse Werke Strindbergs durchforschen würde, so erführe die Psychologie der Schizophrenen sicher mancherlei Bereicherung. Einige Kulturwissenschaftler haben ja endlich eingesehen, daß es nicht klug ist, Kompetenzen abzugrenzen, sondern daß die Forschung dem zusteht, der etwas davon versteht. MOEBIUS begriff eben sehr wenig, JASPERS viel von diesen Problemen.

Neuerdings macht das Buch von METTE einen ausgezeichneten Versuch, die Beziehungen zwischen Spracheigentümlichkeiten Schizophrener und dichterischer Produktion aufzuhellen.

Rang eines langage zugesteht (unübersetzbar, am ehesten = Dialekt oder „Jargon"). Man könne die Glossolalie auch als eine Sprachstereotypie auffassen (LEFÈVRE). TEULIÉ teilt Fälle mit, in denen die Sprachanomalie mit einigen Absonderlichkeiten beginnt. So gebraucht ein Kranker stets moyennant für avec, par, à cause, selon; — à für en; anstatt ma cousine s'était mal conduite: „Ma cousine s'était conduite en tort".

Anstatt „ma mère est tombée paralysée":
„la mère s'est portée à la paralysie".
Anstatt „je considère que ça me suffit":
„je délibère que ça me suffit"
Anstatt „je professe": „je professoralite"
Anstatt „le doctorat ès sciences": „le doctorat licience"
Anstatt „ogival": „archival".

Der weitere Grad ist die Verwendung unverständlicher, (deshalb vielleicht nicht sinnloser) Sätze:

„Il a répondu de la premiere empreinte de cette personne". „Nous sommes d'une ancienne noblesse, dont nous ne pouvons nous servir que moyennant une institution."

„Moyennant sa nièce nous tenons en respect la disparition de nous mêmes."

Endlich finden sich wirkliche Übersetzungen, d. h. regelmäßige Worte mit konstant verwendetem Sinn: kabilier = finir, kabilie = finit, kabil = fini.

Und schließlich führen die französischen Autoren natürlich auch ganz neue Worte auf, deren Sinn zu ergründen, nicht gelang: Kordobéné, deseratomé, strakabil.

„Sans erreur, on sourit, envisageant la source,
Étincelant abri des prolixes émaux,
Parceque, doute pur, entraîne, selon course,
Intérimaire pli chez mystiques arceaux"
Adisit.

Ceque signifie „psychodie"?
„C'est le dividende de l'espace à l'instance; ça va jusqu'aux périodes de semaines. Vous avez la phase de cours, Nélidée, poésie légère; psychodie est l'équilibre de la phase de cours, son arrangement ou son vocabulaire, en époques ou en stances."
Quercy, Langage et poésie.

Dextérité.
Cômme, fascine, loin, prospérité future;
Elêment naturel y berce la mesûre
Allüsif intêrêt, câdence fier nouveaü
Colifîchet exâct aütouse tableaü
Puisque divulguë, rêves, imaginale fiche,
Inoffensif èmoi, gârde rôle peu chiche,
Et chaque fixe pâs erre magîque dôl
Linament recherché, malgrê sincêre rôl!
(Trênel.)

Eine andere Theorie vom Zustandekommen der schizophrenen Sprache besagt, daß es sich nur um pseudo-spontane Äußerungen handle, daß in der Tat aber irgendwelcher organische „Zwang" vorliege. Dieser Theorie liegt es nahe, die schizophrene Sprache also als eine eigentliche Sprach*störung* anzusehen und mit anderen Sprachstörungen zu vergleichen. Ich halte diese Parallele schon deshalb nicht für glücklich, weil der wirklich Sprachgestörte ja anders will, aber eben nicht kann. Man braucht nur die Ungeduld bei den verschiedenen Aphasischen oder den Zungengelähmten zu sehen, mit der sie ihre eigenen Produktionen begleiten, um darin und in manchen anderen Zügen das Bewußtsein ihres Defektes, ihres Unvermögens zu erblicken. Freilich gibt es auch organisch Verblödete, denen ihr Sprachdefekt kaum mehr zum Bewußtsein kommt, oder vereinzelte Paralytiker, die nur noch wenige Sprachreste zur Verfügung haben. Aber die **Mehrzahl** von diesen sind eben verblödet und insofern mit dem Schizophrenen nicht zu vergleichen. Niemals aber sah ich einen Schizophrenen, der bei der Produktion seines Kauderwelsch irgendwelche Ungeduld oder Verzweiflung zeigte, wenn man ihn nicht verstand[1]. Der schizophrene Sprachverwirrte verhält sich in seinen nebenherlaufenden Ausdrucksbewegungen viel eher wie ein Mensch, der eine „wirkliche" fremde Sprache spricht. Ja, eine solche Kranke läßt sich sogar oft freundlich herbei, diese ihre Sprache dem Fragenden zu erklären.

„Kommunion" heißt in der schizophrenen Übersetzung der Kranken „gehabt moggel mals ein"

nämlich ko = gho = gĕhō (Dialekt) = gehabt;
mu = („Muh" der Kuh, also = Kuh, diese heißt im Dialekt Moggel) = Moggel;
ni = kommt meist vor mit mals zusammen als niemals, folglich = mals;
on = (französisch = un also) = ein.

Und rückwärts der Neologismus „le Komlarah" = der Arzt. Warum? Es war im Dorf eine Frau krank, man wußte sich nicht zu helfen, da der Arzt über Land war. Auf einmal aber kam er um die Ecke, und die Frau rief ihm (im Dialekt) zu „Komm mal ran". Daraus wurde le Komlarah und droben im Odenwald, wo die Leute anders sprechen, heißt es le Kimlareh (kimm mal her; her wird umgedreht zu reh, mal zu mla.

Diese Erklärungen gibt die Frau ganz ruhig und besonnen, vollkommen geordnet und klar verständlich. Fällt es dabei nicht schwer, KLEIST zu folgen und an eine sensorisch aphasische Störung zu denken (Fall von TUCZEK jr.)? (Ähnlich ZINGERLE.)

Hier folge noch eine andere Probe, bei der die Kranke, die eine 30jährige ehemalige Kellnerin ist und mit Französisch in einem mehrjährigen Aufenthalt in Metz vertraut wurde, zu dieser Sprache greift und dabei „dichtet".

|  | Aus dem „gehörten" Französisch, das die Kranke schrieb, ins Schriftfranzösisch versuchsweise übersetzt: |
|---|---|
| Quo vadiss Domino? — | Quo vadis Domino? |
| Awek Moer est Dieus Chapau!! — | Avec moi est Dieu chapeau!! — |
| Obskür — | Obscur |
| La Jur | La Jur (? wohl das Recht gemeint) |
| Loän opi la Tour | Loin opi (?) la tour |
| Mon „Pere" Schateau: | Mon pére château |
| Awek moa est Dieus | Avec moi est Dieu |
|   „Chapau" „*Arkanum*" |   „chapeau" „Arcanum" |
| Domino! | Domino. |

(Klara Kobold, 23/256.)

Wenn man viele Proben der Glossolalie kennt, könnte man, sofern man ganz unbefangen an dieses Spracherzeugnis herantritt, dieses Beispiel meines Erachtens auch für eine glossolalische Probe halten.

---

[1] Auch dem Glossolaliker liegt alle Ungeduld fern.

So groß die Bedenken sein mögen, die der „organischen" Auffassung der schizophrenen Sprache entgegenstehen, — es lohnt doch, diesem Gedankengang nachzugehen, der besonders von KLEIST begonnen und verfolgt wurde[1].

Hiernach liege vor allem 1. eine mnestische Störung vor, ein Verlust an sprachmotorischen Erinnerungsspuren und 2. eine Inkoordination der sprachlichen Entäußerung. Lautgefüge und Wortstruktur seien in erster Linie alteriert. Die Kranken litten an einem Unvermögen, einzelne Laute zu bilden (etwa bei KLEIST s, sch, z, r, p, bei ADOLF SCHNEIDER k, z, s). Die Laute stünden wirklich nicht zur Verfügung; es handle sich um ein Lautbildungsunvermögen, eine Apraxie der Lautbildung, und die Beziehungen zur motorischen Aphasie seien deutlich. „Der Schmetterling faltert" (statt flattert). — Meine entgegengesetzte Auffassung leugnet ein „Unvermögen" entschieden und nimmt nur eine Mode, eine Spielerei, ein „anders Wollen" an, wie sie bei den Verschrobenheiten noch besprochen werden. Deswegen, weil jemand eines Tages dazu übergeht, an Stelle der deutschen Schrift die lateinische zu schreiben, braucht er doch zur deutschen nicht plötzlich „unvermögend" geworden zu sein, wenngleich sie zu schreiben ihm nach Jahren vielleicht schwerfällt. Wenn ein Schizophrener sagt, der Schmetterling faltert, so liegt nicht eine Spur von Aphasie vor, sondern ein amüsant verschrobenes Wortspiel zwischen Schmetterling und Falter, das ins Verbum gewendet wird. KLEIST meint, die Wortneubildungen (speziell für Wahngebilde) seien paraphasischer Art; ich sehe nicht den geringsten Anlaß zu dieser Annahme, sondern glaube, daß, abgesehen von den oben erwähnten tieferen Gründen, der Anlaß zu den einzelnen Formen der Neologismen in Sprachscherzen, Reimspielereien und sonstigen Verschrobenheiten liegt. Nur der Schizophrene kann wohl auf den abwegigen Einfall kommen, in Apollo den pollutionslosen zu sehen[2]. Man kann ja in sehr vielen Fällen die Wortneubildungen direkt analysieren (s. oben TUCZEK). Man denke auch an die Entgleisung des Normalen im Alltag.

> Intendiert: musikalisch — deklamatorisch; gesagt: musikatorisch — dekla . . .
> Intendiert: überrascht (halb gleichzeitig erstaunt), gesagt: überstaunt.
> Intendiert: Mit allen Hunden gehetzt (gleichzeitig klingt an: mit allen Wassern gewaschen); gesagt: Mit allen Hunden gewaschen (MERINGER-MAYER, SPITZER).

Sobald der Normale noch im letzten Augenblick solche Vertauschungen, Kontaminationen usw. unterdrücken kann, tut er es. Der Schizophrene hat im Gegenteil die Tendenz, solche Einfälle förmlich auszukosten, ja nach ihnen zu suchen. Auch unter normalen gebildeten Menschen findet man nicht selten einzelne Persönlichkeiten, die im Material der Sprache förmlich schwelgen. Besonders der jüdische motorische Typus neigt dazu (Schüttelreime, Wortspiele und dergleichen). Ich habe einen Bekannten, der, solange er frisch ist, Wortverdrehungen und Ähnliches nur dann verwendet, wenn er sie mit Geist erfüllen kann, wenn sie in seinen augenblicklichen Denkzusammenhang passen. Ist das nicht der Fall,

---

[1] Sein Schüler A. SCHNEIDER faßt neuerdings die Materie unter diesen Gesichtspunkten zusammen (Studien 1927).

[2] Siehe die schöne Studie von ITTEN, Beiträge 1912, ferner MAEDER 92a.

so unterdrückt er sie, obwohl er dabei Mühe hat (man denke auch an SIMMELS Sprache und Stil). Wird er aber müde, so bricht ein schwer erträgliches hemmungsloses Wortwitzeln herein[1].

An die äußeren Ähnlichkeiten zur *Traumsprache* ist oft genug erinnert worden.

Hier folge noch ein „witziges" Beispiel: (Klara Kobold 23/256) eine Art Drohbrief, überschrieben

Die Pyrenäen-Halbinsel.

Dann sollen Sie noch etwas von Granada in Sevilla erleben (Von Granaten in ihrer Villa)) Lisabonne Sie sich die Sache gut durch = (Lisez bon), damit wir zweie Malaga (= mal, ins Ebro (= Ebene = Reine) kommen. Denn verflucht, ich komme geritten auf Fernando(?). Cordoba (= tobe) so lange, bis Sie gut Mineras (= Miene) zu meinem Spiel machen und mit Rio tinto (= Tinte) zu meinen Forderungen Loja (= ja) sagen. Das Geschäft wird sich schon Catalonien (= lohnen) usw.

Die zweite Rubrik der schizophrenen Sprachstörungen sei Wortschatz und Wortgebrauch (KLEIST). Hier handle es sich nicht direkt um einen Worterinnerungsverlust, aber doch um Wortfindungsstörungen, die dann leicht zu Umschreibungen führen (Treppe = notwendige Zwischensache des Hausgewölbes) Daneben finde sich eine Wortschatzverarmung und eine Erweiterung der Anwendung bestehen bleibender Worte — — Gegensätzliche Theorie: Von einer Verarmung kann bei Schizophrenen nur insofern die Rede sein, wie junge Leute gelegentlich irgendein Modewort zu Tode hetzen. Die Umschreibungen gehören ins Gebiet der Verschrobenheiten, des Witzelns. Nicht ein Defekt, sondern ein „anders Wollen"[2].

Die dritte Kategorie seien Störungen der Wortfolgen, Wendungen und Satzgefüge, dem Agrammatismus und Paragrammatismus zu vergleichen. Für die erstere Ähnlichkeit diene ein KLEIST-SCHNEIDERsches Beispiel: „Da heute durch den Tagraumwärter dauernd außer Mahlzeit Befehle ausgegeben hinsetzen ist keine Ordnung." Man beachte die Vereinfachung: das Fehlen aller Partikel und Konjunktionen. Für die Paragrammatismusähnlichkeit folge aus der gleichen Quelle ein anderes Beispiel (nach Exposition des BINETschen Bildes: Schneeball Fensterscheibe eingeworfen, anderer Junge bestraft). „Wie Jungen ihren Eltern oder den die eigenen staatlichen Fachempfehlungen verwüsten. Ein Schustergeselle anstatt er sich der sonderbaren Tafel sich entzieht, ergibt er sich der niederträchtigen Verpönung". Man bemerke den Überschuß der falsch angewandten Formen, die Stelzensprache: sensorisch-koordinatorische Störung in Parallele zu den Paraphasien usw. — Gegensätzliche Theorie wie oben: Nicht ein so müssen, sondern ein so wollen, nur eine andere Einstellung. Derselbe Kranke schreibt eben noch bald agrammatisch, bald paragrammatisch, um sich im nächsten Augenblick vollkommen geordnet und fehlerfrei zu unterhalten. Bezweifelt man die Spontaneität des Verhaltens, so kann man eher an den Zwang einer Einstellung, als an den eines Defektes denken, eher an ein Plus, als an ein Minus. Man erinnere sich in diesem Zusammenhang an den historischen Beginn der sogenannten Reaktionsexperimente in der experimentellen Psychologie. Als man die ersten typischen Unterscheidungen der motorischen und sensorischen

---

[1] Hierüber siehe unten noch mehr bei „Verschrobenheit".

[2] Freilich kann sich die oben beschriebene Impulsarmut auch einmal auf die Sprache beziehen.

Reaktion fand, glaubte man auch an ein personal eigentümliches, d. h. konstitutionelles Verhalten. Erst später sah man auch hier ein, daß nicht ein „nicht anders können" vorliege, sondern daß eine — oft nicht schwer abzuziehende — Einstellung bestand. — KLEIST-SCHNEIDER machen noch darauf aufmerksam, daß sich die katatone und die paranoide Form der Schizophrenen auch hinsichtlich der schizophrenen Sprache unterscheide: bei der ersteren bemerke man besonders lautapraktische Störungen; die motorisch-aphasischen Erscheinungen seien meist einer allgemeinen Schwerfälligkeit des sprachlichen Ausdrucks und einer Monotonie in Rhythmus und Tonhöhe gepaart; Wortverarmung, Agrammatismen, verlangsamtes Tempo, monotone Sprachmelodie, gemacht unsinnige Akzentuierung, Stereotypien. Bei der paranoiden Form dagegen seien zu beobachten: Paraphasische Störungen der Lautfolge (Wortneubildungen) adverbiale Verwendung von Substantiven, seltsame Komparationen, kein Mangel, sondern neue Zusammensetzungen (sensorisch-aphasisch) Paragrammatismen, überstürztes Tempo, sehr dürftige Akzentuierung.

Sicher sind diese häufig gemachten Beobachtungen richtig, man kann sie indessen auch ganz anders einordnen. Man hat schon oft darauf aufmerksam gemacht, daß ein schizophrener Kranker allen motorischen Anomalien (im weitesten Sinne) um so ferner steht, je reiner paranoid er ist, und daß er diese um so reichlicher besitzt, je katatoner er erscheint. Ja der letztere Name soll ja eben darauf hinweisen, daß die motorische Sphäre stark beteiligt ist. Woran es liegt, daß der organische schizophrene Prozeß in einem Falle diese, im anderen jene Symptomenwahl trifft, wird ebenso unaufgeklärt bleiben wie die Frage, warum bei der einen Manie das Übermaß der Impulse allein den Gedanken und allenfalls auch der Sprachmotorik zufließt, bei der anderen auch der sonstigen Körpermuskulatur. Die Mechanismen der Sperrung, der Ambivalenz, der Verschrobenheit machen sich das eine Mal mehr in den geistigen, das andere Mal mehr in den auchmotorischen Koordinationen bemerkbar (Katatonie). Der motorische Gesamtapparat steht im Dienste bald bewußt willkürlicher, — bald früher willkürlicher, jetzt automatisierter bewußter, — bald automatisierter unbemerkter, — bald solcher Impulse, die dem Willen unter normalen Umständen (anders im Trancezustand) entzogen sind, — bald prinzipiell willensunfähiger, „tief" stehender Mechanismen. Aber er steht immer „im Dienste". Freilich kann man sich denken, daß er — erkrankt — diesen Dienst nicht normal zu leisten vermag. Darüber hat dann das normale Bewußtsein sofort eine sichere Kontrolle, von jenen schwierigen Fällen abgesehen, in denen dem Erkrankten die Selbstwahrnehmung seines Defektes angeblich fehlt. Aber gerade diese nicht so selten beobachteten Fälle bedürften psychologisch einer ganz neuen Bearbeitung. Darauf kann ich hier nicht eingehen. Hier ist nur von der Schizophrenie die Rede. Bei dieser eine *isolierte* Erkrankung des motorischen Gesamtsystems an irgend einer Stelle annehmen zu wollen, erscheint mir allzu künstlich. Aber es ist eine alte Erfahrung, daß *neben* den psychischen Erscheinungen der Schizophrenie auch primär körperliche, darunter auch motorische Symptome vorkommen. ROSENTAL hat darüber schon 1920 eine Studie veröffentlicht und seitdem haben sich entsprechende Erfahrungen noch sehr vermehrt (KLEIST). Aber diese *körperlichen* Ursymptome entfallen dem Bereiche dieser Arbeit, in der nur von Psychologie die Rede sein soll (s. FREUSBERG 1886). Bei der

Sprache liegt es nicht wesentlich anders. Das alte Problem des Zusammenhangs von Denken und Sprechen lautet hier, ins Pathologische gewendet, so, ob eine isolierte Störung des Sprachmechanismus vorkomme. Mancherlei Erfahrungen haben erwiesen, daß das Fehlen oder Gelähmtsein eines Erfolgsorgans die Vorstellungen (den Entwurf) zugehöriger Bewegungen keineswegs verhindert. Der Amputierte ist so wenig in seinem Bewegungsentwurf gestört, daß er in der Lebhaftigkeit seiner Phantasie trotz des Fehlens beider Beine aufspringt (d. h. hinstürzt). Für den Zungenamputierten dürfte das gleiche wahrscheinlich, wenn auch nicht zu beweisen sein. Anders steht es aber mit der Sprache, wenn nicht die Erfolgsorgane, sondern ihre nervösen Zentren — wo auch immer — geschädigt sind. Unser reines Denken ist derart motorisch — sensorisch fundiert, daß es höchst unwahrscheinlich ist, daß es ganz allein bestehen kann, trotz aller gegenteiligen Behauptungen und angeblich beweisender Fälle, die stets mehrdeutig sind. Das sogenannte Denken in Bildern ist eben kein Denken, sondern ein Vorstellen[1]. Gilt dies schon für Herderkrankungen, so noch viel mehr für die Schizophrenie. Die Behauptung, es gebe bei ihr eine isolierte Sprachstörung, ist doppeldeutig. Ist damit nur gemeint, daß die schizophrenen Symptome sich vorwiegend im sprachmotorischen Gebiete äußern (Sprachverschrobenheiten usw.), so ist, so selten erfahrungsmäßig solche Fälle auch sein mögen — theoretisch dagegen nichts einzuwenden. Steckt jedoch die Annahme dahinter, es sei *hier* ein — wer weiß wie zu denkender — isolierter Sprachmechanismus erkrankt, der *unabhängig* vom Denken sei, so gehört dies meines Erachtens ins Gebiet der Hirnmythologie. Dieser Auffassung widerspricht nicht etwa die KLEISTsche Annahme, daß es Störungen der Rede unabhängig von Denkstörungen und inhaltlicher Verwirrtheit gebe. Sicher kann man die Glossolalie als eine Störung der Rede bezeichnen[2], und sicherlich braucht der Zungenredner weder denkgestört noch speziell verwirrt zu sein, aber es scheint mir doch absurd, die Glossolalie als eine isolierte Störung der Rede im Sinne einer Organerkrankung oder Systemerkrankung zu fassen. Wenn ein schwäbischer Schizophrener mit vieler Mühe Hochdeutsch spricht, so ist dies meines Erachtens nichts anderes, als wenn er ein manieriertes z. B. agrammatisches Deutsch spricht; — aber wer will es aufrecht erhalten, daß dieses schizophrene Hochdeutsch eine „isolierte Sprachstörung" sei[3]. Ich bin auf meine grundsätzlich entgegengesetzte Stellung zu KLEIST ausführlicher eingegangen, nicht um einer — immer uninteressanten — Polemik willen, sondern um dem Leser beide Standpunkte recht klar heraus zu arbeiten und so zur Wahl zu stellen. Das Mißverständnis könnte auftauchen, ich wende mich gegen die „organische" Genese der schizophrenen Sprachanomalien. Keineswegs. Ich glaube nur, daß sie psychologisch verstehbar zu den Sekundärsymptomen der Schizophrenie gehören und nichts mit Herden, Systemen und dergleichen zu tun haben.

---

[1] Dabei können natürlich diese Vorstellungen denkerisch verknüpft sein.

[2] Auch manche „Störung" des Sprechens im GANSERschen Dämmerzustand gehört hierher.

[3] Bei der Schizophrenie sind ja auch „Sprachstörungen" — sit venia verbo — bekannt, bei denen die Anomalie bei korrektem Wort- und Satzbau nur in einer abnormen *Stimmlage* besteht. So beschreibt NÄCKE schon 1894 2 Fälle, in denen die Kranken je nach der seelischen Gesamtsituation zwei ganz verschiedene Stimmlagen zur Verfügung hatten.

## V. Der Wahn.

Die letzte der Störungen, die als primär schizophren erscheint, ist der *Wahn*. Wie viele Psychologen haben sich schon mit diesem Problem abgemüht! Denn so leicht es für den Psychiater ist, die verschiedenen Wahninhalte aufzuzählen, zu beschreiben und (in psychologisch meist wenig verantwortlicher Weise) zu gruppieren, so schwer ist es, den funktionalen Tatbestand in psychologische Kategorien einzufangen. Man hat sich mit besonderer Vorliebe auch hier wieder dem einfühlbaren, dem psychopathischen Wahn gewidmet und hat diese Einfühlbarkeit in manchmal fast verzweifelter Weise bis weit in den schizophrenen Wahn vorgetrieben. Aber phänomenal wurde der Wahn bisher wenig beschrieben. Auch ich vermag keine befriedigende Einordnung zu schaffen, aber ich versuche, einige Schritte vorwärts zu tun.

Man ist sich beim Wahn nicht einmal einig geworden, ob es sich hier um eine rein inhaltliche, oder eine formale Störung handelt. Manche Autoren bemühen sich, etwa das Übertriebene oder Unsinnige oder Verschrobene oder Unkorrigierbare der Wahnideen aufzuzeigen. Aber „übertrieben" ist gar manche Idee, die man sonst nicht zu den Wahnideen zählt; — unsinnig ist manche Gedankenverbindung z. B. des Imbecillen; — verschroben sind viele Vorstellungs- und Denkabläufe der Schizophrenie, ohne doch Wahnideen zu sein; unkorrigierbar endlich sind viele abergläubische Annahmen oder Überzeugungen, die doch nicht zu einer Paranoia zu zählen sind. — Auch die Einteilung in Größenwahn, Verfolgungswahn, Nichtigkeitswahn usw. ist ja in gewissem Sinne inhaltlich orientiert. Auch da muß man jedoch unterscheiden: Wenn sich ein Schizophrener einbildet, er sei Christus, so mag man dies eine Größenidee nennen, man findet jedoch bei weiterem Zusehen, daß sich zwar sonstige Wahnideen anschließen, daß diese aber sekundär aus der ersten hervorgehen und sonst nichts „Größenmäßiges" auftaucht. In anderen Fällen aber — vorwiegend beim Paralytiker — ist gleichsam alles, was überhaupt auftaucht, größenmäßig gefärbt: er hat 1000 Zwicker, irgend etwas ruht *tief* im Neckar, auf einem Tisch liegen seiner Meinung nach 10 000 Briefbogen. Oder die Melancholika ist 100 mal verurteilt, muß Millionen Jahre brennen usw. Hier ist also alles, was überhaupt wahrnehmungsmäßig, vorstellungsmäßig, denkmäßig auftaucht, größenmäßig gemeint; der Akt, der sich auf beliebige Inhalte richtet, ist speziell größenmäßig orientiert. Nur im letzteren Sinne sollte man psychologisch von Größen-, Kleinheitswahn usw. sprechen, nicht in jenem ersteren, wenn eine die Persönlichkeit steigernde Idee z. B. Christus, von adliger Herkunft usw. zu sein, in der Paranoia vorkommt. Jenen *echten* Größen- oder Kleinheitswahn, Nihilismus und dergleichen habe ich niemals bei Schizophrenen gefunden. — Eine irgendwie speziell einheitliche Orientierung der Wahninhalte (sei es hinsichtlich der zugeordneten Gefühlsbetonung, sei es in anderer Hinsicht), dürfte kaum vorkommen. Immerhin sind die schizophrenen Wahninhalte in auffälliger Weise *unlustbetont*. Ähnlich wie in den Sinnestäuschungen — zumal den akustischen — die Beschimpfungen, wüste sexuelle Schilderungen und dergleichen überwiegen, so herrschen in den Wahninhalten die peinigenden Verfolgungsvorstellungen in überraschendem Maße vor. Von der einfachen Idee des besonders Beachtetwerdens, Auffallens usw. bis zur Bedrohung des Lebens führen viele

Zwischenstufen[1]. Man hat wiederholt darauf aufmerksam gemacht, und besonders die ältere Psychiatrie liebt solche Gedankengänge, daß ein Kranker, der sich seit längerer Zeit dauernd verfolgt glaubt, in doppelter Weise zu Größenideen kommen könne, ja müsse. Entweder er ziehe rational die Folgerungen aus der für ihn feststehenden Verfolgung, dann müsse er sich verstandesmäßig sagen, daß solche Nachstellungen doch nur gegenüber einer „höheren" Persönlichkeit Sinn hätten, also sei er dergleichen[2] — oder er werde mehr gefühlsmäßig durch die Ehre, die man ihm gleichsam mit dieser vielen Beachtung antue, so gehoben, daß daraus die Selbstüberschätzung hervorgehe. Die letzte Beziehung könnte man in gewissen Fällen, die nicht unter den Verfolgungen leiden, sondern sich nur dafür interessieren, auch umkehren, indem man die Selbstüberheblichkeit und Euphorie als das primär Schizophrene ansieht und, da die Umgebung dieser Selbststeigerung ja keine Rechnung trägt, daraus Übelwollen und schließlich Verfolgungstendenz der Umwelt erschließt. Ich persönlich halte die Verfolgungsideen für das Primäre.

Inhaltlich ist jener Umstand beachtenswert, daß ein *Wahnkomplex zuweilen sehr isoliert* bleibt, z. B. allein Eifersucht veranschaulicht oder sich allein um eine bestimmte Persönlichkeit (z. B. den Großindustriellen Stinnes und den vereitelten Kauf von Zwergantilopengehörn) zu drehen scheint. Aber das *scheint* meistens nur so; forscht man genau nach, so findet man daneben fast immer noch andere Wahninhalte. Hier finden jene Forscher Dank, die ihre Freude daran haben, zu untersuchen, warum es nun gerade Eifersucht und warum Zwergantilopen sein müssen. Inwieweit frühere Schicksale oder eine nachgewiesene (nicht als „notwendig" erdachte) Charaktereigenschaft in den Wahn konstellierend hineinragen, ist ja in der Tat eine interessante Fragestellung.

KRETSCHMER bringt in seinem sensitiven Beziehungswahn viele Fälle, bei denen man sich verwundert, daß er sie eben dieser Form der psychopathischen Paranoia und nicht der Schizophrenie zurechnet. Um nur einen Fall herauszugreifen, so bekommt ein bisher unauffälliges, stilles, freundliches Mädchen, das immer ein wenig für sich, aber nie abweisend war, mit 26 Jahren ohne jeden Grund einen Liebeswahn. Er ist eine „reine autistische Wunscherfüllung". Und damit ist für KRETSCHMER der Wahn verstanden. „Die psychologische Entwicklung aus Charakter, Milieu und Erlebnis steht uns für den vorliegenden Fall ganz im Vordergrund" (Fall Karoline Jäger, S. 186). Der Charakter ist hier zwar ganz unauffällig und durchschnittlich, das Milieu zeigt zwar nichts Besonderes, ein Erlebnis fehlt, sensitiv ist das Mädchen auch nicht. Und dennoch rechnet KRETSCHMER diesen Fall zu seinem sensitiven Beziehungswahn und glaubt, ihn verstanden, ihn abgeleitet zu haben (vgl. auch KEHRER).

---

[1] Heute wird vielfach der Einwand erhoben, die Verfolgungsideen wirkten ja im Gegenteil persönlichkeitssteigernd, denn bisher habe der kümmerliche, unbedeutende Kranke niemals im Leben Beachtung gefunden und habe sich darüber gekränkt. Wenn er sich jetzt aber (subliminal) einbilde, ein ganzes System von Verfolgern sei hinter ihm her, so könne er darin doch endlich sehen, welch fabelhafte Bedeutung man doch seiner Persönlichkeit zumesse und wie sich schließlich alles um ihn drehe. Endlich also finde er seine Lust im Wahn. (Wunscherfüllung). — Wenn man aber in Wahrheit tausendfach erlebt hat, wie die schizophrenen Wahnkranken unter ihren Verfolgungen leiden, mißachtet man solche Spiegelfechtereien.

[2] Der Gedankengang ist wenig zwingend: der wirklich von der Gesellschaft dauernd verfolgte Berufsverbrecher kommt nicht zu solchen Schlüssen.

Ich brauche wohl kaum zu betonen, daß ich diesen KRETSCHMERschen Gedankengängen ganz gegensätzlich gegenüberstehe. Hier soll die Aufmerksamkeit anderen Zusammenhängen gelten. Wenn jemand Stimmen hört und daraus schließt, daß hinter der Wand Leute sein müssen, und wenn er aus dem Inhalte der Stimmen („bald hat ers geschafft", „lange treibt er es nicht mehr") schließt, daß sich diese Leute in feindlicher Absicht mit ihm beschäftigen, so ist das ein *sekundärer* Wahn, der sich aus der geistigen Verarbeitung der Sinnestäuschungen in fast normaler Weise ergibt und daher hier nicht interessiert. — Wenn sich in einem von jeher pessimistisch eingestellten, verärgerten Beamten ohne objektiven Grund allmählich der Glauben festsetzt, er würde systematisch schlecht behandelt, bekäme von den Vorgesetzten die unangenehmsten Arbeiten, werde in der Beförderung übergangen und dergleichen, so ist ein solcher psychopathischer einfühlbarer Wahn ebenfalls ein seelisches Gebilde, das hier in keiner Weise erörtert werden soll. Wenn dagegen ein Schizophrener aus gewissen Schmutzresten auf der Straße schließt, man habe da einen Eber vorbeigeführt, um auf seine Sexualität anzuspielen, so ist das ein primärer Wahn, wie er meines Erachtens nur bei der Schizophrenie vorkommt. Es gilt nun, zu versuchen, das Spezifische dieses schizophrenen Wahns aufzuzeigen.

Wenn der Normale zwei Gegenstände der äußeren Erfahrung zueinander in Beziehung setzt, so hat er dazu meist irgendeinen „Anlaß". Er bemerkt einen einseitig belaubten Baum und sucht nun aus dem Vorrat seiner Kenntnisse alle Momente zusammen, die er generell als Ursachen jenes Umstandes ansprechen kann: einseitige Besonnung, frühere Nachbarschaft eines anderen Baumes und dergleichen. Aus diesen Möglichkeiten wählt er nun jene als wahrscheinlich aus, die unter Berücksichtigung aller lokalen Umstände den Sachverhalt am besten klären. Das Entscheidende seines Gedankenganges ist also einmal sein allgemeines Wissen und dann die Tätigkeit seiner Kombination, aus diesem Wissensbestande das für den Fall Passende auszuwählen. Dies gilt auch für den Fall einer „neuen" Theoriebildung. Auch wenn es sich etwa darum handelte, das Auftauchen einer neuen Wirtschaftsform erstmals zu einer bestimmten religiösen Gesinnung in Beziehung zu setzen und aus ihr heraus zu verstehen, so waren dem Gelehrten eben eine Reihe von Umständen gegenwärtig, aus denen überhaupt neue Wirtschaftsformen entstehen können, und aus ihnen entnahm er den hier in Betracht kommenden. Wenn er insofern also auch vielleicht schöpferisch verfuhr, als bisher noch niemand gerade *diese* Beziehung setzte, so lag doch der Fall nur insofern anders, als es sich dort bei dem Baum um eine kausale Beziehung und einen vielleicht nachprüfbaren Zusammenhang, hier um eine Beziehung psychologischer Verstehbarkeit handelte, ohne die Möglichkeit des Experimentes, mit dem alleinigen Kriterium psychologischer Evidenz. Irgendeine äußere Konstellation von Umständen fällt mir auf, und ich wähle aus meinem Erfahrungsmaterial, das sich mir zudrängt, nun ähnlich gelagerte passende Fälle aus [1]. Dabei finde ich etwa eine früher erlebte kausale oder Verstehensbeziehung, die auch auf den gegenwärtigen Fall paßt, also ich verfahre analogisch usw. Häufig komme ich auch zu der Annahme des Zufalls, d. h. ich glaube, daß hier keine Regelmäßigkeit, sondern nur ein Schnittpunkt zweier Kausalketten vorliegt.

---

[1] Ich wähle absichtlich nicht die gedanklichen Formulierungen von SELZ, obwohl sie mir bekannt sind.

Wenn der schizophrene Paranoiker eine „Beziehungsidee" faßt, so veranlaßt ihn objektiv in seiner Umgebung nichts dazu. Er sieht auf einer Straße Schmutz und schon, daß dieser Schmutz ihn interessiert — wer sonst würde ihn beachten — ist bemerkenswert. Unser Interesse wird sonst nur durch etwas Außergewöhnliches oder durch etwas erweckt, auf das wir in irgendeinem Zusammenhang eingestellt sind, z. B. wie der Schmetterlingssammler sofort eine Raupe bemerkt, die sich jedem anderen entzogen hätte. Es besteht also vielleicht der Verdacht, daß der Paranoiker auf einen Schmutzkomplex besonders eingestellt sei, oder wenn man „Schmutz" als Symbol faßt — auf alles Unästhetische, Widrige usw. Hier klingt also vielleicht jene alte Paranoiatheorie an, die da meint, die paranoische Idee entspränge einer *Stimmung*. Aber das *Bemerken* dieses Schmutzes ist ja noch keine Wahnidee, selbst die Deutung dieses Schmutzes als vom Eber stammend kann noch nicht so bezeichnet werden, obwohl sie ungewöhnlich sein mag. Erst mit der Annahme erscheint der Wahn, man habe den Eber *seinetwegen* vorbeigeführt, um auf *seine* Sexualität anzuspielen. Mag also immerhin die Stimmung dieses Kranken auf Schmutz so eingestellt sein, wie der Schmetterlingssammler auf Raupe, so würde auch der Schmetterlingssammler zum Paranoiker, wenn er annehmen würde, man habe ihm diese Raupe extra hingesetzt. Der Normale würde jedoch zu einer solchen Annahme nur durch einen Anlaß kommen, z. B. wenn er zuvor mit einem anderen Entomologen gerade über diese Raupenart und ihre Seltenheit gesprochen hätte, und 10 Minuten später sitzt eine solche Raupe da. Die Ungewöhnlichkeit des Zusammentreffens des Findens dieser seltenen Raupe mit jenem Gespräch wäre also der Anlaß zu der Vermutung, der entomologische Freund habe sich einen Scherz erlaubt und diese Raupe hingesetzt. Alle solche Anlässe fehlen aber beim Paranoiker. Mag eine einstellende Stimmung vorhanden sein („Wahnstimmung"): das Entscheidende vollzieht sich erst in der *Beziehungssetzung ohne Anlaß*. Selbst wenn man einen neuen Hut auf hat und sich einbildet, mancher Vorübergehende oder zum mindesten jeder Bekannte sehe auf diesen neuen Hut, so ist eben das Bewußtsein der Neuheit des Huts und vielleicht auch leichteste Unbequemlichkeitssensationen des noch nicht passenden Hutes Anlaß zu dieser törichten, sofort kritisch abgelehnten Annahme. Aber jeder leichteste Anlaß fehlt beim Paranoiker. Man hat immer wieder die Vermutung geäußert, der Anlaß sei ein Moment des Wahrnehmungsaktes oder -Inhaltes. Und wenn man häufig hört, daß die Paranoiker beschreiben, die anderen hätten sich auffallend „komisch" oder, wie man hier in Nordbaden sagt, „adlig" (= artelich) benommen, so liegt in der Tat für den oberflächlich Hinhörenden der Gedanke nahe, der Anlaß zum Wahn müsse im Wahrnehmungsakt liegen. Forscht man aber genauer, so vermag ein solcher, oft ja vollkommen besonnener und klarer Wahnkranker nicht das Mindeste anzuführen, *was* ihm denn eigentlich an der Umgebung aufgefallen sei [1]. „Die Leute hatten alle so komische Mäntel an, das fiel mir auf" (Inwiefern waren sie komisch?) „Es waren so dunkle Mäntel". (Sind denn dunkle Mäntel besonders auffallend?) „Das nicht gerade, aber ich merkte doch etwas" (Was merkten Sie denn?) „Es waren Mäntel, wie man sie zu Begräbnissen trägt". Bei solchen Ausfragungen, wie man sie hundertfach anstellen kann, läuft alles immer wieder darauf

---

[1] „Ich habe wenigstens so Ahnungen, daß so irgendwas in der Luft steckt, daß ich ein schlechtes Weibstück wäre." (Therese Tugend 18/41.)

hinaus, daß am Objekt schließlich doch nichts wahrnehmungsmäßig „komisch" ist, sondern daß etwas alltägliches, wie hier die dunkle Mantelfarbe plötzlich etwas *bedeutet*, hier die Anspielung auf *ein* Begräbnis und damit schließlich auf *ihr* Begräbnis. Auch der Normale könnte durch objektiv viele dunkle Mäntel schließlich einmal an ein Begräbnis *erinnert* werden, aber hier bei der Paranoikerin liegt anderes vor, nämlich die Annahme, man habe *sie* an ihr Begräbnis erinnern *wollen*, es sei eine abgekartete Sache, man habe ihr „durch die Blume" etwas zu verstehen gegeben.

(Gäbelsbacher, Isabella 13/37.): Als sie hierherfuhr, habe sie Vexierbilder gesehen, wo sie ging und stand.

(?) Das brauche wieder lange Vorbereitungen, bis sie es beschreiben könne. Es gehe beim besten Willen nicht; wenn sie nur den Anfangsfaden hätte, dann könnte sie es sagen. Z. B. seien bei der Abfahrt am Bahnhof Leute gestanden; was sie redeten, wisse sie nicht. Sie kenne den Direktor von Schloß Hornegg nicht, aber es sei ihr vorgekommen, als ob er es war mit seiner Frau. „Nur im Kopf war es so, als könnten es sein." (?) Sie kenne die Leute nicht, habe gar keine Beziehungen zu ihnen; wisse nur insoweit von ihnen, als man so im Städtchen von ihnen spricht. (Genaue Frage, ob sofort *gewußt*, daß es der Direktor sei, oder erst hernach): „Es ist der richtige Ausdruck, daß ich plötzlich das Gefühl gehabt habe, die sind es, oder den Wahn, kann ich vielleicht auch sagen." „Sofort und direkt war das Gefühl da, das sind die." Sie habe nicht erst die Meinung gehabt, es sei irgend jemand, von dem sie schon gehört hatte.

Solche „Vexierbilder" seien während der Fahrt noch mehr passiert. Es sei ein Herr *Bandel* mit eingestiegen, da habe sie gemeint — „es ist lächerlich, aber es ist so" —, der gehe als Detektiv mit ihr. Fremde Leute, die unterwegs zustiegen, habe sie „auf die Parteien verteilt"; habe gemeint, die einen halten zu ihr, die anderen zu ihren Verwandten. „Es war mir auf der ganzen Fahrt merkwürdig komisch zu Mute, und doch habe ich alles genau beobachtet." „Es war eine aufregende Fahrt, oder vielmehr nicht aufregend, aber anstrengend, ich kann kein richtiges Wort dafür finden."

Es gibt freilich auch scheinbare Ausnahmen davon, daß die Wahrnehmung selbst intakt sei. Das sogenannte Weltuntergangserlebnis, dem A. WETZEL eine schöne Studie gewidmet hat, scheint wirklich in der Anomalie der Wahrnehmungsakte oder -inhalte begründet zu sein. — Das Mädchen trifft hintereinander zwei Soldaten: „Soldaten aller Waffengattungen"; — es hört eine Abendglocke läuten: „von allen Türmen läuteten die Glocken"; — es sieht ein paar übliche Trambahnwagen vorbeifahren: „die Tramwagen leuchteten seltsam gelb"; — ein Herr räuspert sich im Vorbeigehen: „die Vorübergehenden benahmen sich auffallend"; — ein mäßiger Wind weht: „ein seltsames Rauschen war in der Luft, und da wußte ich, daß nun das jüngste Gericht hereinbreche".

Schon an jenem Dienstag, als sie so herumlaufen mußte, während sie vorher gar nicht im Sinne gehabt hatte, fortzugehen, fuhren so viel Autos an ihr vorbei und besonders schnell: „So wie mich's getrieben hat, sind die auch gefahren." Die Leute schafften auch so rasch, so hastig, „als wenn sie im Akkord schaffen täten."

Seitdem ist auch die Welt ganz anders, früher war der Himmel so trüb, lag so tief und so drückend unten, jetzt ist alles viel heller und der Himmel viel höher, auch wenns regnet. Die Sonne scheint auch ganz anders, viel heller; früher wars, als wenn sie nur auf einen Platz geschienen hätte. — Neulich hat der Wind stark geweht, da haben die Bäume so bedeutungsvoll gerauscht, dann hat es geschossen, und die Autos sind so gesaust, die Eisenbahnwagen und die Schienen knirschten so, als wenn sie nicht geölt wären. Alles sei so unheimlich gewesen, sie habe gedacht, jetzt kehre sich die Welt um, jetzt würden die Menschen zurechtgestellt, zur Rechten und zur Linken. (Lina Barth, 23/158.)

Hier scheint es in der Tat, als wenn eine Wahnstimmung die Wahrnehmungsqualitäten ändere. Und dennoch, wenn man genau zusieht, ist es *nicht* so, wie wenn der Ängstliche aus seiner Angst vieles umdeutet. Denn wenn ich mich z. B. aus meiner Jugend einer unbehaglichen Nacht in einer nachts zuvor erbrochenen abgelegenen alpinen Schutzhütte erinnere, als ich annahm, die Einbrecher würden zurückkehren, um noch bereitgestellte Sachen zu holen: da ließ mich wohl ein harmloses Knacken des Holzes aus dem Halbschlaf in der Meinung auffahren, jetzt kämen Tritte, oder ein am Hause raschelndes Tier schien Geflüster zu sein, aber ich wäre doch nie auf den Eindruck verfallen, ein blau gestrichenes Kästchen auf dem Küchenschrank hätte ein seltsam aufregendes Blau gehabt. Kurz, auch jene „Weltuntergangserlebnisse" sind für den primär Wahnerkrankten deshalb so aufregend, weil das Seltsame der Wahrnehmungsinhalte in ihrer *Bedeutungs*erfülltheit liegt: alles *bedeutet* etwas und fast immer etwas Schreckliches. Die von den Kranken selbst gebrauchten Namen wie Weltuntergang, jüngstes Gericht, neues Leben, neuer Tag, Karfreitag, neuer Weltkrieg, sollen ja immer nur das Fabelhafte, Unsagbare, über alle bisherige Erfahrung hinausgehende bezeichnen. Im Beginn des Wahns weiß der Kranke ja sehr oft noch nicht, *was* für eine Bedeutung denn dahinter stecke, und dieser Zweifel beunruhigt ihn zuweilen so stark, daß gerade daraus erst die große Angst oder doch Unruhe entspringt, die vorher sicher nicht da war. Schon Cl. Neisser und Berze machten auf Fälle aufmerksam, bei denen die Vorgänge der Außenwelt den gerade erkrankenden Paranoiker erregen, ohne daß er doch recht weiß warum. Wieder ist es *nicht* ein spezielles zur Sinnesempfindung gehörendes Merkmal, wofür sich der Wahnvorgang hier interessiert — nicht etwa eine Lautheitssteigerung des akustischen, eine Grellheitszunahme des farbigen Eindrucks —, sondern alle Erlebnisse, welchen Zugang zur psychophysischen Persönlichkeit des Erkrankten sie auch finden mögen, sind eigenartig „scharf", d. h. in keiner Weise zu übersehen, zu überhören.

„Was so unten auf der Straße, von den Kindern und so gesprochen wird, das höre ich alles verschärft, manchmal geradezu schmerzhaft oder doch belästigend. — Wenn man das so verschärft hört, da kommt es einem immer so vor, als ob sich das auf mich beziehen sollte[1]".

„Jede Äußerung habe ihn scharf hergenommen[2]." „Alles, was in seiner Umgebung geschah, war ihm „zu stark". Die Gespräche der Leute, z. B. im Kaffeehaus klangen ihm „zu scharf in den Ohren". — Jedes geringste Geräusch und jeder Vorgang, dem er ausgesetzt sei, irritiere ihn so, wie wenn es damit auf ihn abgesehen wäre und errege seinen Zorn. — „Alle Ereignisse rufen einen auffallend heftigen Eindruck hervor. Schon Ereignisse, die ein anderer vielleicht übersehen hätte, machen auf mich einen so starken Eindruck, daß ich mich seiner nicht erwehren kann[3]".

Ich habe absichtlich diese Zitate aus der älteren Literatur und nicht aus eigenem Material gebracht, um zu zeigen, wie diese primäre Störung natürlich auch anderen Autoren aufgefallen ist. Die Kranken wissen auf diesem Stadium noch nicht, *was* irgendein Vorgang bedeutet, ja sie wissen sogar nicht sicher, *daß* er irgend etwas bedeutet, — und dennoch ist ihnen daran irgend etwas „aufgefallen"[4]. Nichts beweist besser als diese Fälle, daß nicht irgendwelche Komplexe,

---

[1] Neisser, Cl.: Zentralblatt 236, Referat.
[2] Neisser, Cl.: Zentralblatt 1892, Erörterungen S. 13.
[3] Berze, J.: Primärsymptom 1903, 17, 18.
[4] Die Frage, „was ist Ihnen denn sonst aufgefallen", ist oft ein wahres Zauberwort, welches die bis dahin in der Unterredung nicht angeschnittene Paranoia enthüllt. — (Fall Wilhelm Küfer, 25/543:) „Irgend etwas ging vor in der Stadt. Etwas Besonderes, nicht recht Faßbares. Man sah es den Leuten auf der Straße an, aber man wußte nicht recht was ... Irgendeine Not bestand."

Wünsche oder auch nur Stimmungen u. dgl. den Wahn herbeiführen, sondern daß das Abnorme die überhaupt noch gar nicht inhaltsgebundene Wahn*funktion* ist.

Früher ging ja der Streit jahrzehntelang darum, daß die einen (WESTPHAL d. Ä., TANZI, CRAMER, MOELI, FRIEDMANN) die Störungen des *Intellektes* (der sogenannten Vorstellungen), die anderen (GÉRENTE, SANDBERG, GODFERNAUX, HITZIG, LINKE, TILING, WERNICKE, STÖRRING, SPECHT, MARGULIÉS) die Anomalien der *Affekte* als die Ursprünge des Wahn ansahen. Ja MEYNERT, DUCASSE, VIGOUROUX, BRESLER, CRAMER nahmen sogar eine Abnormität der *Empfindungen* als Ausgangspunkt der Paranoia an. Dazu fügte dann J. BERZE 1903 seine *Apperzeptionstheorie*[1] (im Anschluß an die Psychologie WUNDTS): Der Paranoiker könne schlecht apperzipieren, d. h. etwas ins Zentrum der Aufmerksamkeit rücken. Erzwinge irgend etwas seine Zuwendung (passive Apperzeption), so leide er darunter, gleichsam, als werde ihm Gewalt angetan. Daraus entstehe eben dieser Gedanke selbst, eben die fehlerhafte Eigenbeziehung. Apperzeption habe aber auch eine negative Seite: das Verschwinden irgendeines Inhalts unter die Schwelle des Bewußtseins (gleichsam Weglegen des augenblicklich nicht Brauchbaren). Wenn diese Inhalte aber nun persistierten, so verbänden sie sich auch fehlerhafterweise mit anderen neu hinzukommenden Inhalten, daraus ergebe sich der Zwang zu fehlerhaften Beziehungen überhaupt.

Was gegen die Lehre von der Entstehung des Wahns aus dem Gefühl tatsächlich zu sagen ist, hat BERZE schon 1903 eindringlich zusammengefaßt. Die Diskussion blieb damals deshalb etwas steril, weil man zwei Gesichtspunkte durchaus vermengte, die Frage nach der Entstehung und die nach dem Wesen des Wahnes. Wenn SPECHT und MARGULIÉS das Affektleben als primär gestört beschuldigten, so hörten sie also *dort* mit dem Suchen nach verstehbaren Zusammenhängen auf und leiteten den Wahn verständlich aus der Affektlage ab. Der Affekt ist also hier das *Motiv* des Wahns. Wenn man jedoch weiter forscht, *welcher* Affekt es denn sei, so widersprechen sich die verschiedenen Autoren; sie führen ganz gewöhnliche Gefühlslagen wie Erwartung, Angst, Unruhe, Mißtrauen usw. an und bleiben den Nachweis schuldig, warum denn aus diesen Gefühlen das eine Mal ein Wahn hervorwächst und in den meisten Fällen nicht. Würde es sich um qualitativ abnorme Gefühle handeln, so würde es eher verständlich werden, daß aus diesem sonst nie gehabten Gefühl auch eine sonst nie gehabte Einstellung — eben der Wahn — hervorgeht. Aber dieses abnorme Gefühl behauptet keiner der Autoren[2]. Auch SPECHTs Mischgefühle sind qualitativ nichts Ungewöhnliches, sondern nur ihre pathologische Fixierung, Verlängerung und Intensitätssteigerung wird betont. — Von der Gegenseite, der Lehre von der Entstehung des Wahns aus den Vorstellungen und auch von BERZES Apperzeptionstheorie gilt das gleiche: alle diese Autoren suchten nach dem Motiv oder nach der Ursache des Wahns, aber sie hatten sich noch kaum mit der Frage beschäftigt, was denn sein Wesen sei. Erst NEISSER tat hier einen Schritt vorwärts. In kluger, abwägender Weise betonte er, daß es sich darum handle, den Wahn phänomenologisch zu fassen (schon 1891!).

---

[1] BERZE, J.: Primärsymptom 1903, 13.
[2] Höchstens CRAMER zieht es 1902 als ein Hilfsmoment zu seinen Körperempfindungen hinzu: ein „bisher nicht gekanntes unerklärliches Gefühl von Insuffizienz", welches die fehlerhafte Eigenbeziehung auslöse. — Erfahrungsgemäß ist dieses Gefühl aber in sehr vielen Fällen des Wahns nicht vorhanden.

Und er führte dafür das Wort von den *krankhaften* oder *fehlerhaften Eigenbeziehungen* ein. Er zog es dem Terminus Beziehungswahn[1] und Beachtungswahn (MEYNERT) vor und erkannte schon deutlich, daß es sich um eine Denkstörung, nämlich um ein fehlerhaftes Realitätsurteil handle. Aber auch NEISSER faßte meines Erachtens diesen Begriff noch zu eng (ähnlich CRAMER). Er deckte sich hierbei mit SPECHT, der 1901 formuliert hatte: eine Wahnidee liegt nicht vor, wenn das Ich im Mittelpunkt fehlt. Es ist heute schwer zu sagen, warum diese älteren Autoren[2] nur auf den egozentrischen Wahn abhoben. Die Erfahrung liefert zweifellos Fälle, in denen auch *nicht* egoistische Wahngedanken — wenn auch viel seltener — zu beobachten sind. So erscheint auch SPECHTS Formulierung zu eng, daß es nur zwei „Richtungen" des Wahns gebe: Verfolgung und Selbstüberhebung.

HEINRICH SCHULTE (1924) bringt zur Paranoiatheorie einen eigenen originellen Einfall. Er läßt den Wahn aus der mangelnden Realbeziehung zur Gruppe entstehen, zu irgendeiner Gruppe, in die sich jeder Mensch irgendwie einzuordnen hat. Dauernd als „Wir-Krüppel" zu existieren, sei (bestimmten) Menschen nicht lebbar. Das Bewußtsein der Kluft zu den anderen tue sich auf, und diese „müsse" irgendwie überbrückt werden durch ein Surrogat, welches doch eine, wenn auch feindliche (eben wahnhaft-feindliche) Beziehung zu den anderen schafft. In anderen Worten: einsam sein, kann man nicht; aber verfolgt sein, kann man.

SCHULTE trifft mit seiner Theorie in der Tat eine Anzahl von Lebenssituationen (Sprachisoliertheit, Schwerhörigkeit, Haft usw.) sehr gut, aber er wendet seinen Gedanken nun — wie das die meisten Theoretiker tun — auch auf Situationen an, auf die er nur mit vieler Gewalt zurechtgepreßt werden kann. Das schizophrene Wahnerlebnis überfällt den Kranken oft ganz plötzlich — wirklich momentan —, wo bleibt da das Bewußtsein der Kluft? Viele Wahngedanken betreffen gar nicht das Ich des Wahnkranken und also — auch indirekt nicht — seine Beziehungen zur Gesellschaft. Kein Fachkundiger wird bestreiten, daß zwischen dem schizophrenen Wahn und dem psychopathischen Wahn genetisch und deskriptiv wesentliche Unterschiede bestehen. Die SCHULTEsche Theorie würde, wenn sie generell für den Wahn gelten soll, gerade diese Verschiedenheiten übersehen. Ferner gibt es Gesellschaftsfeinde, die aus ihrer Not eine Tugend machen: sie freuen sich ihres Outsidertums (manche Literaten), oder sie werden verbittert, vergrämt (manche Gelehrte); aber sie brauchen doch deshalb nicht zu einer Wahneinstellung, geschweige denn zu einem schizophrenen Wahn zu kommen. Auch die Hilfstheorie, daß dies nur bei bestimmten Charakteren zuträfe, hält der Erfahrung nicht stand, denn diese ergibt *nicht* das Vorhandensein besonderer Charaktere. Die SCHULTEsche Theorie gilt also sehr gut für einzelne Formen psychopathischen Wahns, aber gerade nicht für den schizophrenen Wahn[3].

Oben wurde gesagt, daß jedermann für die Annahme einer gedanklichen Beziehung irgendwelcher Art einen *Anlaß* haben müsse, sei es von außen, sei es von innen, so wie der Aberglaube des Volkes aus der Seltenheit eines Kometen und dem Reste astrologischer Kenntnisse einen nahen Krieg prophezeit. *Bei der*

---

[1] Ich konnte nicht finden, von wem er stammt.
[2] Nicht BERZE. Wohl aber BLEULER und HEVEROCH, die irgendwelche gestörte Ichfunktionen für wichtig halten.
[3] Von LÖWYS Aufsatz über Wahnbildung (1922) verstehe ich zu meinem großen Bedauern kaum ein Wort.

*schizophrenen Paranoia fehlt sowohl der äußere wie der innere Anlaß.* Ein besonderer Akt ist durch die Krankheit entstanden: das *Symbolerlebnis (Bedeutungserlebnis).* Gerade jene Fälle, in denen der Kranke noch nicht weiß, *was*, sondern nur *daß etwas* dahinter stecke, sprechen für die primäre Natur dieses krankhaften Aktes [1]. Der Kranke ist nicht in den sogenannten elementaren Bestandteilen seines Wahrnehmungserlebnisses gestört (Farbe u. dgl.), nicht in deren gestaltender Formung („dies ist ein so geartetes Gebilde"), nicht in der hinzutretenden Sinnformung, dem Sinnerlebnis („das ist ein Tisch"), nicht in seinen weiteren verarbeitenden Funktionen der Intelligenz („es ist ein Rokokotisch"), sondern nur in dem *Zwange der Symbolerfassung* (der Tisch bedeutet, die ganze Welt ist so verdreht wie seine Säulen). Man geht ja deshalb als Normaler bei der Exploration des Wahnkranken immer ins Leere, weil man immer denkt, „es kommt noch". Aber „es" kommt nie. — „Und da kamen zwei Hunde und dann ein kleines Mädchen, und dann pfiff ein Vogel und dann rasselte die Maschine des Kettenschleppers" (Ja und ?). „Ja und dann war da eine Bank frisch gestrichen" (Na ja und die Hauptsache?). „Ja und sonst weiter nichts. Aber es war schrecklich." — „Es" ist nie aufzeigbar, weil es zwischen, hinter den Dingen und ihrer Zuordnung liegt, im Symbol. Es ist bildlich so, wie wenn das Gorgonenhaupt nicht jeden, der es anblicke, in Stein verwandle, sondern nur den Wissenden. Das Kind sieht vor dem großen Gebäude nur eine Frau mit einer Wage, der gebildete Erwachsene sieht die Justitia. Aber während bei diesem Erwachsenen eben sein Wissen diese Erkenntnis setzt — ohne Wissen kein Symbol, keine Allegorie —, so ist der Paranoiker plötzlich im Moment des Ausbruchs seines Leidens mit diesem „Wissen um" belastet. [2] Mancher Theoretiker hat sich wissenschaftlich darüber erregt, daß der Paranoiker „blödsinnige" Gedanken habe und doch auf anderem Gebiete sehr klug sei. GRIESINGER, HITZIG, JASTROWITZ, KOCH, KRAEPELIN, SALGO, BECKER, SPITZKA nehmen einen Intelligenzdefekt bei der Paranoia an. WERNICKE, CRAMER, WESTPHAL d. Ä., ZIEHEN, NEISSER, MARCHAND, RÉGIS, TOULOUSE, DAMAYE behaupten das Gegenteil. Dieser Widerspruch löst sich, wenn man den Zusammenhang, den der Wahn setzt, als einen *symbolischen* Zusammenhang faßt. Niemand wird denjenigen, der vor dem Kruzifix niederkniet, oder den Primitiven, der an magische Wirkungen glaubt, deshalb als unintelligent oder intelligenzgestört bezeichnen [3]. *Wahn und Intelligenz haben nichts miteinander zu tun.* Der obige Gegensatz der Autoren ist

---

[1] SCHULTEs Einwand, ein Ehemann merke die Untreue der Ehefrau schon, ehe er greifbare Beobachtungen gemacht habe, scheint mir insofern fehl zu gehen, als das Benehmen der betreffenden Ehefrau ja objektiv wirklich auffällig ist (beginnende Kühle, oder forcierte Wärme oder Zerstreutheit u. dgl.). Auch der Wetterkundige merkt vielleicht den Wetterumschlag, ehe er *sagen* kann, warum. Der Paranoiker verhält sich nur äußerlich ähnlich. Man könnte dem SCHULTEschen Einwand insofern gleichsam zu Hilfe kommen, als man unterschiede: der Wetterkundige bemerkt eine wirkliche Änderung, ohne sie analysieren zu können, der Paranoiker halluziniert eine Veränderung, ohne sie analysieren zu können. Aber das Wort halluzinieren paßt meines Erachtens eben deshalb nicht, weil das ganze Phänomen nichts mit Sinneserregungen oder dergleichen zu tun hat, sondern mit der Annahme von „Bedeutungen", Sinnerfülltheiten.

[2] Man denke an Figura et veritas der Dogmengeschichte.

[3] Dabei ist es sehr wahrscheinlich, daß das magische Denken des Primitiven und das magische Denken des Gläubigen unserer Kulturschicht noch *funktional* verschieden sind. Und das erstere ist vom schizophrenen Symboldenken funktional sicher erst recht verschieden (im Gegensatz zu STORCH, BYCHOWSKI).

sicher zum großen Teil auch darauf begründet, daß sie unter ,,Intelligenz" äußerst Verschiedenes begreifen [1].

Andere Theoretiker haben sich mit der halb scherzhaft benannten ,,doppelten Buchführung" des Wahnkranken befaßt, der z. B. behauptet, Kaiser zu sein, und doch hinter dem Pfluge geht. Aber man braucht sich nur des LUTHER-ZWINGLI-CALVINschen Abendmahlstreites von ,,das ist" und ,,das bedeutet" den Leib Christi zu erinnern, um in dieser doppelten Registrierung keinen oder doch nicht jenen Widerspruch zu sehen [2]. Man hat von dem Wirklichkeitsbewußtsein des Wahnkranken gehandelt [3], aber das Wort Wirklichkeit hat eine doppelte Bedeutung, so wie der Logiker von Existenzialurteilen und Geltungsurteilen spricht; — sowohl die Gültigkeit als das Vorhandensein können als ,,real" bezeichnet werden.

Beispiel von gleichzeitiger wahnhafter und realer Orientierung (,,doppelte Buchführung") (Ida Weinzierl).

(Über ,,Anfälle" im Bad befragt): ,,Ich habe Sie dabei gekannt als Doktor und gleichzeitig als Petrus mit dem Himmelsschlüssel." Als sie so nach Jesus schrie, habe sie gedacht, sie sei im Fegfeuer. Trotzdem habe sie sich dabei im Wasser gesehen. Sie habe immer *zweierlei Gedanken* gehabt; sie habe einerseits ganz gut erkannt, daß sie im Bad ist, und doch zwar ,,nicht direkt" das Fegfeuer gesehen, aber doch an einem rötlichen Schimmer an den anderen Kranken dessen Widerschein erkannt. Sie habe immer ,,das eigentliche Richtige und das Eingebildete" nebeneinandergesehen. Wenn sie so schrie und eine Einspritzung bekam, habe sie immer wieder gedacht, ach Gott, was hast du wieder für dumme Gedanken gehabt.

Der Wahnkranke hat also primär, unableitbar das Symbolbewußtsein. Freilich ist es unerklärlich, warum in seiner Alltagserfahrung das eine naiv, das andere außerdem symbolisch aufgefaßt wird. Es ist ja keineswegs so, daß nun *alles* etwas zu bedeuten habe, — daß kein Haar vom Haupte fällt, ohne daß ein verborgener Sinn dahinter stecke. Sondern nur *manche* Geschehnisse sind bedeutungsbeschwert und andere nicht. Und der Kranke vermag keinen Aufschluß darüber zu geben, warum es in einem Fall so und im anderen anders sei. Er ,,weiß" es eben. Aus diesem Wissen quillt ja auch seine so häufige Selbststeigerung, das paranoische Überlegenheitsgefühl, der Stolz und Hochmut des Wahnkranken und seine entsprechende Haltung. Er hat eine ganz ähnliche Stellung zum Leben, wie der Gläubige seine Ruhe in Gott hat; kein Einwurf, kein Hohn kann ihn erschüttern. Manche, besonders jüngere, Forscher sind erstaunt darüber, daß der Wahnkranke auf alle Einwände usw. gar nicht hinhöre; sie schließen daraus, daß er gar nicht hinhören wolle, daß er sich hinter seinen Wahn verschanze, ja sich an seinen Wahn klammere, schließlich seinen Wahn direkt pflege und hege (Wunscherfüllung). Aber solche Formulierungen scheinen mir den Sachverhalt ebenso schlecht zu treffen, wie wenn man dem Gläubigen sagen wolle — was ja zuweilen geschieht —, er *wolle* auf keine Einwände gegen seinen Glauben hören, er klammere sich an seinen Glauben. Der Gläubige *braucht* keine Einwände zu hören, er steht über

---

[1] Vgl. hierzu schon NEISSERs kluge Ausführungen (1897, Paranoia u. Schwachsinn).

[2] Auch im primitiven Denken ist man oft auf diesen Gegensatz gestoßen, und man hat ihn bei der Primitivität der undifferenzierten Ursprachen auch schwer zu klären vermocht. Manche Ausführungen LEVY-BRÜHLS (z. B. das Hikuli-Beispiel) würden unter dem obigen Aspekt wohl anders gefaßt werden müssen. — Ich will übrigens mit diesem vergleichsweisen Hinweis auf das archaische Denken der sogenannten Parallele zum schizophrenen Denken nicht das mindeste Zugeständnis machen (STORCH, BYCHOWSKI).

[3] Neuerdings OTTO KANT.

ihnen, aber sie können ihn auch gar nicht erschüttern, deshalb braucht er sie nicht zu fliehen. Er klammert sich gewiß an seinen Glauben, aber in anderem Sinne: der Glaube ist ihm das einzig Wichtige, alles andere ist eitel.

Man hat nicht mit Unrecht die Frage aufgeworfen, was denn solche Vergleiche (wie dieser zwischen Wahn und Glauben) *erklären* könnten. Sie können gar nichts erklären, sie sollen nur durch den Hinweis auf einen bekannten Seelenzustand den an sich nicht reproduzierbaren des Kranken *beschreiben* helfen. „Erklären" heißt die Ursache aufzeigen, und diese Ursache ist eben der schizophrene Gehirnprozeß. „*Verstehen*" läßt sich der schizophrene Wahn — um JASPERSsche Ausdrücke zu gebrauchen — nur statisch, nicht genetisch. Im Gegenteil — hierin möchte ich nochmals meine Auffassung betonen —, der schizophrene Wahn ist ein verständlich *nicht* ableitbares Primärsymptom, während die psychopathische Paranoia [1] inhaltlich und funktional aus dem Charakter und den Lebensumständen des Psychopathen entwächst. Beide sind also *im Prinzip* verschieden. Das oben geschilderte Symbolerlebnis kennt der paranoische Psychopath nicht. Es gibt auch nicht jene (so häufig herangezogenen) „Übergänge" zwischen beiden Wahnformen. Freilich vermag unser diagnostisches Vermögen gelegentlich — im Anfang eines schleichend entstehenden Wahns — beide Formen nicht leicht voneinander zu trennen. Ist aber das primäre Symbolbewußtsein des Wahns im einzelnen Falle einmal einwandfrei festgestellt, dann ist die Diagnose der Schizophrenie gesichert. Dieses Symptom ist unpsychopathisch, es ist ein Prozeßsymptom (LANGE, HEDENBERG).

Dieser mein Standpunkt wird keineswegs von allen neueren Autoren geteilt. Vielmehr bemühen sich manche Forscher, auch die schizophrene Paranoia verstehbar abzuleiten. Für den von mir bekämpften Standpunkt gibt ein Autor neuerdings ein gutes Beispiel[2]. Ein 49jähriger Mann leidet seit vielen Jahren an einem Wahn, der vorwiegend von Eifersuchtsinhalten erfüllt ist. Trugwahrnehmungen und Erinnerungsfälschungen stützen die Wahnideen. Er beschuldigt ganz grundlos seine Frau zahlloser Ehebrüche, glaubt von fünf seiner Kinder, sie seien nicht die seinen, und bringt alle diese Beschuldigungen mit lächelnder Miene, ja mit einer gewissen Schadenfreude und einem beweisfreudigen Stolz vor, obwohl er in der Gesamteinstellung depressiv reagiert. Es stellte sich heraus, daß er von jeher ein sehr verletzliches Ehrgefühl und einen lebhaften Machttrieb besessen und immer darunter gelitten hatte, daß seine Frau, an die er übrigens sexuell sehr gebunden war, in langen Ehejahren immer die Herrschaft geführt hatte.— Nun folgt die Deutung dieses Sachverhalts durch den Autor: Nachdem nun das beiderseitige Altern die sexuelle Bindung gelockert habe, trete das verletzte Machtbedürfnis an die Oberfläche, und er räche sich in drastischer Weise für alles, was er in der Ehe „gelitten" habe, indem er seine Frau völlig „entwerte". Er erlebe jetzt seine frühere sexuelle Unterwerfung als starke, noch nicht verwundene Insuffizienz. In der Diskussion von Einwänden verrate der Kranke geradezu den (unbewußten) Wunsch: wenn seine Frau doch wirklich untreu wäre. Freilich erhoffe er nicht bewußt die Untreue der Frau, doch entspreche es irgendwie den Tendenzen seiner Gesamtpersönlichkeit, die Untreue als Tatsache hinzunehmen. Er

---

[1] *Nicht* im KRETSCHMERschen Sinne (sensitiver Beziehungswahn).

[2] Ich nenne ihn ausnahmsweise nicht, weil seine Persönlichkeit hier nichts zur Sache tut. — Daß ich hier auch in stärkstem Gegensatz zu FREUD und SCHILDER stehe, ist selbstverständlich.

kämpfe mit allen ihm zur Verfügung stehenden Mitteln des Intellekts darum, die von ihm benötigte „Fiktion" aufrechtzuerhalten. Bemerkenswert sei seine aktive Tendenz, der eigenen Auffassung auf jeden Fall zum Siege zu verhelfen. Diese Tendenz sei von der geheimen Furcht durchzittert, es könne doch ein gegnerischer Einwand eine Bresche in seinen wohlgebauten Wahn schlagen. Seine Wahnbildung sei das Erzeugnis stärkster persönlicher Notwendigkeit, ein Verteidigungsbau der in ihrem Eigenwertbewußtsein irgendwie erschütterten Persönlichkeit. Seine psychische Struktur brauche diesen Wahn als Lebensbedingung, er diene der Abwehr eigener Insuffizienz durch Hinausprojektion der eigenen Schuld auf die Außenwelt. Je größer Insuffizienz und Schuldgefühl, um so stärker die aktiven und antisozialen Tendenzen. Der Haß gegen die eigene Persönlichkeit finde ein Ventil im Wahn, und nur, wenn er übermächtig würde, entlüde er sich in antisozialen Tendenzen und im Wahnverbrechen. Dieses Verbrechen würde also nicht *aus* Wahn, sondern *trotz* des Wahnes erfolgen.

Es ist interessant, einen solchen Deutungsversuch einmal näher zu analysieren. *Tatsache* ist, daß ein Mann in seinen besten Lebensjahren einen Eifersuchtswahn bekommt, der von Sinnestäuschungen und Erinnerungsfälschungen begleitet, zu phantastischen Annahmen führt und — auf Eifersuchtsinhalte ziemlich beschränkt — unbeeinflußbar beharrt. Es gelingt in keiner Weise, die Entstehung dieses Wahns bewußt-psychologisch abzuleiten. Denn daß der schizophrene Kranke früher ein sehr verletzliches Ehrgefühl und starkes Selbstbewußtsein gehabt hat, führt an sich psychologisch weder zum Wahn, noch zur Eifersucht. Daß der Kranke unter seiner ebenfalls herrschsüchtigen und in der Ehe tatsächlich herrschenden Ehefrau immer sehr „gelitten" hat, ist möglicherweise eine Behauptung, die der Kranke aus seiner nun schizophrenen Einstellung erst rückläufig vorbringt. Aber selbst angenommen, er habe schon früher wirklich gelitten, so entspringt daraus noch immer kein Wahn. Denn wie viele Ehemänner, die im Innern geltungsbedürftig sind und sich dennoch der Frau ungern unterordnen, kommen dennoch niemals zu einem Wahn. So bleibt dieser also vollkommen unverständlich als Wahn*funktion*, während sich vielleicht aus den erwähnten Momenten einiges zum Verständnis dafür anführen ließe, warum dieser Wahn gerade Eifersuchts*gehalt* annahm. Die Auffassung der schizophrenen Paranoia als eines Prozesses würde also an dieser Stelle der Analyse unter den Versuch einer verständlichen Ableitung einen Strich machen und die Entstehung des Wahnes als unverstehbar und nur kausal aus dem Prozeß ableitbar erklären. Der zitierte Autor verfährt anders. Er sucht unter allen Umständen jenen Wahn zu rationalisieren. Und da dies nicht aus den früheren Charaktereigenschaften und Erlebnissen allein gelingt, so werden unbewußte Mechanismen und allerhand Deutungen zu Hilfe genommen. Die erste Annahme ist, daß die Lockerung der sexuellen Bindung (mit zunehmendem Alter) das verletzte Machtbedürfnis des Mannes hervortreten ließ. Dies kann man allenfalls als einleuchtend gelten lassen. Wenn sich ein Ehemann aus herzlicher Neigung zu seiner jüngeren und vielleicht noch unreifen Frau manches gefallen läßt —, wenn er später vielleicht auch aus Klugheit in vielem nachgibt, um die sexuellen Beziehungen nicht zu stören —, so mag sich das vielleicht ändern, wenn später eine gewisse Gewöhnung und Erkaltung eingetreten ist. Jene Hemmungen treten zurück, der Mann wird rücksichtsloser, deutlicher egoistisch, ja vielleicht kalt abweisend und brutal. In dieser Weise mag sich manche Ehe auflösen. Jener Autor nimmt aber an, daß sich der Kranke nun an seiner Ehefrau *rächen* will. Und hierfür vermag er aus der früheren Charakterstruktur keinen Hinweis (Rachefähigkeit) beizubringen. Ja der Autor nimmt weiter an, in der Tendenz dieser Rache greife der Kranke zu dem sonderbaren Mittel, seine Ehefrau dadurch zu entwerten, daß er sie der Untreue bezichtige. Welch Ethos macht sich hier der Autor seltsamerweise zu eigen, indem er es dem Kranken unterschiebt! Für manchen Ehemann mag die Untreue der Frau einen neuen Reiz bedeuten, sieht er doch, daß sie anderen noch begehrenswert erscheint. Manch anderer, dem die Gefühle für seine Frau ganz erloschen sind, mag sich an der realen Untreue der Frau ärgern, weil er hierfür vielleicht Spott, Minderung gesellschaftlichen Ansehens u. dgl. fürchtet. Wollte ein Ehemann seine Frau „entwerten", so könnte er sie ja beschimpfen, schlagen, fortjagen usw. Warum soll er sich eines so umständlichen Verfahrens bedienen? Warum soll jener Kranke gerade erst jetzt seine frühere sexuelle Unterwerfung als eine Insuffizienz erleben? Er könnte ja ebenso gut fröhlich sein, daß mit dem Wegfall der Sexualität auch seine „Unterwerfung" jetzt wegfällt. Und weil dem Autor nun in der Aufklärung des seelischen Sachverhalts nichts wirklich Nachweisbares weiterhilft, so greift er ins Unbewußte. Dort ist der Wunsch vorhanden, sie *solle* untreu sein, dort wird jene Fiktion gegründet, die dann im Oberbewußtsein durch den Verstand gestützt wird. Ja der Autor nimmt überraschenderweise an, der Wahn sei für den Kranken unterbewußt geradezu eine stärkste persönliche *Notwendigkeit* geworden. Es ist sehr schwer, einzusehen, warum. Hätte sich der Kranke wirklich *überhaupt* rächen wollen (eine Annahme!), so hätte er viele andere Möglichkeiten gefunden, die alle wesentlich näher gelegen hätten. Hätte er sich wirklich durch den Vorwurf der Untreue rächen mögen (eine Annahme!), so hätte er ja dieses und andere üble Gerüchte über seine Frau ausstreuen können. Warum bedarf er des Wahns als eines „Verteidigungsbaues der in ihrem Eigenwertbewußtsein irgendwie erschütterten Persönlichkeit?" Gewiß, der Mann mag unter seiner Frau und unter ihrer Herrschsucht gelitten haben. Aber warum nun diese schwülstigen und hochtrabenden Ausdrücke für ganz unwahrscheinlich weither geholte Annahmen für unkontrollierbare Vorgänge im Unterbewußtsein?

Ich bin auf diesen Fall so ausführlich eingegangen, weil er mir ein Musterbeispiel zu sein scheint für die Arbeiten vieler junger Autoren, die in einem seltsamen „Konkretismus" von FREUDschen und ADLERschen Gedanken geradezu krampfhaft geistreich sein wollen und erst dann ein seelisches Geschehen für verstehbar und verstanden erklären, wenn sie durch Heranholen an sich höchst verwickelter (und noch verwickelter benannter) Tendenzen aus dem Unterbewußtsein ihre Kenntnis der „Tiefenpsychologie" erwiesen haben. Man kann solche Gedankengänge nie als irrtümlich erweisen, denn sie versenken in das Unterbewußtsein in schöpferischer Synthese Momente, die dann als Motive wieder hervorgeholt werden und ein freies Spiel miteinander beginnen.

Diese ganze Art der Betrachtung — als eine Forschung kann ich sie nicht anerkennen — möge mit diesem einen Beispiel hier endgültig erledigt sein, ich komme nicht auf sie zurück.

Es könnte naheliegen, den Sachverhalt des religiösen Glaubens, der oben in anderem Sinne vergleichsweise herangezogen wurde, auch hier als Beispiel dafür anzuführen, daß dieser religiöse Glaube aus dem Ressentiment entspringe; — daß die Schlechtigkeit der Welt für viele unerträglich wäre, wenn sie nicht daran glaubten, im Jenseits für alle Müh und Pein entschädigt zu werden. Also hier der *religiöse* Glaube als eine Wunscherfüllung. Der große Unterschied ist nur der, daß die Hoffnung auf die ewige Seligkeit den Gläubigen wirklich über das Elend des Daseins hinwegtäuschen kann, während der Paranoiker unter seinem Wahn fast immer außerordentlich leidet und sich dann höchstens gegen dieses Leiden eine abermals wahnhafte Selbststeigerung als Kompensation schafft.

Man hat der Tatsache noch wenig Beachtung geschenkt, daß es neben dem allgemeinen bekannten und vielfach beschriebenen Beeinträchtigungs- und Verfolgungswahne, also neben der egozentrischen Einstellung auch seltenere Fälle gibt, die theoretisch besonders wichtig sind, bei denen es sich nicht um egozentrische Beziehungsideen handelt. Um einige Beispiele zu nennen, so sei der schon mehrfach erwähnten Erwartung des Weltuntergangs oder des unmittelbar bevorstehenden jüngsten Gerichts gedacht. Freilich könnte man einwenden, auch dieser Wahn sei doch insofern egozentrisch, als auch der Kranke am Weltuntergang zum mindesten „mit"beteiligt sei. Deshalb seien hier noch einige Wahngebilde angeführt, die der Ichbezogenheit entbehren: Sehr kennzeichnend (schon oben erwähnt): „Etwas ging vor in der Stadt. Irgendeine Not bestand." — „Es sind Regenten über Regenten ermordet worden. ——— Und dann ist noch etwas geplant: es sollte ein Sohn erstochen werden von diesem Reich oder von einem angrenzenden" (WEIDERICH, 1907/186). — Ferner gehören manche wahnhafte Verkennungen hierher. Man liest gelegentlich in fachwissenschaftlichen Aufsätzen, ein schizophrener Kranker sei desorientiert gewesen, denn er habe die Klinik für eine Schule oder Gerichtsgebäude, den Arzt für einen Lehrer oder Richter oder einen von der Steuer usw. gehalten. Aber es handelt sich in diesen Fällen selbstverständlich nicht um eine Desorientiertheit, wie sie bei Vergiftungen, Schädeltraumen usw. vorkommt, d. h. also nicht um eine wirkliche Verwirrtheit, sondern um eine Wahnverkennung, um einen Symbolwahn, um eine *doppelte* Orientiertheit. Wenn z. B. eine Kranke eine beliebige Frau für Carmen Sylva hält, von der sie gerade ein Buch gelesen hatte, so kann man eine solche Verkennung, die im strengeren Sinn natürlich keine ist, nicht gut unter die fälschlichen Ichbeziehungen, sehr wohl aber unter die Wahnbeziehungen unterordnen. Jene „Stimmungstheorie" der Paranoia, daß das Symbolbewußtsein aus einer bestimmten Gemütslage abgeleitet werden könne, erscheint (wie überhaupt) am Beispiel dieser nicht egozentrischen Wahnbeziehungen besonders wenig befriedigend. Denn es ist nicht einzusehen, warum eine Gefühlsregung, wie z. B. Angst, den Glauben hervorbringen könne, ein Bild an der Wand des Krankenzimmers (ohne jede persönliche oder kirchliche Anspielung) bedeute den nahe bevorstehenden Tod des Papstes. Bei diesen Fällen wäre eine kasuistische Forschung darüber besonders interessant, welche Momente des bisherigen persönlichen Lebens gerade diese nicht egozentrischen Gehalte konstelliert hätten.

Als eine weitere Abart der wahnhaften Beziehung ist vielleicht auch jenes Symptom aufzufassen, das für gewöhnlich unter dem Namen der schizophrenen Erinnerungsfälschung oder Erinnerungstäuschung geht (fausse reconnaissance). Man meint damit jene schizophrenen Kranken, welche angeben, sie hätten irgend etwas, was sich gerade ereignet *hat*, schon vor vielen Jahren vorausgesagt, — oder jene Paranoiker, die versichern, von ihrer Kaiserkindschaft schon durch den Lehrer der letzten Schulklasse (vor 30 Jahren) informiert worden zu sein, oder endlich jene, die behaupten, alles, was sich ereignet, sei irgendwie vorausbestimmt. Was sich hier also fälschlich einzustellen scheint, ist das Phänomen der Erinnerungsgewißheit (das Wiedererkennen). Dieses Wiedererkennen [1] ist ein Rückbezug auf

1. etwas schon einmal wirklich Erlebtes,
2. etwas schon einmal Geträumtes,
3. etwas von irgend jemand oder aus früherer Lektüre Erfahrenes,
4. etwas von dem Kranken selbst schon einmal Getanes oder Gesagtes (zuweilen auch Erfundenes).

Dabei kann es vorkommen, daß gewisse *einzelne* Inhalte (oft Wahninhalte) den Charakter der Bekanntheit tragen (déjà vécu), oder daß *alles* Geschehen diesen Stempes des Déjà erhält. Wenn man das Wort gefälschter Erinnerungsgewißheit auch hier verwendet, so meint man nicht wie bei den sonstigen Termini der Erinnerungs- oder Gedächtnisphänomene, daß das *Material* des persönlichen Gedächtnisses oder der persönlichen Erinnerung irgendwie gestört ist, sei es, daß es besonders leicht, oder schwer, oder gar nicht erweckbar ist, sondern jenes Subphänomen ist dabei alteriert, welches den *Wahrnehmungen* in irgendeiner Weise anhaftet, sei es, daß sie je nach dem Grade der Erinnerungsgewißheit als sicher bekannt, fraglich bekannt, zweifelhaft oder unbekannt beurteilt werden (modale Beurteilung: G. E. Müller). Das Eigenartige des Déjà vu und der schizophrenen Erinnerungstäuschung ist also, daß ein objektiv neu auftauchender Wahrnehmungs- oder Vorstellungs- oder Denkinhalt ohne einsichtigen Grund jenes Geleitmerkmal der Bekanntheit trägt. Faßt man dies als eine Art Eigenschaft auf, die den Inhalten anhaftet (vergleichbar etwa mit der Anschauungsform der Zeit, in der sich jedes seelische Geschehen vollzieht), so würde das Phänomen *nicht* in diesen Zusammenhang gehören. Dann wäre nur zu konstatieren, daß es als ein Symptom sui generis ebenso wie bei mannigfachen psychopathischen Störungen meist isoliert, so hier (sehr ausgebreitet) auch bei der Schizophrenie vorkomme. Man kann aber die Erinnerungsgewißheit an sich auch als ein Beziehungserlebnis betrachten. Erinnert man sich bei der Betrachtung eines Objektes $A'$ an ein früher wirklich wahrgenommenes Objekt $A$, so stellt sich eben zwischen beiden eine Beziehung her, ein Erlebnis, das die Assoziationspsychologie R. Semons als Homophonie bezeichnete. In diesem Worte „Gleichklang" ist ja eben das Beziehungserlebnis desjenigen, der zwei Töne als gleich oder fast gleich erkennt, bild- und vergleichsmäßig herangezogen. Beim Déjà vu stellt sich nun das Paradoxon ein, daß das Beziehungserlebnis eintritt, ohne daß ein Urobjekt $A$ innerlich wirklich da ist, auf das es bezogen werden kann. Man könnte also — so gesehen — das fälschliche Bekanntschaftserlebnis auch als ein Wahnerlebnis bezeichnen: als die *Wahnidee, dieses oder alles schon einmal erlebt zu haben*. Faßt man es so auf, so rückt es also mit Recht in den Zusammenhang dieses Wahnkapitels ein. Aber man beachte, daß man dann in eine Schwierigkeit gerät. Das Déjà vu-Erlebnis findet sich ja bei der Schizophrenie tatsächlich meist in drei Formen:

1. Einzelnes oder alles real Erlebte wurde schon einmal real erlebt.

---

[1] G. E. Müller ist ja in seinem dreibändigen Gedächtniswerk auf das Phänomen eingegangen, und ich selbst habe mich in meiner Psychologie des Abnormen ebenfalls darum bemüht.

2. Alles real Erlebte war schon voraus geahnt oder gewußt oder prophezeit [1].
3. Nur die eigenen Wahnideen werden als schon lange (oder eine bestimmte Reihe von Jahren) gewußt bezeichnet.

Während man also die beiden ersten Formen allenfalls — mit gewissen Unterscheidungsmerkmalen — dem psychopathischen Déjà vu-Erlebnis gleichsetzen könnte, müßte man von dem dritten Tatbestand sagen: dieser Schizophrene hat von seiner eigenen Wahnidee die Wahnidee, sie schon vor so und so langer Zeit erfahren zu haben. Rückt man das ganze Erlebnis der normalen Erinnerungsgewißheit dagegen mehr in die *Sinnes*sphäre als „Eigenschaft", dann würde das abnorme Erlebnis der Fausse reconnaissance der Halluzination nahe kommen. Der soeben geschilderte Fall 3 wäre also dann so zu formen: Der Gedanke, z. B. Kaiserkind zu sein, würde eine halluziniert sinnesmäßige „Eigenschaft" bekommen. Ein (im Prinzip unanschaulicher) Gedanke würde also halluzinatorisch Anschaulichkeit erhalten. Und dies ist eine Contradictio in adjecto. Wie immer man also die Kategorien der normalen Psychologie hier auch anwenden möge: sie passen nicht auf diesen pathologischen Fall.

Es ist nicht zu übersehen, daß diese schizophrene Form des Déja vécu-Erlebnisses sich kaum bei hebephrenen oder katatonen Formen der Schizophrenie findet, sondern fast immer bei der paranoiden. Gerade die Rückdatierung von *Wahn*inhalten ist ja eine allbekannte Erscheinung.

Bisher wurde vom Symbolbewußtsein, von Beachtungs-, Beziehungs-, Bedeutungsideen immer in dem Sinne gesprochen, daß wirkliche Erlebnisse der Außenwelt einen tieferen (anderen verborgenen) Sinn bergen. Und wenn bisher diese „Beziehungen ohne Anlaß" als das grundlegende Wahnsymptom betrachtet wurden, so liegt der Einwand nahe, es handle sich ja in vielen Fällen nicht darum, daß irgendwelche Objekte der Außenwelt etwas bedeuten (ein Haar in der Suppe = Du wirst noch ein blaues Wunder erleben), sondern viele Wahnideen seien als solche schlechtweg da, also *ohne* Bezogenheiten (wahnhafte Bewußtheiten, JASPERS). Solche primär geglaubten Sachverhalte oder Geltungen sollen nicht geleugnet werden; ich glaube jedoch, daß sie sehr selten sind. Meist sind diese Wahnideen sekundär aus Sinnestäuschungen abgeleitet, oder als Schlüsse aus anderen Wahnideen gefolgert. Der Theorie machen sie an sich keine Schwierigkeiten, denn die Überzeugung des unmittelbar bevorstehenden Kommens des Antichrist kann sowohl einer äußeren Wahrnehmung (drei rot leuchtende Fenster) „entnommen", als unmittelbar gegeben sein: in beiden Fällen ist sie primär.

Man hat von der Wahnidee gelegentlich geäußert: es sei wichtig, daß sie individuell singulär sei, während doch andere „Wahrnehmungen" oder Überzeugungen von zum mindesten einigen geteilt würden. Dies ist keine *psychologische* Feststellung. Denn der Wahnkranke ist sehr oft keineswegs davon zu überzeugen, daß er mit seinen Beobachtungen allein stehe. „Tut nur nicht so, ihr wißt es ja alle. So dumm bin ich auch nicht, daß ich das nicht merkte."

Oben wurde die Behauptung aufgestellt, daß der schizophrene Wahn in mancher Hinsicht seine Eigenart habe. Vergleicht man ihn mit dem paralytischen Wahn, so fehlt bei letzterem fast immer das bestimmte Beziehungserlebnis. Ohne

---

[1] Oft in derart grotesker Art, daß der Kranke äußert: „Sehen Sie, habe ich es nicht gewußt, daß jetzt schon wieder eine Lokomotive pfeift" (realiter).

sich an ein reales Moment der augenblicklichen Erfahrung anzuklammern und dies auszudeuten (die Pelerinen der Schutzleute bedeuten Mißachtung), redet der Paralytiker rein aus seiner Phantasiewelt heraus wahnhafte Behauptungen daher, er habe tausend Schlösser u. dgl. Auch hält er selten an diesen Inhalten fest, sie wechseln alle kurzen Fristen, ja sie werden im Augenblick des Aussprechens schon wieder modifiziert („Obergeneral" — „Wirklich? ich dachte Admiral?" — „Ja freilich erster Admiral"). Das ist ein ganz anderer Mechanismus als bei der Schizophrenie. — Auch die Wahnideen der Manisch-Depressiven sind anders gestaltet. Wenn man bei Manischen überhaupt von Wahnideen sprechen will, so ähneln diese mehr den Paralytikern; es sind spielerische Inneneinfälle, schwankend, unfixiert. Zwar haften die Ideen der Melancholischen stärker, entsprechend dem überhaupt weniger flüssigen Geschehen dieser Kranken, aber sie sind insofern anders ableitbar als jene besprochenen Wahnbildungen, weil sie gleichsam nur Verdeutlichungen der melancholischen Stimmungstendenzen sind. Das Bestreben, sich selbst zu quälen, drängt nach Veranschaulichung: Der Kranke will sich selbst herabsetzen, verkleinern, schmälern, beschimpfen, quälen, vernichten. Aber dies alles will er auch anschaulich ausdrücken, und so erzählt er von einer Kiste, in der innen die Nägel herausstehen, in die er eingeschlossen und in der er gewälzt wird; er spricht vom Grabe der Kinder, das neben seinem Zimmer gegraben wird — er erklärt einen gerade vorbeigehenden Gartenarbeiter für den Totengräber — er weiß sich auch von den Menschen gemieden, von den Nachbarn scheel angesehen, von den eigenen Kindern verlassen, — aber diese Art des Verfolgungswahns, wenn man hier diesen Ausdruck überhaupt noch zulassen will, ist nur eine Verdeutlichung seiner Selbstvernichtungstendenz (ebenso wie Kleinheitswahn, Nihilismus, religiöse Verworfenheit u. dgl.). Das ist ein gänzlich anderer Mechanismus als der schizophrene Wahn. Kein Melancholiker würde auf die Behauptung verfallen, eine Bank im Garten bedeute eine Wiederholung des Erdbebens von Messina. Daß es gelegentlich bei stark deprimierten Schizophrenen schwierig ist, die Differentialdiagnose zur Melancholie zu stellen, ändert natürlich nichts an der grundsätzlich anderen Genese der schizophrenen und melancholischen Wahnideen.

Die gelegentlichen *senilen* Wahnideen lohnen keine besondere Erörterung, dagegen muß ich zugeben, einen prinzipiellen Unterschied der schizophrenen von den *epileptischen* Wahnbildungen *nicht* aufzeigen zu können. Ich habe zwar nicht allzu häufig echte Wahnideen bei Epileptikern gesehen[1]. In diesen relativ seltenen Fällen jedoch schien mir ihre Genese ganz der schizophrenen zu entsprechen. — Die unbestimmten und wechselnden Wahnideen der Intoxikationen, die dem getrübten Bewußtsein, der gestörten Perzeption, der mangelnden Apperzeption der Vergifteten entspringen, stehen außerhalb jedes Vergleiches.

So hoffe ich den Nachweis erbracht zu haben, daß die Wahnbildungen der Schizophrenie wirklich ein Symptom sui generis sind, das — abgesehen von der

---

[1] Erinnert sei an die größeren Arbeiten von VORKASTNER und GIESE, die die „Beziehungen" von Epilepsie zur Schizophrenie behandeln. Es ist ja immer wieder das alte Problem, ob sich Schizophrenie und Epilepsie als zwei verschiedene selbständige Krankheiten in einem Menschen zusammen finden, oder ob die Schizophrenie symptomatisch und also Ausdruck des epileptischen Grundleidens ist. Auch an die Neigungen des Epileptikers, in der endogenen Verstimmung paranoide Zustände zu bekommen, sei erinnert (BUCHHOLZ.) Siehe neuerdings KRAPF.

Epilepsie — ihr allein eigentümlich ist, unableitbar, ein Grundsymptom. Dieser Grundstörung gegenüber ist der sekundäre Wahn uninteressant. Es sei nochmals betont, daß ein Verständnis für die einzelnen sekundären Wahnideen immer nur von der Annahme aus erfolgen kann, die primäre Wahnidee sitze sozusagen in einem noch normalen Gefüge darin. Wie würdest du Gesunder dich verhalten, wenn du eine solche Wahnidee hättest, was würdest du aus ihr schließen, ihretwegen tun usw.? Die bei paranoiden Schizophrenen bekannte jahrzehntelang erhaltene Besonnenheit und Komponiertheit erlauben zuweilen in der Tat die soeben gestellte Frage zu beantworten. Man kann dann deutlich verfolgen, welche Folgerungen der Kranke in — man möchte sagen — vernünftiger Weise aus seinem Wahn zieht, wie er sich mit ihm abfindet, indem er die soziale und wirtschaftliche Schädlichkeit seines Wahns erkennt und ihm sozusagen möglichst wenig praktische Geltung einräumt. Er wird dann nicht zum Märtyrer seiner Ideen, sondern er fügt sich in die gesellschaftliche Ordnung und in die Einstellung der Gesunden und denkt sich nur im stillen sein Teil. Er benimmt sich tatsächlich nicht anders als etwa ein politischer Flüchtling, der im fremden Lande schon wieder die ersten Anzeichen neuer politischer Kontrollen entdeckt und dennoch äußerlich tut, als wenn nichts wäre und er nichts merke. Solche Fälle sind jedoch die Ausnahmen. In der Mehrzahl bestehen neben dem paranoischen noch andere schizophrene Grundsymptome, so daß das innerliche und äußerliche Verhalten sehr verwickelt und schwer zu analysieren ist. Es kann natürlich für die Persönlichkeitsforschung von großem Reiz sein, zu untersuchen, wie sich eine Individualität mit einem solchen schizophrenen Wahn auseinandersetzt, doch liegt dies nicht mehr im Rahmen der eigentlichen schizophrenen Psychologie.

Schon bei anderen Gelegenheiten[1] habe ich wiederholt auseinandergesetzt, daß die Forschung nach einem sekundären Denken oder Handeln eines Schizophrenen drei Momente berücksichtigen muß. Heiße die Handlung $B$, ihr Motiv $A$, so kann erstens die Handlung oder Äußerung $B$ selbst abnorm und statisch unverstehbar sein, dann steht der Forscher der Angelegenheit hilflos gegenüber. Oder die Handlung $B$ ist an sich durchaus geordnet und verstehbar, doch wird für sie ein Motiv genannt, $A$, das an sich nicht verstehbar erscheint. Man kann also dann $B$ nur statisch, nicht genetisch verstehen, da das genannte $A$ nicht mit Sinn erfüllt werden kann. Oder drittens sowohl $A$ als $B$ sind sehr wohl verstehbar, aber es gelingt durchaus nicht, einen motivischen Sinnzusammenhang zwischen beiden zu konstruieren. Die Funktion, die $A$ und $B$ verbindet, ist dann qualitativ abnorm; diese aktualisierte Beziehung zwischen beiden ist unerlebbar, im Bilde: der Pfeil, der aus $A$ zu $B$ führt: $A \to B$. Alle drei Fälle kommen bei der Analyse eines schizophrenen Kranken nicht selten vor. Ich weiß nicht, woher der Wahn stammt, durch Detektive beobachtet zu werden, aber ich kann mich durchaus in diese Annahme $= A$ hineinversetzen. Der Kranke zieht infolgedessen stets die Gardinen fest zu $= B$. Ich kann mir also aus der Annahme $A$, in die ich mich hineinversetzen kann, zusammen mit dem Wunsche, nicht gesehen zu werden, durchaus folgerichtig verstehbar die Handlung $B$ (Gardinenzuziehen) ableiten. In einem

---

[1] GRUHLE, S.: Selbstschilderung und Einfühlung und Psychologie des Abnormen und Psychologie der Schizophrenie.

zweiten Falle legt der Kranke einen schmutzigen Knäuel von Haaren usw., der aus dem Kehricht stammt, aufs Fensterbrett, und er erklärt dies mit der Absicht, die unsichtbaren Feinde damit zu ärgern. Daß man, wenn man verfolgt ist ($= A$), sich an diesen Verfolgern rächen oder sie doch kränken will ($= B$), ist ein durchaus verständlicher Zusammenhang, wenngleich hier das gewählte Mittel recht wenig dem Zweck zu entsprechen scheint, denn wären die Verfolger wirklich da, so würden sie den kleinen Knäuel gar nicht bemerken können (Symbolhandlung, so wie das Kind, auch wenn es allein ist, dem Lehrer hinter dessen Rücken eine lange Nase zieht). Wenn aber ein verfolgter Kranker in seinem Garten Rautenpflanzen setzt, die die Katzen nicht leiden mögen, damit sich seine Verfolger darüber ärgern, daß deren Katzen nun nicht mehr in seinen Garten dürfen, so ist wohl nicht gerade $B$ unverständlich, sondern vor allem die motivische Beziehung „→". Denn aus der „Tatsache", verfolgt zu werden, kann ich hier nicht einmal eine Symbolhandlung ableiten und verstehen: die Verfolger wissen ja gar nicht, wo ihre Katzen hinlaufen usw. Wenn endlich $B$ selbst uneinfühlbar ist, z. B. Gedanken abziehen, so kann ich die Frage des verständlichen Motivzusammenhangs ($= →$) natürlich überhaupt nicht prüfen. (Über die Frage der schizophrenen abnormen Motive siehe später.)

Die verschiedenen Formen, die der schizophrene Wahn annehmen kann, sind im engeren Sinne *nicht* persönlichkeitsbedingt[1]. Sondern die Einwirkungen der individuellen seelischen Konstitution gestalten nur die Wahn*inhalte* und das Benehmen, die *Haltung* des Kranken gegenüber dem Wahn und gegenüber der Umwelt. Die Unterscheidung von Wahninhalt und Wahnfunktion ist leider noch so wenig Gemeingut der Fachgelehrten geworden, daß bei einer Analyse irgendeines Falles meistens beide Momente beständig durcheinander geworfen werden. Hinsichtlich der hier allein interessierenden Wahn*funktion* liegen noch kaum Untersuchungen vor. Man müßte die egozentrischen und nicht egozentrischen, die an Wahrnehmungsgehalte gebundenen und die „freien" Wahnideen, die halluzinatorisch gestützten und die anschaulichkeitsfremden, die universalen und die singulären, die gefühlsbetonten und die gefühlsfremden usw. unterscheiden. Wenn man freilich an die verschiedenen Formen denkt, die man als Paraphrenien bezeichnet hat, so *scheint* es nur, als ob hier recht große Variationen beständen. Denn bei genauerem Zusehen entpuppt sich eine Paraphrenia expansiva als eine paranoide Demenz mit Erregung, eine Paraphrenia phantastica als eine Wahnerkrankung mit Denkstörung und leichter Erregung. Es ist nicht zu leugnen, daß solche Kombinationen schizophrener Grundstörungen gelegentlich Bilder ergeben können, die vorübergehend an paralytische Zustände erinnern können.

## VI. Theorie der Schizophrenie.

Sinnestäuschungen, schizophrene Grundstimmung, Impulsstörungen (Erregungen, Stupor, Ambivalenz), Denkstörung und Wahn können meines Erachtens *nicht* durch irgendeine Theorie auf eine gemeinsame Grundlage gestellt werden. Ich habe mich bemüht, zu zeigen, daß jedes dieser Grundsymptome psychologisch

---

[1] Eigene Studien, die ich noch nicht veröffentlichen konnte, sprechen auch *nicht* dafür, daß die Entscheidung, ob eine Schizophrenie hebephren, katuton oder paranoid verläuft, in der Persönlichkeit begründet ist.

unabhängig vom anderen besteht, und daß es (überhaupt unverstehbar) nur kausal abgeleitet werden kann. Man hat sich natürlich auch mit ganz anderer Methodik an das Problem der Grundstörung herangetraut. Ich würde es sehr begreiflich finden, wenn man meinem Versuche den Vorwurf einer gewissen Wirklichkeitsfremdheit machen würde [1]. In der Tat verlieren sich diese Aufstellungen ganz in rein wissenschaftlicher Betrachtung. Auf irgendwelche praktische Anwendbarkeit und dergleichen sind sie gar nicht eingestellt. KRAEPELIN z. B. stand dem Problem ganz anders gegenüber. Er faßte einen Schizophrenen als einen ganzen Menschen, und er untersuchte, was für wesentliche Momente denn bei dem sozialen Versagen eines solchen Kranken wirksam erscheinen. Er handelte mehr wie ein Charakterschilderer, der durch Herausarbeiten bestimmter Charakterzüge ein möglichst klares und anschauliches Bild geben will, unbeschwert von allen wissenschaftlichen Kategorien. Und so kommt KRAEPELIN zu folgenden Grundstörungen: Schwächung des Urteils, der geistigen Regsamkeit und der schöpferischen Fähigkeiten, Abstumpfung der gemütlichen Anteilnahme, Verlust der Tatkraft, Lockerung der inneren Einheitlichkeit des Seelenlebens. Es sind größtenteils recht populäre „Begriffe", mit denen KRAEPELIN hier arbeitet. Daß eine allgemeine Schwächung des Urteils (d. h. der Urteilsfunktion) beim Schizophrenen vorliege, ist empirisch unrichtig. — Daß die geistige Regsamkeit durch den Krankheitsprozeß Not leidet, ist zwar unbezweifelbar, aber hier sollte erst die Frage beginnen, worin und wodurch dies geschieht. — Schöpferische Fähigkeiten — wie wenig Menschen verfügen über sie — mögen häufig erlöschen (HÖLDERLIN); in anderen Fällen aber tauchen sie neu auf, oder werden zum mindesten neu angefacht (STRINDBERG, VAN GOGH[2], manche schizophrene Künstler der Heidelberger Sammlung). — Abstumpfung der gemütlichen Anteilnahme: dies trifft nur in ganz bestimmtem Sinne zu, nämlich beim Anteil an den üblichen Werten des Lebens; für seine eigenen Werte ist der Schizophrene oft sehr stark interessiert. — Verlust der Tatkraft: auch dies trifft nur dann zu, wenn man unter dem etwas populären Ausdrucke sichere dauernde Bindung an ein bestimmtes bürgerliches Ziel meint. — Lockerung der innerlichen Einheitlichkeit: dies ist sehr vieldeutig, kann aber im Sinne des Mangels von zielbewußter Ausdauer für viele Fälle zugestanden werden, für viele paranoiden Fälle nicht.

Alle diese Aufstellungen KRAEPELINs sind weniger psychologisch als ethisch. Wesentliche ethische Forderungen, die KRAEPELIN an sich und jeden Menschen stellte, werden in der Tat vom Schizophrenen nicht erfüllt. Aber keine einzige dieser Nichterfüllungen ist spezifisch schizophren. Wie viele wirklich urteilsschwache, geistig unlebendige, unschöpferische, gemütlich stumpfe, wenig tatkräftige, uneinheitliche Menschen gibt es, die doch keineswegs schizophren sind. Ja KRAEPELINs Schilderung paßt ebensogut auf manchen Imbezillen, ja sogar auf manchen Senilen. So eigenartig es klingt, diesen Vorwurf einem Forscher zu machen, der sein ganzes Leben so intensiv gerade dem Studium der Dementia praecox widmete: Zu einer klaren Schilderung des *Wesentlichen* an der Schizophrenie ist KRAEPELIN niemals gelangt, nicht deshalb, weil er das Wesentliche nicht sah, sondern weil er sich bei dessen Schilderung unzureichender, populär

---

[1] Insofern ich — wie man gern formuliert — Zusammengehöriges auseinanderreiße.
[2] Ich stimme RIESEs Auffassung nicht zu.

psychologischer Kategorien bediente [1]. Der gleiche Umstand macht die Theorien mancher anderen Autoren unbefriedigend. Es ist immer wieder derselbe Sachverhalt: Die Autoren nennen irgendeine Grundstörung und denken nicht daran, ob diese nicht auch bei vielen anderen Krankheiten vorkomme.

Jung (1907) und Berze (Inaktivität 1914) haben diese Theorien schon zusammengefaßt. Nur flüchtig sei daher hier erwähnt, daß als Grundstörung beschuldigt wird:

Insuffizienz der Aufmerksamkeit (Tschisch 1886, R. Masselon 1902, Weygandt 1904, Ziehen, Aschaffenburg, in gewisser Hinsicht Stransky).

Abschwächung des Bewußtseins (Freusberg 1886, — Schüle 1898).

Herabgesetzte Energie des Bewußtseins (G. Lehmann 1898).

Abaissement du niveau mental (Madeleine Pelletier, Janet).

Intrapsychische Ataxie (Stransky 1905).

Einengung des Bewußtseins (Ragnar Vogt 1902).

Intentionsleere (Max Loewy 1910).

Bewußtseinszerfall mit Verselbständigung parallel laufender Assoziationsreihen (Otto Gross 1904).

Allgemeine Assoziationslockerung mit schließlicher Zerklüftung der Persönlichkeit (Bleuler 1911).

Les lésions de la sympathie et du self-feeling (Constanza Pascal 1911).

Paralogische Aktivierungsstörung als Sonderfall allgemeiner Koordinationsstörung (Kleist 1913).

Insuffizienz der psychischen Aktivität (Berze 1914).

Discordance (Chaslin).

Abgesehen von jenen Autoren, die, wie schon oben erwähnt, nur gleichsam mit einem Stichwort [2] das Gesamtbild der Schizophrenie wesentlich zu treffen suchen, nennen die erwähnten Forscher meist irgendeine Grundstörung, die jedermann gern als wichtig anerkennen wird, von der indessen gilt, daß sie viel zu allgemein ist, um gerade die Schizophrenie verstehen zu lehren, und daß sie in der Tat auch bei allen möglichen anderen seelischen Störungen vorkommt. Bei welcher Geistesstörung fände sich nicht eine Abschwächung des Bewußtseins, eine herabgesetzte Energie, ein abaissement du niveau mental, eine Einengung, Ataxie usw. Und selbst wenn man sich eifrig bemüht, sich hinter diesen ungemein unbestimmten begrifflichen Fassungen etwas Bestimmtes zu denken, so könnte man aus diesen „Grundstörungen" ebensogut alle möglichen anderen Symptome theoretisch ableiten, als gerade die schizophrenen. Es ist also nicht lohnend, auf alle jene Theorien nochmals einzugehen, um so mehr, als Berze dies bis zum Jahre 1914 schon getan hat (Insuffizienz). Lediglich drei Theorien seien als gedanklich wichtig und für bestimmte wissenschaftliche Haltungen kennzeichnend herausgehoben und besprochen, diejenigen von Bleuler, Berze, Kleist.

---

[1] Neisser gibt schon 1896 eine scharfe kluge Kritik mancher Kraepelinscher Aufstellungen (Paranoia und Schwachsinn, S. 14). Auch Berze setzt sich mit Kraepelin auseinander (Insuffizienz, S. 84).

[2] Man hat sich natürlich auch gern der Bilder bedient, um den Zentralfaktor der Schizophrenie zu veranschaulichen: Kraepelin: Orchester ohne Dirigenten; Chaslin: Machine sans combustible; — Anglade: Livre, privé de reliure, les pages mélangées; — Minkowski: Gebäude mit zerstörtem Mörtel und erhaltenen Ziegeln.

Bleuler legt in seiner Theorie der schizophrenen Symptome auf die Assoziationsstörungen großen Wert[1]. Dabei ordnet er dem Assoziationsgefüge, so wie es unsere Erfahrung durch zeitliches und örtliches Nebeneinander geschaffen hat, eine Art Richtigkeit bei: das Erfahrene ist das in gewissem Sinne Richtige. Sonst wäre eine Bemerkung wie die folgende kaum verständlich: die schizophrenen Assoziationen folgen also nicht dem durch die Erfahrung vorgezeichneten, d. h. logischen Wege (S. 285). Bleuler spricht von einer vollständigen Zerstückelung des Gedankengangs, von einem Verschwommenwerden der Begriffe, von Verwirrtheiten. Die Lockerung der Assoziationen bewirkt von der Erfahrung abweichende, also unrichtige Bahnen des Denkens; es werde mit Bruchstücken von Ideen operiert, daraus ergeben sich Verschiebungen, Verdichtungen, Verwechselungen, Verallgemeinerungen, Zerfahrenheit, unrichtige logische Verknüpfungen (S. 289). — Eingeübte Assoziationsbahnen haben an Festigkeit verloren. Es wird Material assoziiert, das normaliter nicht mit dem Ausgangsgedanken zusammenhängt. Am meisten leiden die logischen Operationen.

Es handelt sich an dieser Stelle natürlich nicht darum, gegen Bleulers psychologische Grundanschauungen Einwendungen zu erheben. Dies ist mannigfach geschehen, und Bleuler hat sich einerseits gegen seine Kritiker gewehrt, andererseits seine Psychologie genauer begründet[2]. Hier ist nur die Aufgabe gestellt, Bleulers Ansichten möglichst genau zu verstehen. Aber das ist nicht leicht. Wenn mir aus irgendwelchen Gründen bei Neapel nicht Vesuv einfällt, wie dies wohl bei vielen Menschen geschieht, sondern Pozzuoli, so ist dies im Bleulerschen Sinn wohl noch nicht eine Lockerung, denn bei *mir* kann ja eine erfahrungsmäßige Bindung zwischen beiden Orten vorhanden sein. Wenn mir aber bei Neapel der Name meines Gymnasiallehrers einfällt, der uns von der Gründung der griechischen Kolonie Kyme am Golf von Pozzuoli erzählte, so wäre dies eine „von der Erfahrung abweichende, also unrichtige Bahn" des Denkens. Jede neue künstlerische Konzeption, ja jede Erfindung wäre im Bleulerschen Sinne also eine Assoziationslockerung. So richtig es sachlich ist, daß Schizophrene oft ganz abstruse Einfälle haben, so schwer wäre es, dies also allein mit einer „Lockerung" zu erklären. Ferner operiert auch der Gesunde nicht selten mit „Bruchstücken von Ideen", er braucht im Nachdenken Verallgemeinerungen, er schafft in der Kunst Verdichtungen usw., ohne doch schizophren zu sein. Endlich leiden meines Erachtens die logischen Operationen, von denen Bleuler so viel spricht, bei Schizophrenen so gut wie niemals Einbuße. Aber Bleuler versteht wahrscheinlich unter logischen Operationen etwas ganz anderes, z. B. scheint er das Symboldenken unter ihre Abirrungen zu subsummieren. Bleuler hält die Assoziationsstörung, gewisse Benommenheitszustände, melancholische (selten) und (häufiger) manische Anfälle, Tendenz zu Stereotypie, katatone Zeichen für primär. Als sekundär (psychisch, zum Teil aus den primären Symptomen reaktiv entstanden) sieht Bleuler an: den Gebrauch bloßer Begriffsbruchstücke zum Denken, Verschiebungen, Symbolisierungen, Verdichtungen, Zerfahrenheit (entsprungen aus der Assoziationslockerung); ferner Affektstörungen, Störungen des Gedächtnisses und der Orientierung, Automatismen, Negativismus, endlich Alterationen

---

[1] Siehe auch Gruhle, Bleulers Schizophrenie 1913.
[2] Bleuler, „Naturgeschichte".

der Intelligenz, der Synthese der Person, des Verhältnisses zur Wirklichkeit (Autismus) und des Strebens (Unberechenbarkeit, Aboulie). Wenngleich BLEULER also keineswegs *alle* Schizophreniesymptome auf einen einzigen Faktor, eben die Assoziationslockerung, zurückführt, und insofern eigentlich keine einheitliche Theorie der Schizophrenie schafft, so ist ihm doch jene Lockerung eines der wichtigsten Primärsymptome der Schizophrenie.

BERZE hat sich am meisten um eine einheitliche Theorie der Schizophrenie bemüht (1914). Er bekennt sich zu einer dynamischen Auffassung des Bewußtseins und spricht in *diesem* Sinne von einer Insuffizienz des Bewußtseins oder der Bewußtseinskraft bei der Dementia praecox. Je nachdem nun diese Insuffizienz derart gering ist, daß nur die höchsten Grade der Spontaneität getroffen werden oder so grob, daß selbst die *Reaktivität* auf ein Minimum reduziert erscheint, fallen natürlich auch die Folgen der gradweisen Störung sehr verschieden aus. BERZES Theorie hat den großen Vorzug, daß der Störungsfaktor, den er als zentral betrachtet, in der Tat ein weithin ja vielleicht überallhin wirkendes Moment ist, während andere Autoren vielfach eine sehr viel enger umschriebene spezifiziertere Störung (wie z. B. die Ratlosigkeit) herausgreifen und aus ihr die anderen schizophrenen Symptome mit sehr viel größerer Mühe ableiten müssen. BERZES Aktivität und natürlich ebenso ihre Störung äußert sich auf allen seelischen und psychomotorischen Gebieten. Und so läßt sich ohne größeren Zwang in der Tat ein weiterer Umkreis schizophrener Symptome auf die primäre Insuffizienz der psychischen Aktivität zurückführen. Jedoch scheint mir auch die BERZEsche Theorie insofern eine Lücke zu lassen, als sie alle Symptome auf ein Minusmoment, auf ein Fehlen zurückführt. Ich bin der Überzeugung, daß manche Hypermotilitäten, manche gedankliche Erregungen (z. B. die schizophrene, künstlerische Überproduktion) selbst dann nicht aus einem Hypo erklärt werden können, wenn man die *Sub*aktivität als Anlaß ansieht, andere Energien zu entbinden. In den manischen Phasen der Schizophrenie[1], bei manchen Formen der Sinnestäuschungen, bei gewissen Verschrobenheiten scheint mir das Minusmoment der Insuffizienz nicht als eine befriedigende Erklärung auszureichen. So verschieden auch BERZES und KLEISTS wissenschaftliche Einstellungen sein mögen, gilt doch beiden mein Einwand, daß vieles Schizophrene nicht auf einem Defekt, einem Unvermögen, sondern auf einem Anderssein fundiert ist. Da aber BERZE hier in diesem Heft seinen Standpunkt zur Psychologie der Schizophrenie selbst darlegt, mag ich nicht näher auf sein großes Werk über die Insuffizienz eingehen, zumal es nun 14 Jahre zurückliegt. Selbst wenn man seine Folgerungen nicht immer als zwingend anerkennt und Lücken zu finden glaubt, so brachte er doch die klarste und souveränste Übersicht über den großen Stoff.

Man kann, sofern ich ihn recht verstehe, von KLEIST nicht im gleichen Sinne wie von den soeben erwähnten Autoren sagen, er habe eine Theorie der Schizophrenie geschaffen. Denn seine Thesen beziehen sich fast immer auf den Zusammenhang von Leib und Seele, Symptom und Gehirn. Er glaubt an die Dysfunktion bestimmter Gehirnteile oder Systeme und sieht deren Ursache in einer Heredodegeneration. So bezieht er z. B. die akinetisch kataleptischen Erscheinungen

---

[1] *Nicht* etwa im KRETSCHMERschen Sinne, daß eine Zumischung zirkulären Erbgutes die Ursache solcher manischer Einschläge seien.

auf das Pallidum und die Parakinesen und Iterationen auf das Caudatum und Putamen. Aber solche „Beziehungen" stehen schon außerhalb der Psychologie und deshalb außerhalb dieser Arbeit. Im Bande Schizophrenie des BUMKEschen Handbuchs werden die KLEISTschen Gedankengänge ausführlicher gewürdigt werden (vgl. auch EWALD).

CARL SCHNEIDER hat sich ebenfalls um eine Theorie der Schizophrenie bemüht und vor allem die Ratlosigkeit und das Müdigkeitsdenken (Einschlafdenken) in das Zentrum der Funktionszusammenhänge gerückt. Da er aber gerade im Begriff steht, ein großes Werk über die Schizophrenie zu veröffentlichen, ein Werk, in dem manche seiner bisher geäußerten Theorien wesentlich verändert wieder erscheinen werden, wäre es unangebracht, auf seine früheren Meinungen zurückzugreifen.

Es ist interessant, auch im *französischen* Ideenkreis umzuschauen, ob dort wohl eine Theorie der Schizophrenie versucht wird. Es bedürfte noch gründlicher Studien, als ich sie aufzuweisen vermag, um sich ein klares Bild über die Aufnahme dieser deutschen wissenschaftlichen Problemstellung (KRAEPELIN-BLEULER) im romanischen Geiste zu verschaffen. Soweit ich sehe, hat ein erheblicher Teil der französischen Psychiater das Wesentliche an KRAEPELINS Dementia praecox Lehre entweder nicht verstanden oder abgelehnt. Man findet in französischen Arbeiten nicht selten die Dementia praecox *neben* dem systematisierten Wahn oder der Paranoia chronica usw. Viele französische Autoren freuen sich ihrer feinen diagnostischen Distinktionen noch in der gleichen Weise, wie unsere bedeutende Psychiatergeneration im zweiten Drittel des vorigen Jahrhunderts, und sie finden es barbarisch, alle diese Feinheiten zugunsten einer etwas brutalen Zusammenschweißung aufgeben zu sollen. Sie verstehen sich nicht dazu, alle jene subtilen Sonderformen einer allgemeinen Psychose zum großen Teil in der Schizophrenie aufgehen zu lassen. Wenn man aber von dieser grundsätzlichen Einstellung absieht und unabhängig von der feineren klinischen Terminologie das herausgreift, was dem französischen Geist etwa als schizophren erscheint, so findet man als interessanten Einheitsgesichtspunkt den *Automatismus*. Schon oben wurde seiner ja wiederholt gedacht. Hier erscheint er wieder als eine Art Grundsymptom der Schizophrenie, auf dem fast eine Theorie der Schizophrenie aufgebaut werden könnte, obgleich das — so viel ich sehe — im französischen Sprachkreis nicht geschehen ist. Wenn eine gewisse Schematisierung zum Zwecke der Verständigung erlaubt ist, könnte man KRAEPELINS und BLEULER theoretische Grundeinstellung zum Schizophrenieproblem als vorwiegend rationalistisch (intellektualistisch) bezeichnen; BERZES Versuch würde sich an dem objektiven Bestand seelischer Energie erproben, während die modernen Franzosen einen mehr subjektiv voluntaristischen Gesichtspunkt herausheben. Hiernach ist jener Umstand an den schizophrenen Symptomen wesentlich, das sie sich aufdrängen, von dem Leidenden nicht als eigene Erzeugnisse anerkannt werden, daß sie ohne oder gegen seinen Willen erscheinen, daß sie gleichsam aus einer fremden Sphäre hereinbrechen: Automatismus. Der deutsche Gebrauch des Wortes Automat verleitet leicht zu der Annahme eines in sich regelmäßig und mechanisch verlaufenden Geschehens; der französische Begriff des automatisme legt den Ausdruck mehr — wenn ich die Autoren recht verstehe — auf den Stamm αὐτός: auf die Selbständigkeit gegenüber dem Ich, gegenüber der

Gesamtpersönlichkeit. Deshalb gilt diesen Forschern auch — wie schon oben erwähnt — die echte Sinnestäuschung als ein besonders gutes Beispiel des Automatismus: Sie erscheint ungerufen, selbständig, von der augenblicklichen Erfülltheit des Individuums unabhängig, in sich geschlossen. Prüft man die oben aufgestellten fünf Grundsymptome auf ihren Gehalt an Automatismus, so muß man zugeben — nicht daß sie sich etwa aus ihm verständlich ableiten ließen — daß sie jedoch an ihm oder er an ihnen starken Anteil habe. Sinnestäuschungen, schizophrene Grundstimmung, (Ichstörung), Denkstörungen, Wahnideen sind weitgehend autochthon, persönlichkeitsfremd oder wie oben gesagt wurde ,,unableitbar". Aber selbst in der Qualität der Impulsstörungen könnte (besonders bei der Ambivalenz) das Moment des Automatismus wieder gefunden werden. Nur die Steigerung der Impulszahl im Erregungszustand und ihr Gegenteil im Stupor ließe sich natürlich nicht auf einen Automatismus beziehen. Aber es könnte scheinen, als wenn im Automatismus — frei übersetzt als Unableitbarkeit — doch eine Art allgemeine Theorie der allermeisten schizophrenen Grundsymptome vorläge, wenn es sich nicht alsbald zeigen würde, daß das *Spezifische* der schizophrenen Symptome dabei fehlt. Die Unableitbarkeit gilt vielmehr für *alle* ,,organischen" d. h. nicht psychogenen, nicht seelisch motivierten Symptome. Ja das Fehlen der seelischen Motiviertheit stellt gerade das Wesen des automatisme dar: Toutes les fonctions du psychisme troublées dans leur annexion au moi (de CLÉRAMBAULT). Und so rechnet denn z. B. LÉVY-VALENSI zum Automatismus auch die Hyperidéation, hypermnésie, embrouillage, aprosexie, amnésie, pensées étrangères, rêves imposées usw. Die Dépossession ist schließlich die Basis fast aller, natürlich auch der nicht schizophrenen Symptome, la désappropriation, la désannexion du moi. Nirgends freilich kommt die subjektive Seite, le sentiment de l'automatisme, so klar heraus, wie bei der Schizophrenie. Der Senile klagt wohl über Minusfunktionen, der Melancholische leidet unter der Hemmung, der Manische freut sich seiner Produktion, der Paralytiker nimmt keine kritische Stellung, der Vergiftete wird durch die Bewußtseinstrübung zu sehr an jenem Sentiment gehindert usw.: — aber niemand erlebt den Automatismus in seinen verschiedenen Grundformen als so fremdartig, so gemacht, eingegeben, aufgezwungen als der bewußtseinsklare Schizophrene. — In dieser Hinsicht kann die deutsche Psychiatrie der französischen manche Bereicherung danken.

## VII. Problem des individuellen Verlaufs.

Die Frage, warum sich die Schizophrenie so ungemein vielgestaltig in den verschiedensten Individuen zeige, ist eigentlich kein spezielles Problem dieses Gedankenkreises, sondern eine *allgemeine*, bei jeder körperlichen und seelischen Erkrankung aufzuwerfende Frage. Immerhin seien einige spezielle Aussagen versucht.

Aus der Lehre der Schizophrenie als eines abnormen seelischen *Funktions*komplexes ergibt sich schon die Folgerung, daß hier keine Untersuchung darüber geplant ist, warum sich der eine Kranke mit Strömen und der andere mit Telepathie, der dritte durch sexuelle Verdächtigungen verfolgt glaubt. Das ist eine Frage der inhaltlichen Determinierung, die aus der Psychologie der Schizophrenie im engeren Sinne entfällt. Warum aber der eine Kranke alle fünf Grundsymptome zugleich trägt, während der Hebephrene im wesentlichen nur an der schizophrenen Grundstimmung und der schizophrenen Inaktivität leidet usw.: — dies ist durchaus eine — freilich heute nicht zu beantwortende — Frage des engeren Problemkreises. Der eine Forscher ist vielleicht geneigt, anzunehmen, daß hier verschiedene Hirnregionen oder Hirnschichten oder Kerne erkrankt wären. Das ist ja gewiß eine mögliche Annahme, nur weiß man eben hierüber positiv leider noch nichts. Bleibt man im Psychischen, so ergeben sich ebenfalls keine Beziehungen. Es ist nicht etwa so, daß der aktivitätsarme „Versandende" eine Persönlichkeit ist, die schon vor der Erkrankung konstitutionell energieschwach war, so daß hier etwa die Krankheit am Locus minoris resistentiae angriffe. Es ist ferner keine Rede davon, daß etwa der halluzinationsgeplagte Schizophrene früher ein sensitiver oder im Sinne der normalen Psychologie ein visueller oder auditiver, oder kinästhetischer Typus gewesen wäre. Und es wurde schon bei der Besprechung des Wahns erwähnt, daß der Wahnkranke nicht etwa zuvor schon argwöhnische, mißtrauische oder dergleichen Züge an seinem Charakter getragen habe [1]. Unsere bisherigen Forschungen geben also leider keinen Anlaß zu der Annahme, daß sich dort eines der Grundsymptome besonders entwickle, wo schon gleichsam ein Hinweis auf ein solches Verhalten in der Persönlichkeit liege. Es glückte uns auch leider *nicht*, nachzuweisen, daß die spezielle Symptomzuordnung des Individuums etwa in dem Sinne *familiär* sei, daß sich gerade diese Zuordnung auch bei anderen Familienmitgliedern fände. Natürlich kennt man in einer Anstalt, die ein gut durchgearbeitetes bodenständiges Aufnahmematerial hat, einzelne Fälle, in denen man einen katatonen Kranken ganz ähnliche Symptome produzieren sieht, wie einst seines Vaters Bruder, aber erstens ist diese Ähnlichkeit meist inhaltlich und nicht funktional, und zudem gibt es zahllose andere Fälle, in denen zwei Schizophrene aus der gleichen Familie ganz verschiedene und aus verschiedenen ganz gleiche Verläufe haben. Und selbst wenn es gelänge, eine Familienähnlichkeit im Schizophreniebild oder -Verlauf nachzuweisen, was ist damit geleistet? Dann heißt das Problem nur: Wie kommt es zu dieser familiären Verlaufsform anstatt: zu dieser individuellen Verlaufsform. Man übersehe nicht den Unterschied der Probleme, ob eine funktionale Verlaufsform, also die Art und Folge der Symptome, charakterologisch fundiert sei, oder ob die Schizophrenie überhaupt nur Persönlichkeiten befalle, die bestimmte Charakterzüge tragen. Das erste Problem ist die Verankerung der Schizophrenie*form* im Charakter, das zweite die Rolle, die der Charakter als *Ursache*, oder doch als notwendige Kondition für die Schizophrenie habe. Von letzterem Problem soll hier nicht die Rede sein. Ich habe mir nicht die psychologische Bedingtheit, sondern die Psychologie der Schizophrenie selbst zur Aufgabe gestellt [2]. Leider bleibt es bisher vollständig dunkel, warum der eine Fall langsam dahin siecht, während der andere vereinzelte große Schübe mit guten Zwischenzeiten hat. Einzelne Forscher glaubten Anlaß zu der Annahme zu haben, die mehr periodisch verlaufenden Prozesse befielen solche Persönlichkeiten, die eine manisch-depressive Erbmasse

---

[1] In scharfem Gegensatz zu CARL SCHNEIDER.
[2] Über das erste Problem gehen meine und KRETSCHMERs Meinungen (Körperbau und Charakter) sehr wesentlich auseinander. Vorläufige Ergebnisse einer Arbeit, mit der ich (über dieses erste Problem) noch beschäftigt bin, habe ich schon 1923 mitgeteilt (ursprüngliche Persönlichkeit).

in sich trügen. Nicht nur die Tendenz zur Periodizität setze sich also bei solchen Formen durch, sondern auch symptomatisch beständen hier Färbungen, die ein Mischresultat zweier Erbkomponenten annehmen ließen. Meine eigenen Erfahrungen bestätigen diese Annahmen *nicht*. Lediglich die eine Tatsache besteht wirklich, daß periodisch verlaufende Schizophrenien meist stürmische Formen annehmen, die starke Erregungs- und Sperrungskomponenten tragen. Erregungen haben zuweilen natürlich Symptome, die etwas manisch gefärbt erscheinen (Witze, Ablenkbarkeit, Reimereien und dergleichen) und schizophrene Stuporen können natürlich melancholischen Stuporen ähnlich sehen. So ergibt sich für einen Forscher, der im Banne einer vorgefaßten Meinung steht, leicht die Auffassung, diese zyklischen Katatonien seien durch diese drei Ähnlichkeiten (Periodizität, manische und depressionsähnliche Züge) an sich schon zirkulär unterbaut. Wenn sich dann in der Aszendenz wirklich irgendwo ein manisch-depressiver Fall findet, so ist der sogenannte „Beweis" angeblich erbracht, daß die genannten Momente *erbmäßig* irgendwie zusammenhängen. Ich kann mich diesen Folgerungen in keiner Weise anschließen. Es ist ein ähnlicher Gedankengang, der manche Autoren veranlaßt hat, Alkoholiker, die natürlich zuweilen heiter sind oder auch chronisch jovial munter erscheinen, oder Querulanten, die ebenfalls oft ablenkbar, schreibselig usw. sind, deshalb in Beziehungen zum manisch-depressiven Irresein zu setzen. Auch dies halte ich für einen methodologischen Irrtum.

Aber abgesehen von diesen höchst fraglichen psychologischen Beziehungen von einzelnen schizophrenen Grundsymptomen zu Zügen der ursprünglichen Persönlichkeit wird heute vielfach die Meinung vertreten — meist im Anschluß an Kretschmers Hypothesen — es bestehe eine Gesamtbeziehung der schizophrenen Symptomatologie zur seelischen Gesamtkonstitution.

In unserer Zeit ist das Verfahren der seelischen Analyse gleichsam verdächtig geworden. Die Worte der Ganzheit, Gestalt, Struktur, werden auch schon von solchen Autoren gebraucht, die sich nichts dabei denken können. Der Gedankengang, der sich hier aufschließt, könnte folgendermaßen lauten: Der schizophrene Prozeß ist eine Störung, die die Gesamtheit der seelischen Zusammenhänge erfasse[1]. Die Seele bestehe nicht aus Teilen, die gesondert erkranken können. Wenn es doch einmal den Anschein habe, als erkranke ein „Teil", z. B. das Gemüt in der Melancholie, so sei auch dieses Schein. Jeder Fachmann wisse ja, daß auch die intellektuellen Vorgänge bei der Melancholie gehemmt seien bis zur völligen Lähmung im depressiven Stupor. Aber es sei ein Irrtum, anzunehmen, daß diese Hemmung etwa die *Folge* der Gemütsstörung sei. Eines sei überhaupt nicht die Folge des anderen, denn es „gebe" weder das eine noch das andere, sondern es bestehe nur eine Totalität, eine *Gesamt*regulation, die durch das Leiden nur in gewissem Grade desequilibriert sei. Und so sei es ein Fehlgang des Denkens, so und so viele Grundstörungen des schizophrenen Leidens herausarbeiten zu wollen, die dann in verschiedener Weise sich zusammenfänden oder so oder anders aufeinander wirkten.

Es handelt sich hier im wesentlichen um eine neue Terminologie. Sicher ist es berechtigt, zu betonen, daß das Gemüt kein „Teil" der Seele sei, und sicher ist

---

[1] Man denke an Otto Gross' Worte: cerebrale Höchstfunktion, oberstes Regulations- und Koordinationsprinzip.

auch jene Ausdrucksweise etwas leichtfertig, die z. B. von der Wirkung der schizophrenen Grundstimmung auf das Denken usw. spricht. Gemeint ist natürlich immer die Tatsache, daß das Gesamtverhalten gestört sei, und daß sich diese Störung nur in irgendeiner Richtung besonders deutlich offenbare. Keineswegs wäre die Auffassung berechtigt, eine isolierte Störung irgendeines „Vermögens" anzunehmen, das auf ein anderes „Vermögen" irgendwie wirke. Jene sogenannten Grundstörungen sind nur Störungen dem Gesichtspunkt nach, und es vereinfacht natürlich die Ausdrucksweise, wenn man von ihnen direkt spricht. Es wäre korrekter zu formulieren: Nicht daß das eine Symptom $B$ aus dem anderen $A$ verstehbar hervorginge, sondern daß eine Gesamtlage (Haltung, Verfassung, Einstellung), die durch $B$ wesentlich gekennzeichnet sei, aus einer anderen Gesamtlage mit dem Merkmal $A$ entspringe. Aber es würde jede Beschreibung unmöglich machen, wenn man auf eine Analyse (als eine Gesichtpunktsanalyse) verzichtete und nur von einer seelischen Gesamtsituation ohne Zergliederung spräche.

Freilich rückt durch solche Gedanken jene Unterscheidung in eine neue Beleuchtung, die von NEISSER und später BLEULER als primär und sekundär bezeichnet worden ist. So wichtig und förderlich diese Trennung der Symptome war, so verfuhr eine solche Betrachtung leicht etwas zu partikularistisch. Sei die normale seelische Gesamtsituation $A$ eine Struktur aus $a : b : c : d$ usw., so überlegte man bestenfalls, wie sich dieses $A$ ändere, wenn $a$ durch das schizophrene $\alpha$ ersetzt werde oder $c$ durch $\gamma$. Man kann dieser Betrachtung nicht einmal den Vorwurf machen, daß sie zu elementenhaft gedacht habe, — sie befolgte an sich die Forderung z. B. der Behaviour-Psychologie, die Reaktion auf die Situation zu untersuchen. Nur ist die Angelegenheit hier dadurch kompliziert, daß es nicht eine neue äußere, sondern eine veränderte innere Situation ist, die die Schizophrenie herstellt. Die Antwort auf die Frage, was ändert sich in der innerlichen Gesamtsituation, wenn ich $a$ durch $\alpha$ ersetze, ist doch nur dann allenfalls möglich, wenn die übrigen Glieder des Beziehungszusammenhanges bekannt bleiben. Und dies ist die Fiktion! In Wahrheit ist nicht ein Glied ausgewechselt, sondern, wenn man sich einmal auf den hier vorgeschlagenen Standpunkt der fünf Grundsymptome stellt: es sind in mehr oder minder starker Weise eben fünf Faktoren modifiziert. Und von diesem Standpunkte aus verliert die Einteilung von sekundär und primär in gewisser Hinsicht ihren Sinn.

Wenn ein bisher still dahin vegetierender Hebephrener plötzlich beschimpfende Stimmen hört und gleichzeitig erregt wird, so pflegt man zu sagen: kein Wunder, daß er sich über diese abscheulichen Stimmen erregt. Man substituiert sich selbst und sagt sich: Du selbst würdest sicher auch erregt werden, wenn du beharrlich diese scheußlichen Zurufe hörtest. Bleibt ein stiller Schizophrener dagegen bei frisch einsetzenden Stimmen gelassen und steckt sich höchstens die Finger in die Ohren, so argumentiert man: er sei schon so stumpf und unansprechbar, daß selbst diese Beschimpfungen ihn nicht mehr aus der Ruhe bringen. Im ersteren Falle sieht man in ihm also gleichsam einen Normalen in ruhiger Situation $A$, der durch Vertauschung von $a$ in $\alpha$ in eine veränderte normale Gesamtsituation $B$ (= Erregung) gerät; — im zweiten Falle nimmt man vornherein eine schizophrene Gesamtsituation $\alpha : \beta : \gamma$ usw. an, in der sich selbst durch Modifikation eines Faktors $\alpha$ in $\alpha_1$ nichts ändert. Nichts hätte indessen gehindert, im ersten Fall anzunehmen, daß auch die Erregung (Hyperboulie) *zugleich* mit den Sinnestäuschungen *primär* sei. Von dieser wissenschaftlichen Einstellung aus wird die Einteilung primär und sekundär in der Tat stark relativiert, und man wird gut tun, sie nur dann aufrecht zu erhalten, wenn nach den Äußerungen des Kranken selbst gewisse Symptome die Folgen anderer Symptome sind. Dies gilt ja schon für den normalen seelischen Zusammenhang: ob ich durch Kopfschmerzen Unlustgefühle bekomme und durch diese wiederum arbeitsunfähig werde, oder ob Kopfschmerzen, Unlust und mangelnde geistige Konzentration gleichermaßen Folge der gleichen körperlichen Indisposition sind, wird sich oft schwer entscheiden lassen.

Diese kurze Betrachtung soll nur davor warnen, irgendwelche Störungen begrifflich zu sehr zu isolieren. Beim „Verständnis" eines schizophrenen Gesamtbildes wird man gut tun, die seelische Gesamtlage, Gesamtstruktur im Auge zu behalten [1]. Die sogenannte Ableitung des einen Symptomes aus dem anderen wird sich wesentlich nicht auf die Funktionen, sondern auf die Erscheinungen (STUMPF) zu richten haben.

Es ist nun die Frage, ob es eine schizophrene Gesamtsituation gibt, die sich auf jenen gesichtspunktmäßigen Teilstrukturen (besser Untersituationen) aufbaut. Man hat als Erfahrener oft schon beim ersten Anblick eines Schizophrenen den unmittelbaren Eindruck dieser Diagnose. Aber die Sachlage ist dann wohl nicht derart, daß man an einem wichtigen Teilsymptom die Gesamtsituation erfaßt (gleichsam pars pro toto), sondern daß man im Laufe vieler Jahre durch die Kenntnis zahlloser Schizophrener eine Art schizophrene Grundformel (Grundgestalt) oder ein schizophrenes Grundschema erworben hat, das eben nicht in Teile zerlegt werden kann, da es Struktur hat. Hiermit wäre freilich nicht viel anzufangen, wenn es mit dem Erwerb einer solchen Formel durch den individuellen Forscher eben sein Bewenden hätte — wie so oft bei der „Kennerschaft" — und es nicht gelänge, über diese Formel näheres auszusagen.

Ich will letzteres dennoch versuchen. Man hat sich bemüht, die schizophrene Gesamtsituation von verschiedenen Seiten zu fassen. Man hat direkt — die subjektive Seite betonend — von einer schizophrenen Weltanschauung gesprochen. Man kann diesen Worten in der Tat einen gewissen Geschmack abgewinnen, wenn man sich in die Werke schizophrener Kunst und schizophrenen Schrifttums versenkt [2]. So verschieden die einzelnen Emanationen schizophrenen Geistes auch sind, es durchzieht fast alle Werke eine bestimmte schwer beschreibbare Einstellung zur Welt, die mit dem Worte „schizophrene Weltanschauung" freilich nicht beschrieben, sondern nur eben angedeutet werden kann [3]. Aber man hat sich auch bemüht, im rein Psychischen selbst objektiv kennzeichnende Momente der Gesamthaltung aufzuzeigen. Wenn man dabei zuerst das Wort „*Verschrobenheit*" nennt, so meint man also nicht so sehr ein Einzelsymptom als ein Merkmal der

---

[1] „Fühle Dich nicht in den Schizophrenen so ein, wie wenn Du selbst einige schizophrene Eigentümlichkeiten hättest, sondern denke schizophren." (GRUHLE: Psychol. der Dem. praec. 1922, 470.)

[2] Ich bewundere manches an dem PRINZHORNschen Werke, doch glaube ich, daß über das Wesen speziell schizophrener Bildnerei noch präzisere Formulierungen gefunden werden könnten.

[3] Man vergleiche das oben wiedergegebene Gedicht des Jugendlichen, sowie manche Strophen des späten *Hölderlin*.

Gesamthaltung auf allen Betätigungsgebieten. Nicht nur die kleinen Gewohnheiten des Alltags sind verschroben, sondern auch der sprachliche und schriftliche Ausdruck, ja die ganze Ausdruckssphäre überhaupt. Aber auch die Beziehungen geistiger Art zur Technik des Lebens, zur Wissenschaft, zur Kunst sind eigenartig verdreht, maniert, unnaiv, unfrei, zehnfach überdeterminiert. Untersucht man ein wenig genauer, was *Verschrobenheit* ist, so geht man vielleicht am besten davon aus, was ein Laie, der nie etwas von Psychiatrie hörte, im Alltagsleben als verschroben bezeichnet, etwa, wenn er von einer verschrobenen alten Jungfer redet. Zuerst meint er sicher etwas Unnaives, Unselbstverständliches, Unnatürliches. Man kennt eben für jede gewöhnliche Situation des Lebens eine gewisse Breite des normalen Verhaltens. So wirkt leicht manche *Übertreibung* verschroben: z. B. übertriebene Höflichkeit. Diese könnt auch servil sein, aber nicht jede Servilität ist verschroben. Andere Übertriebenheiten gelten etwa als exaltiert, z. B. wird man die Expansivitäten einer Pubertierenden wohl auch als überspannt, kaum aber als verschroben bezeichnen. Offenbar sind es also nur bestimmte Übertreibungen, die auch der Situation *inadäquat* sind, z. B. übertriebene Schamhaftigkeit eines Mädchens, die infolge ihres Alters über solche Betonungen längst hinaus sein sollte. Neben den Übertreibungen, die aus der Situation herausfallen, sind es aber auch vielfach eigenartige, qualitativ *ungewöhnliche* Verhaltungsweisen, so wenn sich jemand seltsamer Höflichkeitsformen bedient, oder überaus altmodische dabei nicht einfache, sondern sehr verzierte Kleidung trägt. Zum Übertriebenen, Unangepaßten, Ungewohnten kommt vielfach noch das Vorsätzliche, *Absichtliche* hinzu, während man das Ungewollte, Zufällige oder Naturbedingte (Backfischgewohnheiten) nicht so leicht mit dem Worte „verschroben" benennt. So geschieht es leicht, daß ältere Menschen eine neu aufkommende Kunstrichtung als verschroben und maniert (gewollt abwegig) bezeichnen, während die Jugend in dieser Richtung etwas zwar Ungewohntes, aber einem neuen Geist Angepaßtes und daher auch Naturgemäßes sieht. Solche Erfahrungen warnen den besonnenen Menschen, dem neuen Ungewohnten gegenüber allzuleicht das Scheltwort „verschroben" zu verwenden, in dem ja zweifellos eine Wertung steckt. Nun sollte man sich freilich in der Psychologie ganz wertfreier Termini bedienen, — deshalb bleibe das Minusmoment, das in dem Worte verschroben steckt, unbeachtet, und man denke nur an das Übertriebene, Ungewohnte, Unangepaßte, Absichtliche. Und diese Eigenschaften sollen also die schizophrene Gesamthaltung besonders kennzeichnen. Man sagt in der Tat vom Schizophrenen mit Recht, er sei unberechenbar. Darin liegt das *Ungewohnte* schon angedeutet: er erfindet neue Worte, eigenartige Satzkonstruktionen, seltsam neue Zusammenstellungen. Er ist in seiner Kleidung, in seinen Lebensgewohnheiten absonderlich, er löst sich stark von der Konvention. Darin birgt sich so oft auch das Aparte, Originale, Anziehende, das am Schizophrenen nicht selten fesselt, besonders in seiner Kunst[1]. Aber das Übertriebene, Übersteigerte, Gewollte stößt wiederum auch häufig ab. In der künstlerischen Betätigung, im freien Schaffen, hat die soeben erwähnte „Unangepaßtheit" kaum einen logischen Ort: im Alltag hingegen, bei den selbstverständlichen Gewohnheiten, fällt sie besonders auf. Die wichtigste Komponente der Verschrobenheit ist sicherlich das *gewollt Ungewöhnliche*, und

---

[1] Siehe METTE und PRINZHORN.

hierin liegt meines Erachtens der Schlüssel zu ihrem Verständnis. Der Schizophrene *will* opponieren, er steht immer links, er ist, — wenn nicht durchaus gesellschaftsfeindlich — so doch traditionsfeindlich, antikonventionell. Selbst in den unproduktiven hebephrenen Verläufen finden sich Andeutungen hiervon: der Ungebildete legt sich die lateinische Schrift zu, er schreibt immer *über* den Zeilen, er spricht Hochdeutsch, — der Gebildete verschnörkelt seine Schrift, gebraucht umständlich verzwickte sprachliche Wendungen. Man kann nicht leugnen, daß diese Einstellung Ähnlichkeiten mit dem Trotz hat. Wenn ein $2^3/_4$jähriger normaler Junge, dem man soeben etwas abschlug, an einer großen Henne vorbeikommt und sagt: Ist das gar kein Huhn, ist das ein ganz kleines Piepvögelchen, und wenn eine Schizophrene in einen regnerischen trüben Abend hinausblickend, sagt: Die Sonne sticht und strahlt, so sind das sicher sehr ähnliche Trotzeinstellungen, wenn gleich sie wohl aus sehr verschiedenen Quellen gespeist werden. Der Trotzige handelt vorwiegend aus Rache: Wenn Du mir etwas abschlägst, mache ich Dein großes Huhn klein — oder zum mindesten: Wenn *Du* nein sagst, kann *ich* aber auch nein sagen. Beim Schizophrenen wäre es meines Erachtens absurd, anzunehmen — so sehr es mancher heutigen Richtung entspricht — daß er sich an der ganzen Welt gleichsam rächen wolle. Man spricht in solchen Fällen ja bekanntlich vom Negativismus, aber das Wort besagt nicht viel [1]. Sofern der Schizophrene wirklich nur das Gegenteil von irgend etwas betätigt, mag die Quelle dieses Verhaltens zum Teil in der oben besprochenen Ambivalenz der Impulse liegen. Aber dieses im engeren Sinne gegensätzliche Verhalten ist wohl nur ein Sonderfall seiner allgemeinen Abwegigkeit und Verschrobenheit. Und diese resultiert wohl aus dem veränderten Grundgefühl, der schizophrenen Grundstimmung. So fasse ich seine Verschrobenheit also als ein *Ausdrucksmoment*, nämlich der völligen Andersartigkeit, der Abgeschlossenheit, Einsamkeit — freilich nicht nur als unwillkürlichen Ausdruck, sondern als gewollte Abwegigkeit. Ich glaube, daß hier der Schizophrene gleichsam aus der Not eine Tugend macht, nicht um sich an der Gesellschaft zu rächen, nicht um überhaupt irgend etwas Bestimmtes zu erreichen, sondern nur, um in dieser Sonderart gleichsam zu schwelgen, sich auszutoben. Auch hierfür ist manches Werk der schizophrenen Kunst wieder ein Beispiel [2]. Ebenso wie manche Formen des Negativismus [3] also als Sonderfälle der Verschrobenheit aufgefaßt werden können, so gilt mir das gleiche vom Autismus. Auch er ist der Grundstimmung des Schizophrenen angepaßt, so unangepaßt dieses Verhalten auch der Umwelt erscheint. Mir sind jene Zwecktheorien des Autismus [4] nie einleuchtend erschienen, daß sich der Schizophrene separiere, um seinen Gedanken, seiner Wahnwelt leben zu können, um Wahnkonflikten mit der Welt aus dem Wege zu gehen, oder um Energie zu sparen usw. Mir scheint der Autismus überhaupt keinen rationalen

---

[1] KLEISTS „Gegenhalten" (motorischer Negativismus) hat natürlich damit nichts zu tun (Monatsschrift 65).

[2] Hier an dieser Stelle der Theorie der Verschrobenheit scheinen mir die Gedanken SCHULTES viel eher am Platze zu sein, als bei der Genese der Paranoia.

[3] Ob es daneben noch primäre unableitbare schizophrene *Körper*mechanismen gibt, die direkt dem organischen Prozeß entspringen (vielleicht z. B. der harte Stupor mit abgehobenem Kopf) ist eine besondere Frage, die mit der *Psychologie* der Schizophrenie nichts gemein hat (KLEIST).

[4] Sie erscheinen mir viel zu anthropistisch, d. h. normal gedacht, viel zu wenig schizophren eingefühlt.

Zweck, sondern nur einen Beweggrund, ein Motiv zu haben: die schizophrene Grundstimmung. Gerade der Wahnkranke (paranoid Demente), der ja am meisten Anlaß hätte, eben diesem Wahn in der Einsamkeit zu leben, ist ja oft am wenigsten verschroben, am wenigsten autistisch, und dort, wo der Autismus im katatonen Stupor seine höchste Vollendung findet, treten gerade die Wahnideen oft ganz zurück, die schizophrene Grundstimmung, die Ichstörungen, die Sinnestäuschungen dagegen hervor. Aber manche Verschrobenheiten haben wohl auch noch eine andere Herkunft: die Denkstörung. Ich würde auch gegen die Annahme einer Wechselwirkung nicht viel einwenden, gegen die Annahme nämlich, daß auch die Denkstörung aus der Verschrobenheit hergeleitet werden könnte, daß also das schizophrene gestörte Denken nichts als ein verschrobenes Denken wäre. Nur erscheint mir die Denkstörung insofern elementar, als der Kranke ihr vielmehr notwendig *unterliegt*, sie nicht beseitigen kann und deshalb oft schwer unter ihr leidet, während alle Formen der Verschrobenheit eher etwas sind, was der Kranke aus sich heraus als adäquat bejaht, aber auch weglassen kann[1]. Gerade daß die Verschrobenheit aus verschiedenen Störungen stammt und auf diese wieder zurückwirkt, scheint mir für die Auffassung zu sprechen, daß man eine schizophrene Gesamtsituation analysieren soll, aber nicht so denken soll, als wenn eine normale Psyche einzelnen schizophrenen Symptomen gegenüberstünde und mit ihnen irgendwie fertig zu werden suchte.

Das Symptom der Verschrobenheit (zumal im Vorstellen und Denken) hat wohl auch vorzüglich mit den Anstoß zur Hypothese der Assoziationslockerung gegeben. Dahinter steckt die bildhaft populäre Anschauung, daß eine gewohnte Vorstellungsverbindung (z. B. Schwarz-Weiß) fest zusammenklebe; wenn aber ein Schizophrener auf Schwarz mit Gerolstein reagiere, so sei eben Schwarz-Weiß gelockert. Möge man dies für einen Augenblick einmal annehmen (ich kann mich der Hypothese nicht anschließen) so wäre höchstens plausibel gemacht, warum Schwarz-Weiß *nicht* zusammen erscheine; — warum aber Schwarz an Basalt erinnere und dieser an Gerolstein (in dessen Nähe seinerzeit von dem Kranken Basalt gefunden wurde) ist mit der Assoziationslockerung doch keineswegs erklärt. Im Gegenteil: eine so umständliche, abwegige und selten vollzogene Erinnerungskette wie Schwarz-Gerolstein hätte doch dann erst recht gelockert sein und unwegsam werden müssen. Diese Assoziationslockerung kann also höchstens das Fehlen des Gewohnten erklären, nicht das Erscheinen des irgendwie gewollt Gegensätzlichen. Jene Hypothese würde aber auch wie schon oben erwähnt, zu der unerwünschten allgemeinen Folgerung zwingen, alles Originale, Ungewohnte, Neue als Ergebnis einer Assoziationslockerung anzusehen. In dieser Lockerungsthese steckt aber auch (ähnlich wie in den KLEISTschen Annahmen) der Glaube an eine Einbuße, an ein Minus, während die hier vertretene Auffassung das „Minus" durch das „Anders" ersetzt. Ähnlich wie bei der Erörterung der schizophrenen Sprachstörungen formuliere ich also gegenüber KLEIST: der Schizophrene ist verschroben, nicht, weil er nicht anders kann — er läßt es ja oft in der nächsten Minute in der Tat bleiben — sondern weil seine schizophrene Gesamtverfassung es so will. *Dort* die Annahme eines oder mehrerer Defekte bei einer im übrigen weitgehend normal angenommenen Persönlichkeit (nebenbei eine Art

---

[1] Vgl. oben die (zuweilen beiseite gelegte) Sprachverwirrtheit.

Herd- oder Systemhypothese) — *hier* der Glaube an eine in der Gesamtstruktur umorganisierte Persönlichkeit ohne Einzeldefekte.

Die eigenartige, oft geradezu oppositionelle Einstellung des Schizophrenen zur Welt läßt den Gedanken auftauchen, den auch KRAEPELIN schon gelegentlich andeutete, daß diejenigen Persönlichkeiten, die sich — ohne deutlich geisteskrank zu sein — in fast prinzipieller Opposition zur Umwelt befinden, demnach verkappte Schizophrene seien. Man sprach früher häufiger von einer Gruppe, die man die originär Verschrobenen nannte, als von einer Varietät psychopathischer Artung. Heute neigt man wohl allgemein mehr dazu, in manchem dieser eigenartigen Menschen latente Schizophrene zu sehen. Man hat vielfach die Beobachtung gemacht, daß Schizophrene schon *vor* dem eigentlichen Ausbruch ihrer Erkrankung seltsam abwegig, einsam, oppositionell erscheinen. Ich konnte nachweisen, daß folgende Charaktertypen sich unter denen finden, die später eine offene Schizophrenie erlitten:

Einsam, launenhaft, reizbar, absonderlich 27,3% [1],

Dickköpfig, abgeschlossen, unzufrieden, bösartig 10,8%,

Lenksam, schüchtern, einsam, trübselig 25,9%,

und KRETSCHMER (Körperbau), stellt drei Gruppen von Charakteren auf, die seiner Meinung nach zur Schizophrenie disponieren: 1. Ungesellig, still, zurückhaltend, ernsthaft (humorlos), Sonderling; 2. schüchtern, scheu, feinfühlig, empfindlich, nervös, aufgeregt; 3. lenksam, gutmütig, brav, gleichmütig, stumpf, dumm. Das Gemeinsame dieser drei Spielarten ist die Gesellschaftsablehnung, der ersten aus Opposition, der zweiten aus Hypersensitivität, der dritten aus Stumpfsinn. So richtig in der Gesamthaltung des Schizophrenen schon von jeher seine Kontaktlosigkeit zur Gesellschaft gesehen wurde, so kann meines Erachtens nur die erste der drei KRETSCHMERschen Nuancen als spezifisch schizophren angesehen werden, denn die zweite Einstellung würde der Schizophrene mit vielen manisch-depressiven und psychopathischen Naturen, die dritte mit manchen Imbezillen und selbst Paralytikern teilen. KRETSCHMER faßt jene „Temperamente" (wie er sie nennt) aber als dispositionell oder konditional oder kausal für die Schizophrenie auf. Selbst wenn man diesen Standpunkt nicht teilt [2], so könnte man zum mindesten in jenen oben erwähnten Charakternuancen einsam-absonderlich und lenksam-trübselig nicht Charakterdispositionen der Schizophrenie, sondern charakterologische Vorläufer (latente Formen) der Schizophrenie erkennen. Man erlebt es ja so häufig, daß ein Mann in seinem Dorfe als eigenartig verschroben dickköpfig, aber sonst als fleißig und keineswegs als geisteskrank gilt: — plötzlich ereilt ihn irgendein Schicksalsschlag (der Brand seines Hauses, der Tod der bisher emsig schaffenden Ehefrau), und nun ist er plötzlich den neuen Verhältnissen und Forderungen des Lebens (neu aufzubauen, die Tätigkeit der Ehefrau mit zu übernehmen) nicht gewachsen. Seine Toleranzgrenze ist überschritten, ein akuter schizophrener Schub wird offenbar. Es erscheint mir keineswegs gezwungen, in solchen Fällen die frühere „Eigenart" als eine latente Form des schizophrenen Leidens und nicht als eine Disposition anzusehen. Aber es liegt mir ganz fern, etwa *jeden* verschrobenen, gesellschaftsfremden, oder prinzipiell oppositionellen Charakter deshalb als einen

---

[1] Man darf die Zahlen der Gruppen nicht addieren, sie überschneiden sich. Siehe GRUHLE, Ursprüngliche Persönlichkeit.

[2] Seine Erörterung fällt aus dem Rahmen des Themas dieser Arbeit heraus.

latent Schizophrenen anzusehen [1], nur glaube ich, daß jene, bei denen eben „nur" eine Psychopathie vorliegt, deshalb auch *keine* besondere Disposition zur Schizophrenie haben, auch nicht im Sinne der Vererbung.

Wenn man sich bemüht, nicht mit den Augen des Schizophrenen die Welt, sondern von der Mitwelt aus den Schizophrenen zu sehen, so erscheint er meist seltsam ferngerückt, kalt, uneinfühlbar, steif, gebunden, oder was immer für Ausdrücke man auch vorziehen möge. Und dies geschieht nicht etwa nur in den Fällen, in denen ein Kranker ausgesprochen autistisch, negativistisch und dergleichen ist, sondern gerade schon im Beginn der Fälle, wenn noch alle groben Symptome fehlen. Kein Facharzt wird geneigt sein, einen jungen Menschen, der wegen übermäßiger Schüchternheit, Arbeitsunlust, Grübelsucht, Rastlosigkeit die Sprechstunde aufsucht, gleich für einen leichten Schizophrenen zu halten. Man wird im Gegenteil eines der üblichen, gerade in diesem Falle passenden, psychotherapeutischen Verfahren anwenden, in der Annahme, es handle sich um einen Psychopathen. Wenn es aber gar nicht gelingt, an jenen heranzukommen, wenn man ihn niemals recht zu fassen bekommt, und sich eingestehen muß, daß man nicht recht vorwärts kommt, so liegt der Grund, wie schon eingangs erwähnt, häufig nicht am Arzt, sondern am Kranken, in diesem Fall in der langsam entstehenden Schizophrenie des Kranken. Er begeht noch keine unverständlichen Handlungen, auch ist sein Denken, Benehmen usw. noch ganz in Ordnung, und dennoch kann man sich in ihn nicht einfühlen. Zu der Weltanschauung des Schizophrenen (subjektiv), zu der Verschrobenheit des Kranken (objektiv) tritt dieses dritte Merkmal der *Uneinfühlbarkeit* als Kennzeichen der schizophrenen Gesamtverfassung. Wie bei so vielen körperlichen und seelischen Leiden sind die ersten Anzeichen auch des schizophrenen Leidens subjektiv. Die Kranken fühlen sich im allgemeinen verändert, und dieses Bewußtsein stört sie — vorzüglich die Gebildeten — im Beruf, in den feineren Beziehungen zum Mitmenschen, zur Kunst, zur Natur. Ihre sonst noch wenig gestörte Persönlichkeit gibt sich noch gute Rechenschaft über das veränderte Grundgefühl, und daraus entsteht oft schwerste Unzufriedenheit mit sich selbst, Einsamkeitsgefühl und als Folgerung der Gang zum Arzt, oder nicht so selten die Flucht in den Selbstmord. Aber ebenso wie der Pubertierende in dem Drange neu erwachender Gefühle eine völlige Neuorientierung zu den Werten seiner bisherigen Welt vornimmt, und wie es oft schwer ist, sich in die Seltsamkeiten dieser Pubertätsreaktionen einzufühlen, so bedingt auch das entstehende schizophrene Grundgefühl eine Neuorientierung zum Leben, bei der man „nicht mehr mitkommt". Ja die Parallele zwischen beiden Sinneswandlungen ist so stark, daß man bei manchem Schizophrenen an einen chronisch Pubertierenden denkt[2], und daß man halb im Scherz die Entwicklungsjahre als die natürliche hebephrene Phase des Menschen bezeichnet hat. Das Gemeinsame beider ist freilich nur die Umwertung aller Werte und das dazugehörige seltsame Wesen. Nach einiger Zeit gewinnt der Jüngling seine Ruhe wieder, die Krise ist überstanden, er wird jetzt von seinem Körper sozusagen wieder in Ruhe gelassen (auf einer neuen Basis) und kann sein neues Wertsystem für das Leben aufbauen. Beim Schizophrenen tritt dieser Zustand nicht oder sehr selten ein.

---

[1] Mir scheint, als wenn Bleuler hierin zeitweise zu weit gegangen wäre.
[2] Hecker beschrieb schon die Hebephrenie als permanente Pubertät.

Immer neue innere Erlebnisse erschüttern jeden Versuch eines sich wieder Findens, mag es eine wachsende Ichstörung oder eine Halluzinationswelle oder ein Erregungszustand, oder eine Denkstörung sein. Daraus entspringt jene Unberechenbarkeit, jene sogenannte Gefühlslösung, Motivstörung des Schizophrenen. Und hierin ist wiederum eine ganz zentrale Störung des Schizophrenen getroffen, die sich auf den oben aufgeführten Grundstörungen aufbaut und ihr Ergebnis darstellt: *eine Lösung der normalen Motive.* Ein sich Einfühlen in einen anderen ist im wesentlichen ein Motivverstehen. Ohne uns bestimmte Gedanken darüber zu machen, aus welchen Einzelmotiven oder welcher Motivkette irgendeine seelische Regung entspringt, erfassen wir im Alltagsleben doch die Triebfedern, die Beweggründe unseres Nächsten um so leichter, je seelisch verwandter wir uns mit ihm fühlen, je sympathischer er uns ist, je mehr wir sein Wertsystem teilen. Menschen von ungewöhnlichem Format, sehr ausgeprägte Individualitäten sind uns schon weniger „nahe", wir verstehen sie oft „nicht ganz"[1]. Aber Schizophrene erscheinen uns unverständlich oft selbst dann, wenn eine eigentliche Psychose noch gar nicht deutlich ist. Ihre Entschlüsse stehen ganz unvermittelt da, ihre Unruhe hat keinen aufzeigbaren Untergrund, ihre Zu- und Abneigungen lassen sich auf keine einheitliche Gemütseinstellung zurückführen. Besonders, wenn es sich darum handelt, nicht *einzelne* Aussprüche und Handlungen aus einer Motivlage heraus zu verstehen, sondern die Struktur einer Gesamtpersönlichkeit zu erfassen, so mißlingt dieser Versuch bei den meisten Schizophrenen. Man pflegt das oft so auszudrücken, daß die Psychose die ursprüngliche Persönlichkeit zerstörte. Trotz des Widerspruches mancher neueren Autoren muß ich an dieser Auffassung festhalten. Ja, ich bin der Meinung, daß ein Schizophrener überhaupt keine Persönlichkeit im Sinne einer einheitlichen Struktur mehr hat. Die Vorbedingungen, die z. B. RIBOT für eine solche aufstellt: unité und stabilité — sind beim Schizophrenen wieder verloren gegangen. Und nur, wenn eine gute Remission das Leiden unterbricht, stellt sich — oft deutlich gegen den früheren Charakter verändert — eine Art stabiler Struktur wiederum her[2]. Auf den Schizophrenen würde viel eher das RIBOTsche Wort „Instable" passen, wenn man darunter nicht einen „Haltlosen", sondern einen Menschen versteht, der gar kein Wertsystem kennt, das er sich selbst dauernd errichtete, der heute so und morgen anders urteilt und handelt, aber nicht getrieben durch Leidenschaften und dergleichen, sondern durch augenblickliche Launen, durch Einfälle, durch Zufallsmomente veranlaßt. Für diese schizophrene Gesamtpersönlichkeit paßt das Wort Schizophrenie — wenn freilich es ursprünglich von BLEULER anders gemeint war — besonders gut, insofern eine allgemeine Lösung aller Zusammenhänge — der Persönlichkeitszusammenhänge, nicht der formalen „Vermögen" —, eine Spaltung alles' von allem eintritt. Daß einer solchen seelischen Verfassung gegenüber eine eigentliche Einfühlung prinzipiell nicht möglich ist, daß diese Individuen also unberechenbar, unnahbar, kalt usw. erscheinen, braucht wohl nicht weiter ausgeführt zu werden. Auch diese Auffassung der schizophrenen Gesamtpersönlichkeit wird von einigen psychologischen Zeichendeutern nicht geteilt, die aus FREUDS Schule herauswachsen. Nach ihnen ist eine solche Auffassung

---

[1] Vgl. dazu GRUHLE: Selbstschilderung, Psychologie des Abnormen; besonders S. 123ff. — und Wert der Selbstbiographie.

[2] BERZE weist nachdrücklich darauf hin. Siehe auch MAYER-GROSS (Stellungnahme).

eines schizophrenen seelischen Mechanismus kennzeichnend für die Oberflächenpsychologie. Die Tiefenpsychologie erkenne, daß alle diese Motivlösungen und dergleichen nur scheinbar seien. Zwar seien in der Tat die üblichen leicht aufzeigbaren Beweggründe hier nicht mehr wirksam, an ihre Stelle seien dagegen symbolische Verkleidungen aus den Tiefen des Unterbewußtseins getreten, die unter sich wiederum zu einem System (der Komplexe) vereint, nur eine Anomalie vortäuschten, in Wahrheit aber einen Kosmos neuer, tieferer Art darstellen. — Wie wichtig Symbolbeziehungen — freilich anderer Art — in der Auswirkung der Schizophrenie sind, habe ich oben — besonders beim Wahn — selbst auseinandergesetzt. Daß der Schizophrene auch vielfach im Wahn echte Symbolhandlungen, metaphorische Handlungen begeht, wurde schon mitgeteilt. Daß jedoch diese Beobachtung auf den *gesamten* Motivzusammenhang des Schizophrenen ausgedehnt werden soll, erscheint mir eine blinde modische Anwendung eines einzigen Prinzips.

Es ist von den Autoren schon häufig richtig vermerkt worden, daß die geschilderte Umwandlung, ja Auflösung der Persönlichkeit in der Schizophrenie bei der paranoiden Verlaufsform fast ganz ausbleibe. Aber ich habe auch stürmische Phasen mit starken Sinnestäuschungen gesehen, die schnell vorübereilten und die Persönlichkeit wenig angriffen [1]. Ja, ich kenne selbst Endzustände, bei denen das Leiden schon nachweislich über zwei bis drei Jahrzehnte besteht, und die nach vielen schweren Erschütterungen doch eine Art Persönlichkeit wiederum verfertigt haben.

Besonders im Anfange einer Schizophrenie ist man ja oft ergriffener Zuschauer, wie sich die noch fast intakte Persönlichkeit gemütlich und geistig mit den schizophrenen Symptomen auseinandersetzt, bis sich dann allmählich die schizophrene Veränderung auch in die Persönlichkeit selbst einschleicht. Der Begriff der schizophrenen Reaktion hat nur dann einen verständigen Sinn, wenn er meint, daß auf irgendein Ereignis des Schicksals der Betroffene eben nicht normal, sondern qualitativ anders, nämlich schizophren reagiert [2]. Je nach der Stärke der schizophrenen Umwandlung fallen dann solche Reaktionen recht absonderlich aus.

Die Frage nach der Determinierung der individuellen schizophrenen Verläufe ist im wesentlichen eine Frage nach der Herkunft der schizophrenen *Inhalte*. Es ist klar, daß ein gebildeter Schizophrener einen anderen Psychosengehalt hat wie ein Bauer. Ferner setzt sich ein intelligenter Mensch anders mit seinen Symptomen auseinander als ein debiler, und diese Symptome selbst sind schon anders geformt. Aber auf die Fragen nach den Bedingtheiten der verschiedenen *funktionalen* Symptome und Verläufe fehlen die Antworten noch fast ganz. Wie schon oben erwähnt, lassen sich bisher weder äußere noch seelische Momente als Ursachen oder Motive anschuldigen, warum der eine Krankheitsfall einen schleichenden, der andere einen stürmischen, der dritte einen schubweisen Verlauf hat. Noch niemand vermochte abzuleiten, wieso der eine Schizophrene mehr motorische [3], der andere

---

[1] Meines Erachtens gehört ein Teil jener Fälle, die Kleist neuerdings als episodische Dämmerzustände beschrieb, hierher.

[2] „Schizophrene Reaktion" sollte also niemals meinen: Schizophrenie *als* Reaktion. Vgl. dazu Mayer-Gross (Zum Problem), Lange, Jacobi-Kolle, Popper.

[3] Ein aufmerksamer Leser wird in dieser Arbeit eine genauere Darstellung der schizophrenen motorischen Symptome vermissen. Soweit sie Stereotypien sind, wurde ihrer ge-

rein geistige Symptome hat usw. Besondere charakterologische Vorbedingungen hierfür lassen sich *nicht* aufzeigen. Verschiedene Autoren haben darauf aufmerksam gemacht, daß rein schizophrene Bilder und Verläufe auch bei anderen Leiden vorkommen, deren Ursachen genügend aufgeklärt werden konnten. WILMANNS-RANKE-GRUHLE beschrieben hirnluisch-paralytische Prozesse, — VORKASTNER, GIESE Epilepsien, — BÜRGER und MAYER-GROS Encephalitiden mit schizophrenen Psychosen. Man achtete sehr wohl auf die Frage, ob nicht doch die Symptome dieser symptomatischen Schizophrenien verschieden seien von der genuinen Form. Gewiß mag manchem Forscher, der die Schizophrenie bisher für eine sichere kausale Einheit hielt — wenn gleich man diese Causa noch nicht kennt — die Annahme einer symptomatischen Schizophrenie wenig glücklich erscheinen. Doch muß man nach dem heutigen Stand unserer Kenntnisse zugeben, daß die Anzeichen dieser symptomatischen von denen der genuinen idiopathischen Schizophrenie in keiner Weise zu unterscheiden sind.

## VIII. Psychologie des Ausdrucks bei der Schizophrenie.

Schon oben sind zahlreiche Momente des Ausdrucks erwähnt worden, die ohne Zwang nicht aus der Beschreibung der Schizophrenie herauszulösen waren. Hier sei noch einmal einiges zusammengefaßt.

Sicher ist die Mimik und Gestik vieler Schizophrenen insofern nicht abnorm, als bei Erregungen und depressiven Zuständen, bei den Qualen der Sinnestäuschungen usw. die Ausdrucksbewegungen nicht anders sind, als wenn ein Normaler jene Einzelsymptome hätte. Sicherlich aber verfügen die Schizophrenen auch über besondere Ausdrucksmechanismen, die diesem Leiden eigentümlich erscheinen. Hierher gehört z. B. der Schnauzkrampf und das Gesichterschneiden vieler Kranken. Man kann kaum ins Klare darüber kommen, ob hinter diesen Bewegungen wirklich etwas steckt, ob sie also echte Ausdrucksbewegungen sind oder nicht. Zuweilen hat man den Eindruck, als ob die Kranken nur sehr übertriebenen Ausdruck zeigten: ein junges katatones Mädchen steht vor dem Arzt, und ihre Lippen bewegen sich dauernd, ihre Stellungen wechseln unaufhörlich, das Mienenspiel ist keinen Augenblick in Ruhe. Es ist natürlich möglich, daß vielleicht irgendwelche inneren Regungen, die sich auf dem Gesicht eines normalen Menschen leise spiegeln würden, hier einen absichtlich übertriebenen Bewegungsausdruck gewinnen. Aber auch die Gegentheorie ist bei der Hand, die annimmt, es handle sich gar nicht um Ausdruck, sondern um Reizerscheinungen irgendwelcher Kerne im Hirnstamm, also um Bewegungen, die des

---

dacht und dabei auch auf KLAESIs Arbeit verwiesen. Die Sprachmotorik wurde genügend erörtert. Ein großer Teil motorischer Störungen entspringt dem Plus (Erregungszustand) oder Minus (Stupor) der Impulse, die oben besprochen wurden. Von der Verschrobenheit war ausführlich die Rede. In vielen Fällen scheinbar abnormer Motorik ist diese nur Ausführung einer abnormen Ideenwelt (impulsive Handlungen, Selbstverstümmelungen und dergleichen) oder der gestörten Qualität der Impulse (Ambivalenz, Echosymptome). So erscheinen mir die allermeisten motorischen Symptome sekundär. Die wenigen primären sind mit den obigen fünf Grundsymptomen schon gefaßt, sofern man nicht außerdem noch primäre (außerpsychische) somatische annimmt.

A. HOMBURGER wird in BUMKES Handbuch eine genauere Darstellung der schizophrenen Motorik bringen. (Auch schon 1922, Über die Entwicklung.)

Sinnes entbehren[1]. Letztere Meinung kann den Umstand zur Stütze heranziehen, daß auch das Gegenteil vorkommt, daß nämlich die Mimik fast erloschen ist, — daß entweder irgendeine leichte Grimasse stehen geblieben ist, oder daß das Gesicht vollkommen leer, öde, starr, glänzend verharrt (sogenanntes Salbengesicht). Oft ist dieser stuporöse Ausdruck in der Tat kaum von jenem der Encephalitiker zu unterscheiden, bei denen man allen Anlaß hat, eine Erkrankung des Hirnstammes anzunehmen. Aber auch hier steht die andere Theorie bereit, daß ein Stuporöser eben deshalb keine Mimik zeige, weil in ihm tatsächlich nichts vorgehe, weil die seelische Maschine wirklich still stehe und nichts, aber auch gar nichts produziere. Ich bin persönlich der Überzeugung, daß wirklich viele Stuporen vollkommen leer nicht nur erscheinen, sondern sind. Es mögen hier eine Reihe solcher Bilder von schizophrenen Stuporen folgen, die die Öde und Starre des Gesichtes oft zusammen mit stark gebundener Haltung deutlich zeigen. Dabei ist

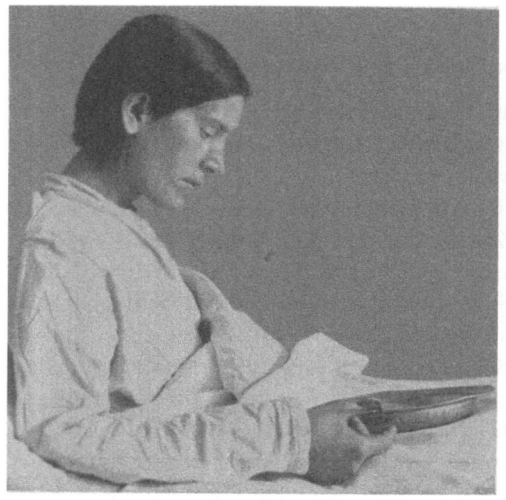

Abb. 1. KAROLINE GERWIG 09/115. 35jähr. verw. Zeitungsträgerin. Ganz frische akute Katatonie.

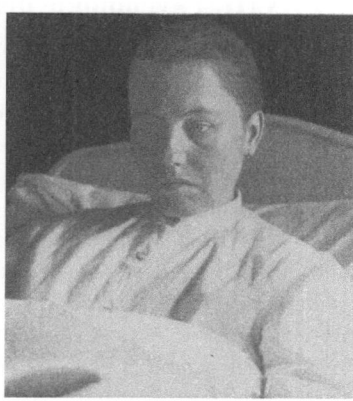

Abb. 2. IDA ZEDER 12/157. 30jähr. led. Dienstmädchen. Seit 1 Jahr langsam hebephrener Beginn. — Man beachte den steif abgehobenen Kopf.

freilich zu beachten, daß dies *nicht* Momentbilder sind: — ein „Geistesabwesender" oder erschrockener Normaler könnte in einer Momentaufnahme auch gelegentlich sehr stupid aussehen — sondern daß diese Aufnahmen Zeitaufnahmen sind: die Kranken behielten diese Stellungen und Mienen oft nicht Minuten, sondern Stunden und Tage unverändert bei. Nichts daran wurde gestellt. Die Haltungen wurden spontan eingenommen und spontan lange bewahrt'.

---

[1] Ich übersehe nicht, daß hierin eine Theorie steckt, als ob nur corticale Bewegungen sinnerfüllt sein könnten (nicht müßten), während Bewegungsimpulse, die dem Hirnstamm entspringen, sinnleer sein müßten. Bei der Bedeutung, die man heute durch die Encephalitisforschung dem Stamm zuzuschreiben geneigt ist, erklären begreiflicherweise manche Autoren mit allzu beweglichem Geist, daß der Cortex Nebensache und der Stamm der Sinnträger sei.

[2] Die Bilder wurden vor Jahren von Professor A. WETZEL, damals Heidelberg jetzt Stuttgart, aufgenommen.

Psychologie des Ausdrucks bei der Schizophrenie.

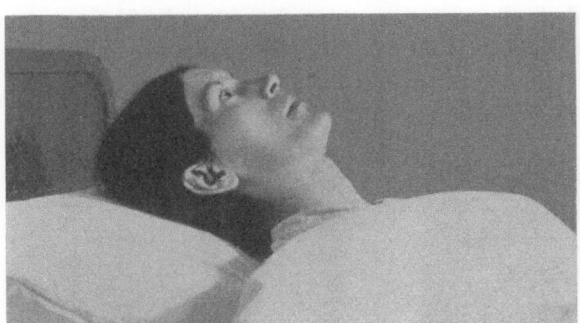

Abb. 3. Die gleiche wie Abb. 1.

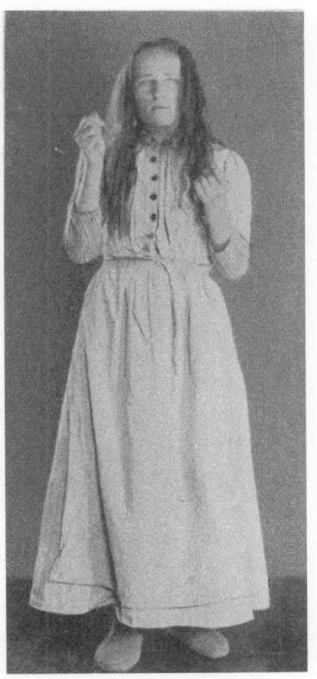

Abb. 6. KATHARINA HOFRICHTER, led. 23jähr. Zigarrenarbeiterin. 08/50. Frische Katatonie.

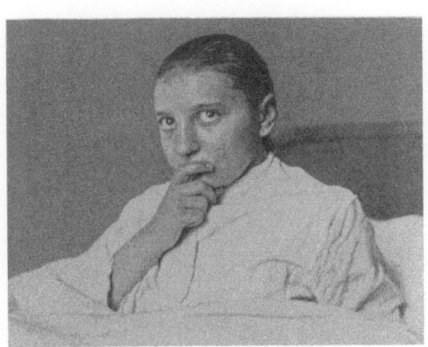

Abb. 4. ALBERTINE FRITZ 08/221, ledige 15jähr. Haushaltsschülerin. Vor 3 Jahren erster sehr kurzer katatonischer Schub; jetzt Recidiv.

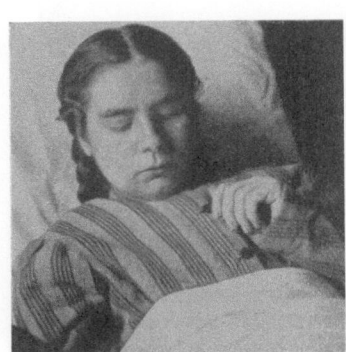

Abb. 5. KATHARINA ZEIDLER 12/192. 21jähr. verheir. Fabrikarbeiterin. Ganz frische Katatonie. (Der Kopf ist dauernd abgehoben!)

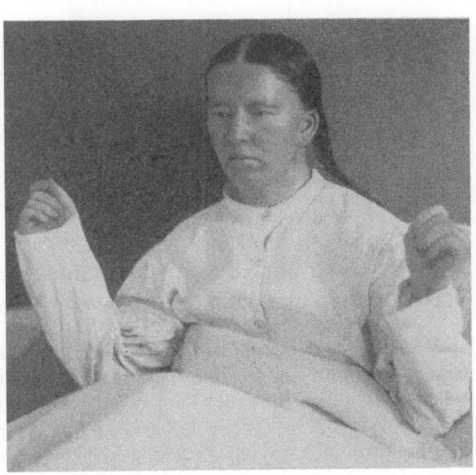

Abb. 7. FRIEDA MULERT 12/144. 34jähr. led. Haustochter. Seit 14 Jahren langsame depressive Hebephrenie mit frischem katatonischem Schub.

160   H. W. Gruhle: Psychologie der Schizophrenie.

Das Grimassieren läßt sich schwer im Bilde festhalten. Hierfür gilt vieles, was oben über die Verschrobenheit allgemein gesagt wurde. Auch die übrigen Bewegungen des Körpers sind vielfach verschroben und oft einförmig wiederholt (Perseverieren, Stereotypien). Immer wieder taucht der Gegensatz der zwei Theorien auf, der einen, die ohne seelische Fundierung Reizerscheinungen irgend-

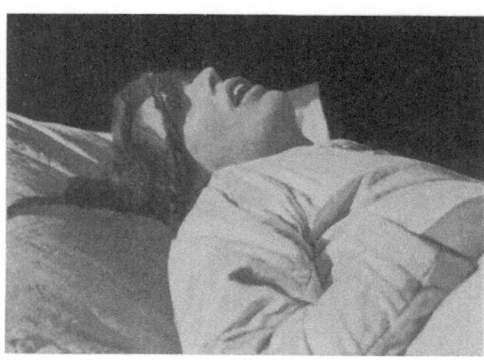

Abb. 8. Anna Schlimm, 23 jähr. led. Dienstmädchen. Frische Katatonie. 10/11.

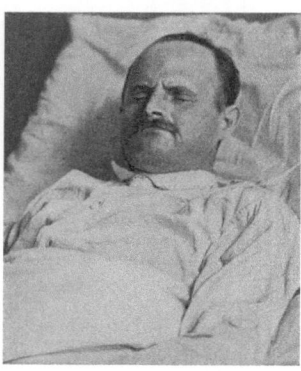

Abb. 9. Leopold Neumaier, 36 jähr. led. Kaufmann 09/22. Frische Hallucinose mit Übergang in Stupor.

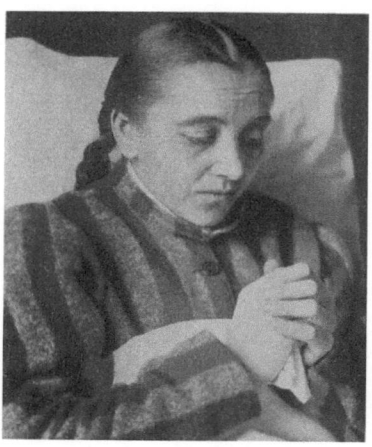

Abb. 10. Luise Ziebold 12/226, verh. 32 jähr. Zigarrenmacherin. Beginn vor $1^{1}/_{2}$ Jahren mit frischer Hallucinose.

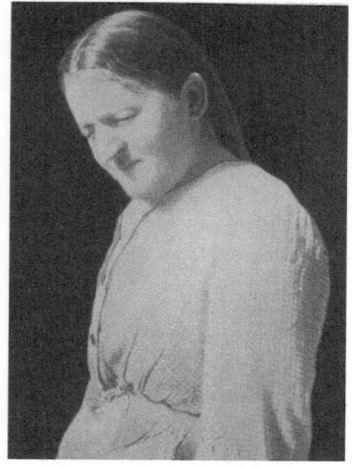

Abb. 11. Emma Wiedemer 21/4. 25 jähr. led. Haustochter. Seit 5 Jahren langsam entstandene Hebephrenie, übergehend in verschroben stuporöses Verhalten.

welcher cerebralen Zentren annimmt (schon Kahlbaum, Mendel, Jastrowitz, Fauser) und der anderen, die einen Sinn in allem entdeckt [1]. Für die Stereo-

---

[1] Mit Ausdrücken, wie denen von Schilder (Seele, S. 151) „ein psychisch ausgelöster, aber somatisch definierbarer Zustand der motorischen Apparate" vermag ich keinen präzisen Sinn zu verbinden, ebensowenig, wie mit folgenden: „Diese (eine organische Läsion) muß sich vielmehr als psychologische Funktion ausdrücken lassen" (S. 150) oder: das organische kann sich psychisch widerspiegeln. Die psychische Einkleidung kann vorgetäuscht sein. Die organische Störung lockt gewisse psychische Haltungen hervor (S. 152). Ich setze das Psychologische als biologischen Faktor ein. — Die organische Erklärung fordert eine psychologische Ergänzung (S. 153).

typien hat man diesen Sinn schon häufig gefunden: es handelte sich um Symbolhandlungen, jenen entsprechend, wenn der Normale die Faust in der Tasche ballt oder hinter einer verhaßten Person ausspuckt. Zuweilen sind diese Stereotypien noch deutlich sinnerfüllt z. B. als Abwehrbewegungen gegen äußere halluzinierte Einflüsse (Wegwischen, Wegblasen usw.), oder zweckhaft im Verfolg wahnhafter Annahmen (z. B. um den heiligen Geist an der richtigen Stelle herauszulassen KLAESI), oder als kultische Handlungen. Zuweilen aber wurden diese Bewegungen im Laufe der Jahre immer abgekürzter (der Stenographie vergleichbar), so daß sie schließlich unverständlich erscheinen, wenn man nicht ihre Genese und den ursprünglichen Sinngehalt aufspürt [1]. Inhaltlich läßt sich vieles auf diese Weise verstehen. Formal aber bleibt die Frage unbeantwortet: warum denn eben diese abgekürzten Bewegungen Jahre, Jahrzehnte lang beibehalten wurden. Ich halte jene Formulierung nicht für eine Erklärung, sondern nur für eine Ausrede, die besagt: der Ursprung der Wiederholung sei ein unverstehbares organisches Reizsymptom eines Herdes oder Systems; — daß aber diese also an sich notwendige Bewegung gerade die Form einer Symbolhandlung oder deren Abkürzung annehme, sei psychisch konstelliert. Über die *Sprache* als Ausdrucksbewegung ist schon oben gehandelt worden. Der *Schrift* der Schizophrenie hat man bisher wenig Interesse geschenkt. Zwar betonen die Lehrbücher am gehörigen Ort die manierierten, verschrobenen, oft gemalten Züge — eine eigentliche graphologische Analyse hat man erst neuerdings versucht (LUCIE POLLNOW). In der bisher vorliegenden vorläufigen Arbeit kommt die Verfasserin freilich noch zu keinen allgemeinen Ergebnissen, sondern bringt nur eine große Zahl einzelner Beobachtungen.

Die *Kunst* der Schizophrenie zu studieren, bietet die Heidelberger, von PRINZHORN zusammengebrachte, Sammlung genügend Gelegenheit. Es hat sich — besonders durch das Buch von ARWED PFEIFER — ein Streit entsponnen, ob denn diese „Bildnerei der Geisteskranken" überhaupt als Kunst zu werten sei. Es ist nicht Sache der Psychologie, in *diesen* Streit einzugreifen. Wohl aber ist es deren Aufgabe, zu untersuchen, inwiefern sich in dieser künstlerischen Betätigung spezifische Merkmale wiederfinden. PFEIFER hat eingewendet, diese Schizophrenen seien eben an sich Künstler, und wenn sie in der Ruhe der Anstalt zum Schaffen kämen, so sei es gleichsam ihr normaler Rest, der aus ihnen heraus schaffe. Mir scheint diese Auffassung nur insofern stichhaltig, als diese Persönlichkeiten natürlich nach dem Grade ihrer persönlichen Begabung bald hochwertige, bald primitive Werke schaffen. Aber einmal ist es oft erst die Psychose,

---

[1] Ähnlich vermag nur der Ägyptologe als Kenner aus der Form der demotischen Schrift noch die ursprüngliche Hieratische, bzw. Hieroglyphische Linienführung herauszusehen, oder der Prähistoriker erkennt in einem immer mehr im Laufe der Zeit vereinfachten Ornament noch das doppelte Hirschgeweih. — Zu den Stereotypien vgl. KLAESIS schöne Studie (1922). — HEILBRONNER — Ich kann mich der Definition ABÉLYS anschließen, die er aus der kritischen Verarbeitung von CAHENS und DROMARDS Formulierungen gewinnt: „Les stéréotypies sont des attitudes, des mouvements, des actes coordonnés, sans aucun caractère spasmodique; remarquables par leur fixité et leur répétition sous une forme immuable; intentionnels à l'origine, mais susceptibles de devenir automatiques" (S. 26). Freilich faßt der Autor den Inhalt dieser Definition soweit, daß er keineswegs nur die schizophrenen Stereotypieen hineinnimmt. Ihnen spricht er als Merkmal die Verschrobenheit zu. — CHARON — COURBON — MARCHAND — FRATINI — BINDER.

die sie zum Schaffen veranlaßt. Ohne Schizophrenie wären sie stets bei ihrem Handwerk oder ihrer Fabrikarbeit geblieben und hätten niemals an künstlerische Betätigung gedacht. Es war wohl unter anderen auch die Muße oder Langeweile des Anstaltslebens, die sie — erst halb spielerisch — zum Schaffen veranlaßte. Im freien Alltag wäre jeder solcher Versuch, selbst wenn er unternommen worden wäre, an der Kritik, ja am Hohn der Umgebung erstickt. In der Anstalt fallen diese Hemmungen weg, ja die Kranken drängen oft wie getrieben zu ihrer Betätigung, und schon hierin liegt der Hinweis darauf, daß es eben die erregenden Erlebnisse der Schizophrenie sind, die ihren Ausweg suchen. Ja, es wird von Kranken berichtet, die wesentlich leichter zu behandeln und auch zufriedener waren, wenn man ihnen die Möglichkeit künstlerischer Betätigung ließ (MORGENTHALER).

Eine der wesentlichsten Voraussetzungen künstlerischen Schaffens ist die Fülle dessen, was in dem Künstler vorgeht, die Macht und Gewalt dessen, was nach Ausdruck drängt. Und diese Voraussetzung wird beim Schizophrenen ganz gewiß reichlich erfüllt. Nicht selten konnten wir es in der Heidelberger Sammlung erleben, daß selbst anerkannte Künstler erschüttert die Bildwerke bewunderten und erklärten, diese Kranken können ja viel mehr als wir. Die Erregung, der Sturm, die Unruhe, die sich in den Kranken abspielt, spiegelt sich in ihren Werken häufig wieder. Und es sind nicht nur die Inhalte, die den Beschauer erregen (Würgengel, sexuelle Marterszenen und dergleichen), sondern noch häufiger die Form, in der sich die Geschehnisse abspielen. Eine seltsam unruhige Anordnung der Flächen, eine aufregende Linienführung, — ewig sich wiederholende und doch stets wieder sich wandelnde Ornamente, die keinen freien Rand lassen, sondern über das Blatt hinüber zu quellen scheinen, — eigenartige Proportionen der menschlichen Figuren, — Gebilde, die — wie bei den Kontaminationen der Sprache — mehrere Gegenstände zugleich zu sein scheinen — und dieses alles hemmungslos echt, ohne alle Rücksicht auf Konvention oder Tradition, aufregend ursprünglich. Viele von diesen Kunstwerken kann man direkt als Offenbarungen der Schizophrenie bezeichnen, anderen freilich, die doch sicher von Schizophrenen stammen, würde man die schizophrene Genese nicht ohne weiteres anmerken. Dieser Behauptung von dem spezifisch schizophrenen Ausdruck in der Kunst widerspricht natürlich nicht die von ARWED PFEIFER hervorgehobene Tatsache, daß man solche Formen auch imitieren und so gleichsam eine Schizophrenie vortäuschen könne. Immer hat es Kenner und Fälscher gegeben, die den Stil der Primitiven, die Formen des Barock oder was immer so trefflich zu erfassen und nachzuahmen vermochten, daß sich die besten Gelehrten täuschen ließen.

Die *experimentelle* Ausdruckspsychologie hat bisher wohl der Schizophrenie wenig Beachtung geschenkt, — vielleicht mit Recht, denn es ist zu erwarten, daß dabei kaum etwas schizophren Spezifisches herauskommen dürfte. Ähnlich wie beim sogenannten BUMKEschen Phänomen mancher autistisch leere oder mit sich selbst beschäftigte Schizophrene keinen psychosensorischen Pupillenreflex aufweist, und wieder andere nicht autistische Schizophrene sehr wohl auf Berührung, Körperschmerz, seelische Erregung usw. eine Erweiterung ihrer Pupillen zeigen, genau so würden wohl auch bei anderen noch exakteren Methoden höchst verschiedenartige Befunde erhoben werden, je nachdem der augenblickliche Zustand des Schizophrenen gerade ist. Dies ist ja auch immer der gleiche Grund, warum die experimentelle Psychologie überhaupt bei der Erforschung der Schizophrenie nicht viel leisten kann. Das Experiment setzt nicht nur voraus, daß die Versuchsperson die Instruktion versteht, sondern vor allem, daß sie guten Willens ist, auf alle Bedingungen einzugehen, sich Mühe zu geben, sich selbst zu beobachten usw. Diese Bedingungen sind nur bei sehr leichten Formen des Leidens allenfalls erfüllbar. Deshalb haben auch die gelegentlichen Versuche, die schon KRAEPELIN seinerzeit in Heidelberg (vor 1904) gelegentlich mit Schizophrenen angestellt hat, keine Ergebnisse gehabt.

Endlich sei noch der eigentümlichen Wirkungen gedacht, die von schizophrenen Persönlichkeiten nicht selten ausgehen. Dieselben Einflüsse, die vom schizophrenen Kunstwerk ausstrahlen, sind auch im Verkehr mit schizophrenen Persönlichkeiten häufig zu spüren. Handelt es sich nicht um schwere deutlich psychotische Fälle, sondern ist das Benehmen und die Haltung solcher Kranker noch komponiert, so wirken sie oft auf einen größeren Kreis besonders eindringlich, fesselnd, überzeugend. Auch im Alltag des Lebens machen sie häufig keine Konzessionen; sie sind auf sich selbst gestellt und verachten Konventionen, Traditionen und Nützlichkeitserwägungen. Sie gelten oft mit Recht als reine Idealisten, reine Toren. Sie haben ein seltsames Feuer, einen verhaltenen Fanatismus und zwingen so andere zur Gefolgschaft. Dazu kommt die oben geschilderte Neigung zur Opposition, zum Protest. So nehmen sie an manchen politischen oder religiösen Bewegungen hervorragenden Anteil. In gar mancher religiösen Sekte sind sie die Echtesten, Unmittelbarsten, Bewundertsten. Sie verstehen nicht zu organisieren, zu rationalisieren, aber sie wirken durch die Reinheit ihrer Gesinnungen und die Rücksichtslosigkeit ihrer Selbsthingabe. In dem eigenartigen Häuflein, das sich meistens um irgendeine — besonders oppositionelle — Bewegung schart, mag sie religiös, pädagogisch, politisch sein oder den Tanz, die Atmung, die Nahrungsweise usw. betreffen, finden sich neben Debilen, Hochstaplern und allerlei Psychopathen auch stets etliche Schizophrene.

Die *kriminalpsychologische Bedeutung* der Schizophrenie ist nicht groß. Gewisse unerklärliche Kapitalverbrechen sind nicht allzu selten der erste Ausbruch einer Schizophrenie, die dann doch dem Laien noch nicht als Psychose erscheint, ja die gelegentlich auch vom Fachmanne nur geahnt, aber nicht nachgewiesen werden kann (WILMANNS). Erst einige Zeit danach, in der Strafhaft bricht dann die manifeste Psychose als Gefängniskatatonie aus. A. WETZEL bringt in seinen Massenmördern einige einschlägige Fälle. Unter den Berufsverbrechern sind Schizophrene sehr selten. Lediglich unter den Landstreichern finden sie sich häufig, viel häufiger, als die Leiter und Ärzte der Arbeitshäuser wissen oder zugeben. Gerade die seelische Zerstörung, der der Schizophrene allmählich unterliegt, disponiert ja vor allem zur Vertrottelung, zur asozialen Lebensführung, zum Vagantenleben. WILMANNS hat in seiner großen Studie schon 1906 diese Zusammenhänge einleuchtend aufgezeigt. Besonders wenn man unter den Vaganten Angehörige höherer Berufsschichten, ehemalige Studenten, Theologen, Anwälte, Ärzte usw. findet, kann man von vornherein annehmen, daß der Grund in diesen Fällen des asozialen Sinkens entweder Schizophrenie oder Trunksucht war.

## Literatur.

1. ABÉLY, XAVIER: Les stéréotypies. Diss. Toulouse 1916. 170 Seiten.
1a. BAILLARGER, M.: Recherches sur les maladies mentales. Paris: Masson 1890. 2 Bde. — 2. BARAT, L. und CHASLIN, TH.: Le langage. In: Traité de Psychologie de GEORGES DUMAS. Paris: Alcan 1923, 733. — 3. BERINGER, KURT: Beitrag zur Analyse schizophrener Denkstörungen. Z. Neur. **93**, 55—61 (1924). — 4. Denkstörungen und Sprache bei Schizophrenen. Ebenda **103**, 185—197 (1926). — 5. Der Meskalinrausch. Berlin: Julius Springer 1927. 315 S. — 6. BERINGER, K. und MAYER-GROSS, W.: Der Fall Hahnenfuß. Ein Beitrag zur Psychopathologie des akuten schizophrenen Schubs. Z. Neur. **96**, 209—250 (1925). — 7. BERZE, JOSEF: Über das Primärsymptom der Paranoia. Halle 1903. 57 S. — 8. Die primäre Insuffizienz der psychischen Aktivität. Wien-Leipzig: Deuticke 1914. 404 S. — 9. Zur Phänomenologie und zur Theorie des Beziehungswahns. Allg. Z. Psychiatr. **84**, 1 bis 21 (1926). — 10. Zur Ätiologie der Schizophrenie. Wien. med. Wschr. 1927, Nr. 37. — 11. BETZ, W.: Psychologie des Denkens. Leipzig: Barth 1918. 351 S. — 12. BINDER: Über motorische Störungen stereotypen Charakters bei Geisteskranken mit besonderer Berücksichtigung der Katatonie. Arch. f. Psychiatr. **20**, 628—644 (1889). — 13. BIRNBAUM, KARL: Der Aufbau der Psychose. Berlin: Julius Springer 1923. 108 S. — 14. BLEULER, E.: Dementia praecox oder Gruppe der Schizophrenien. ASCHAFFENBURGS Handbuch der Psychiatrie. Leipzig-Wien: Deuticke 1911. 420 S. — 15. Naturgeschichte der Seele und ihres Bewußtwerdens. Berlin: Julius Springer 1921. 343 S. — 16. La Schizophrénie. In: Comptes rend. de la XXX. session du congrès des méd. alién. et neur. de France. Genf-Lausanne: 2.—7. VIII. 1926. 93—101. Paris: Masson 1926. — 17. BROSIUS, C. M.: Über die Sprache der Irren. Allg. Z. Psychiatr. **14**, 37—64 (1857). — 18. BUMKE: Die Auflösung der Dempraecox. Klin. Wschr. **3**, 437—440 (1924). — 19. BÜRGER, HANS: Beiträge zur Psychopathologie schizophrener Endzustände. II. Z. Neur. **102**, 719—747 (1926). — 20. Gedankenentzug, Sperrung, Reihung. Ebenda **111**, 107—140 (1927). — 21. BÜRGER, H. und MAYER-GROSS, W.: Schizophrene Psychosen bei Encephalitis lethargica. Ebenda **106**, 438—482 (1926). — 22. BYCHOWSKI, GUSTAV: Metaphysik und Schizophrenie. Berlin: Karger 1923. 160 S.

23. CÉNAC, MICHEL: De certains langages créés par des aliénés. Diss. Paris: Jouve 1925 128 S. — 24. CHARON, RENÉ und COURBON, PAUL: Influence du milieu et du travail sur les stéréotypies. Nouv. Icon. de la Salpétrière 1914, Nr 2 (nicht selbst eingesehen).—25. CLAUDE, HENRY: Démence précoce et schizophrénie. Comptes rend. de la XXX. Session du congrès des.méd. alién. et neur. de France. Genf-Lausanne 2.—7. VIII. 1926. Paris: Masson 1926. — 26. CRAMER, A.: Krankhafte Eigenbeziehung und Beachtungswahn. Berl. klin. Wschr. **1902**, Nr 24.

27. DELACROIX, HENRI: Le langage et la pensée. Paris: Alcan 1924. 602 S. — 28. DIDE et GIRAUD: Psychiatrie du médecin praticien. Paris: Masson 1922. — 29. DOMARUS. E. VON: Zur Theorie des schizophrenen Denkens. Z. Neur. **108**, 703—714 (1927). — 29a. DUMAS, GEORGES: Traité de Psychologie. Paris: Alcan 1923 u. 1924. 2 Bde.

29b. EWALD, G.: Schizoid und Schizophrenie im Lichte lokalisatorischer Betrachtung. Monschr. **55**, 299—306 (1924).

30. FLOURNOY, THÉODORE: Des Indes à la planète Mars. Étude sur un cas de somnambulisme avec glossolalie. 2. édit. Paris: Alcan 1900. — 30a. FRATINI, GIAMMARIA: Stereotipia e fenomeni di automatismo negli alienati. Riv. sperim. di freniatria. **33**, 104—149 (1907). — 31. FREUSBERG: Über motorische Symptome bei einfachen Psychosen. Arch. f. Psychiatr. **17**, 757—794 (1886).

32. GIESE, HERMANN: Über klinische Beziehungen zwischen Epilepsie und Schizophrenie. Z. Neur. **26**, 22—112 (1914). — 33. GROSS, OTTO: Die cerebrale Sekundärfunktion. Leipzig: Vogel 1902. 69 S. — 34. Beitrag zur Pathologie des Negativismus. Psychiatr.-neur. Wschr. **5**, 269—273 (1903/04). — 35. Über Bewußtseinszerfall. Mschr. Psychiatr. **15**, 45—51 (1904). — 36. Zur Nomenklatur „Dementia seiunctiva". Neur. Zbl. **23**, 1144—1146 (1904). — 37. Zur Differentialdiagnostik negativistischer Phänomene. Psychiatr.-neur. Wschr. **6**, 345—353, 357—363 (1904). — 38. GRUHLE, HANS W.: Über die Fortschritte in der Erkenntnis der Epilepsie. Z. Neur. **2**, 1—42 (1910) (Referatenteil).—39. BLEULERS Schizophrenie und KRAEPELINS Dementia praecox. Ebenda **17**, 114—133 (1913). — 40. Selbst-

schilderung und Einfühlung. Zugleich ein Versuch der Analyse des Falles Banting. Ebenda 28, 148—231 (1915). — 41. Die Psychologie des Abnormen. Handbuch der vergleichenden Psychologie 3. München: Reinhardt 1922. 151 S. — 42. Die Psychologie der Dementia praecox. Z. Neur. 78, 454—471 (1922). — 43. Die ursprüngliche Persönlichkeit schizophren Erkrankter. Allg. Z. Psychiatr. 80 (1924). — 44. GRUHLE-RANKE: Fall David Bürklin. Nissls Beiträge 1, 47—63 (1913).

45. HARTMANN, HEINZ: Halluzinierte Flächenfarben und Bewegungen. Mschr. Psychiatr. 56, 1—14 (1924). — 46. HASSMAN, O. und ZINGERLE, H.: Untersuchung bildlicher Darstellungen und sprachlicher Äußerungen bei Dementia praecox. J. Psychol. u. Neur. 20, 24—61 (1913). — 47. HEDENBERG, SVEN: Über die synthetisch-affektiven und schizophrenen Wahnideen. Arch. f. Psychiatr. 80, 665—751 (1927). — 48. HEILBRONNER, KARL: Über Haftenbleiben und Stereotypie. Mschr. Psychiatr. 18, Erg.-H., 293—371 (1905). — 49. HOMBURGER, AUGUST: Über die Entwicklung der menschlichen Motorik und ihre Beziehung zu den Bewegungsstörungen der Schizophrenen. Z. Neur. 78, 562—570 (1922). — 50. HÖNIGSWALD, RICHARD: Die Grundlagen der Denkpsychologie. München: Reinhardt 1921. 357 S. — 51. HORSTMANN, WILHELM: Zur Psychologie konträrer Strebungen. Z. Neur. 25, 175—199 (1914).

52. ISSERLIN, M.: Über JUNGS „Psychologie der Dementia praecox" und die Anwendung FREUDscher Forschungsmaximen in der Psychopathologie. Zbl. Nervenheilk. 30, 329 bis 343 (1907). — 53. ITTEN, W.: Beiträge zur Psychologie der Dementia praecox. Diss. Zürich 1912.

54. JACOBI, W. und KOLLE, KURT: Betrachtungen zum schizophrenen Reaktionstypus. Arch. f. Psychiatr. 76, 431—468 (1926). — 55. JANET, PIERRE: L'automatisme psychologique. Essai de psychol. expér. sur les formes inférieures de l'activité humaine. Paris: Alcan 1889 (und weitere Auflagen) — 56. Les obsessions et la psychasthénie. Paris: Alcan 1903. 2 Bde. — 57. JASPERS, KARL: Die Trugwahrnehmungen. Z. Neur. (Ref.-Teil) 4 (1911). — 58. Zur Analyse der Trugwahrnehmungen. Ebenda 6 (1911). — 59. Über leibhaftige Bewußtheiten usw. Z. Pathopsychol. 2 (1913). — 60. Allgemeine Psychopathologie. Berlin: Julius Springer 1923. 3. Aufl., 458 S. — 61. STRINDBERG und VAN GOGH, 2. Aufl. Berlin: Julius Springer 1926. — 62. JUNG, C. G.: Über die Psychologie der Dementia praecox. Halle: Marhold 1907. 179 S.

63. KANT, OTTO: Beiträge zur Paranoiaforschung. Z. Neur. 108, 625—644 (1927). — 64. Zum Verständnis des schizophrenen Beeinflussungsgefühls. Ebenda 111, 417—441 (1927). — 64a. KEHRER: Erotische Wahnbildungen sexuell unbefriedigter weiblicher Wesen. Archiv f. Psychiatrie u. N. 65, 315—385 (1922). — 65. KLÄSI, JAKOB: Über die Bedeutung und Entstehung der Stereotypien. Berlin: Karger 1922. 111 S. — 66. KLEIST, KARL: Untersuchungen zur Kenntnis der psychomotorischen Bewegungsstörungen bei Geisteskranken. Leipzig: Klinkhardt 1908. 171 S. — 67. Weitere Untersuchungen an Geisteskranken mit psychomotorischen Störungen. Leipzig: Klinkhardt 1909. 309 S. — 68. Über Störungen der Rede bei Geisteskranken. Z. Neur. Referate (Selbstbericht) 3, 429 (1911). — 69. Die Involutionsparanoia. Allg. Z. Psychiatr. 70, 1—134 (1913). — 70. Über Bewußtseinszerfall. Ebenda 70, 850—852 (1913). — 71. Aphasie und Geisteskrankheit. Münch. med. Wschr. 61, 8—12 (1914). — 72. Autochthone Degenerationspsychosen. Z. Neur. 69, 1—11 (1921). — 73. Die psychomotorischen Störungen und ihr Verhältnis zu den Motilitätsstörungen bei Erkrankungen der Stammganglien. Mschr. Psychiatr. 52, 253—302 (1922). — 74. Wesen und Lokalisation der Paralogie. Zbl. Neur. 33, 82—83 (1923). Selbstbericht. — 75. Die Auffassung der Schizophrenien als psychische Systemerkrankungen (Heredodegenerationen). Klin. Wschr. 1923, 962—963. — 76. Episodische Dämmerzustände. Leipzig: Thieme 1926. 80 S. — 77. Gegenhalten (motorischer Negativismus), Zwangsgreifen und Thalamus opticus. Mschr. Psychiatr. 65, 317—396 (1927). —78. Psychomotorische Störungen. Caudatum und Pallidum externum. Zbl. Neur. 47, 718—719 (1927). — 79. KOEPPEN, M. und KUTZINSKI, A.: Systematische Beobachtungen über die Wiedergabe kleiner Erzählungen durch Geisteskranke. Berlin: Karger 1910. 229 S. — 80. KRAEPELIN, E.: Über Sprachstörungen im Traum. Psychol. Arbeiten 5, 1—104 (1910). — 80a. KRAPF, EDUARD: Epilepsie und Schizophrenie. Archiv 83, 547—586 (1928). — 81. KRETSCHMER, ERNST: Körperbau und Charakter. Berlin: Julius Springer. I. Aufl. 1921. VI. Aufl. 1926. 214 S. — 82. Der sensitive Be-

ziehungswahn, 2. Aufl. Berlin: Julius Springer 1927. 201 S. — 83. Kronfeld, Arthur: Über schizophrene Veränderungen des Bewußtseins der Aktivität. Z. Neur. **74**, 15—68 (1922). — 84. Kussmaul, Adolf: Die Störungen der Sprache. Leipzig: Vogel 1877. 300 S. — 85. Lange, J.: Periodische, zirkuläre und reaktive Erscheinungen bei der Dementia praecox. Z. Neur. **80**, 200—239 (1923). — 85a. Lange, Joh.: Zur Frage des schizophrenen Reaktionstypus. Münch. med.Wschr. **28**, 1152 (1926). — 86. Die Paranoiafrage. Aschaffenburgs Handbuch der Psychiatrie. Leipzig-Wien: Deuticke 1927. 56 S. — 87. Lefèvre, Charles: Étude clinique des néologismes en médicine mentale. Diss. Paris: Jouve 1891. — 88. Lehmann, F.: Zur Pathologie der katatonen Symptome. Allg. Z. Psychiatr. **55**, 276—301 (1898). — 89. Levy-Brühl, L.: Das Denken der Naturvölker. Deutsch von Jerusalem. Leipzig-Wien: Braumüller 1921. 352 S. — 90. Lévy-Valensi, J.: L'automatisme mental usw. Congrès des méd. alién. de Blois 1927. Paris: Masson 1927. 51 S. — 91. Löwy, Max: Über Wahnbildung. Z. Neur. **76**, 206—219 (1922).

92. Maeder, A.: La langue d'un aliéné. Analyse d'un cas de glossolalie. Arch. de Psychol. **9**, 208—216 (1910).— 92a. Maeder, A.: Psychologische Untersuchung n an Dementia praecox-Kranken. Jahrbuch für psychol. anal. Forschungen **2**, 185—245 (1910). — 92b. Marchand, L.: Stéréotypie graphique chez un dément précoce. Journ. de neurol. (belge) **11**, 529—539. Bruxelles 1906.— 93. Marguliés, Alexander: Die primäre Bedeutung der Affekte im ersten Stadium der Paranoia. Mschr. Psychiatr. **10**, 265—288 (1901). — 94. Martini, E.: Veränderung der Ausdrucksweise bei Irren. Allg. Z. Psychiatr. **13**, 605 bis 612 (1856). — 95. Masselon, René: Psychologie des Déments précoces. Thèse de Paris: Boyer 1902. 265 S. — 96. Mayer-Gross, W.: Über die Stellungnahme zur abgelaufenen akuten Psychose. Z. Neur. **60**, 160—212 (1920). — 97. Zum Problem des „schizophrenen Reaktionstypus". Z. Neur. **76**, 584—589 (1922). — 98. Selbstschilderungen der Verwirrtheit. Die oneiroide Erlebnisform. Berlin: Julius Springer 1924. 296 S. — 99. Mayer-Gross, W. und Stein, Johannes: Pathologie der Wahrnehmung. Handbuch der Geisteskrankheiten **1**, 351—507 (1928). — 100. Meringer und Mayer: Versprechen und Verlesen. Stuttgart 1895. — 101. Mette, Alexander: Über Beziehungen zwischen Spracheigentümlichkeiten schizophrener und dichterischer Produktion. Dessau: Dion-Verlag 1928 97 S. — 102. Minkowski, Eugène: La notion de perte de contact vital avec la réalité es ses applications en psychopathologie. Paris: Jouve 1926. 80 S. — 103. La schizophrénie. Paris: Payot 1927. 268 S. — 104. Morgenthaler, W.: Ein Geisteskranker als Künstler. Bern 1921. 126 S. — 105. Müller, G. E.: Zur Analyse der Gedächtnistätigkeit und des Vorstellungsverlaufes. Z Psychol. I (1911); II. (1917), Erg.-Bd. **9**; III. (1913), Erg.-Bd. 8.

106. Naecke: 2 Fälle von Doppelsprache. Kapitel aus „Raritäten aus der Irrenanstalt". Allg. Z. Psychiatr. **50**, 653—660 (1894). — 107. Nayrac, Paul: L'automatisme mental. Congrès des médecins aliénistes, Blois, Juli 1927. Paris: Masson 1927. 47 S. — 108. Neisser, Clemens: Erörterungen über die Paranoia vom klinischen Standpunkte. Zbl. Nervenheilk. u. Ps. **15**, 1—20 (1892).— 109. Discussions-Bemerkungen zu einem Kahlbaumschen Fall von Pseudoparanoia. Allg. Z. f. Psychiatr. **49**, 493—497 (1893).— 110. Klinische Demonstrationen. Eine besondere Form von Wahnbildung. Allg. Z. Psychiatr. **49**, 499 (1893). — 111. Discussion über Paranoia in dem Berliner Verein für Psychiatrie. Ebenda **51**, 200 bis 205 (1895). — 112. Paranoia und Schwachsinn. Ebenda **53**, 241—269 (1897). — 113. Über die Sprachneubildungen Geisteskranker. Ebenda **55**, 443—446 (1898). — 114. Zur Dementia praecox-Frage. Psychiatr.-neur. Wschr. **11**, 8—10 (1909). — 115. Nelken, Jean: Psychologische Untersuchungen an Dementia praecox-Kranken. J. Psychol. u. Neur. **18**, 174—185 (1912).

116. Oesterreich, Konstantin: Einführung in die Religionspsychologie. Berlin: Mittler 1917.

117. Pascal, Constanza: La démence précoce. Paris: Alcan 1911. 302 S.—118. Pfeifer, Arwed, Richard: Der Geisteskranke und sein Werk. Leipzig: Alfred Kröner 1923. 147 S. — 119. Pfersdorff: Zur Pathologie der Sprache. Z. Neur. **2**, 629—673 (1910). — 120. Die Gruppierung der sprachlichen Associationen. Mschr. Psychiatr. **31**, 233—250, 350—376, 488—504 (1912). — 121. Pick, A.: Zur Lehre vom Verhältnis zwischen pathologischer Vorstellung und Hallucination. Ebenda **37**, 269—278 (1915). — 122. Bemerkungen zur Lehre von den Hallucinationen. Ebenda **52**, 65—77 (1922). — 122a. Pohl:

Über das Zusammenkommen von Epilepsie und originärer Paranoia. Psychol. med. Wschr. **13,** 375 (1888). — 123. POLLNOW, LUCIE: Beitrag zur Schriftuntersuchung bei Schizophrenen. Arch. f. Psychiatr. **80,** 352—366 (1927). — 124. POPPER, ERWIN: Der schizophrene Reaktionstypus. Z. Neur. **62,** 194—207 (1920). — 125. PREISIG, H.: Note sur le langage chez les aliénés. Arch. de Psychol. **11,** 91—113 (1911). — 126. PRINZHORN, HANS: Bildnerei der Geisteskranken. Berlin: Julius Springer, 2. Aufl. 361 S. 1923.

127. REISS, EDUARD: Über schizophrene Denkstörung. Z. Neur. **78,** 488—499 (1922). — 128. RIESE, WALTHER: Vincent van Gogh in der Krankheit. München: J. F. Bergmann 1926. 38 S. — 129. ROSENTAL. STEPHAN: Über Anfälle bei Dementia praecox. Z. Neur. **59,** 168—216 (1920).

130. SCHILDER, PAUL: Das Körperschema. Berlin: Julius Springer 1923 — 131. Seele und Leben. Berlin: Julius Springer 1923. 200 S. — 132. SCHILDER, PAUL und SUGÁR, NICOLAUS: Zur Lehre von den schizophrenen Sprachstörungen. Z. Neur. **104,** 689—714 (1926). — 133. SCHNEIDER, ADOLF: Studien über Sprachstörungen bei Schizophrenen (Schizophasien). Ebenda **108,** 491—524 (1927). — 134. SCHNEIDER, CARL: Über Gedankenentzug und Ratlosigkeit bei Schizophrenen. Ebenda **78,** 252—282 (1922). — 135. Über die Unterschiede zwischen schizophrener Sprache und Aphasie und zur Theorie der schizophrenen Sprachstörungen. Ebenda **96,** 251—274 (1925). — 136. Beiträge zur Lehre von der Schizophrenie. I. Mitt. Arch. f. Psychiatr. **73,** 47—112 (1925). — 137. Über die allgemeine Theorie der schizophrenen Symptome. Z. Neur. **96,** 572—602 (1925). — 138. Über einige klinische Probleme der Schizophrenie, besonders über die Bedeutung des Temperaments. Mschr. Psychiatr. **57,** 325—357 (1925). — 140. Die Bewegungs- und Handlungsstörungen Schizophrener. Ebenda **58,** 345—375 (1925). — 141. SCHNEIDER, KURT: Wesen und Erfassung des Schizophrenen. Z. Neur. **99,** 542—547 (1925). — 142. Zwangszustände und Schizophrenie. Arch. f. Psychiatr. **74,** 93—107 (1925). — 143. SCHREBER, DANIEL PAUL: Denkwürdigkeiten eines Nervenkranken. Leipzig: O. Mutze 1903. — 144. SCHRÖDER, PAUL: Von der Hallucination. Mschr. Psychiatr. **37,** 1—11 (1915). — 145. Über die Hallucinose und vom Hallucinieren. Ebenda **49,** 189—220 (1921). — 146. Degenerationspsychosen und Dementia praecox. Arch. f. Psychiatr. **66,** 1—51 (1922). — 147. Über Gesichtshallucination bei organischen Hirnleiden. Ebenda **73,** 277—308 (1925). —148. Das Hallucinieren. Z. Neur. **101,** 599—614 (1926). — 149. Über Degenerationspsychosen (metabolische Erkrankungen). Ebenda **105,** 539—547 (1926). — 150. Fremddenken und Fremdhandeln. Mschr. Psychiatr. **68,** 515—534 (1928). — 151. SCHROFF, ERWIN: Vorläufige Mitteilung über die Wirkung der Suggestion auf Nachbilder. Psychol. Forschg **7,** 260—267 (1926). — 152. SCHÜLE: Zur Katatoniefrage. Allg. Z. Psychiatr. **54,** 515—552 (1898). — 153. SCHULTE, HEINRICH: Versuch einer Theorie der paranoischen Eigenbeziehung und Wahnbildung. Psychol. Forschg. **5,** 1—23 (1924). — 154. SCHWAB, FRIEDRICH: Selbstschilderung eines Falles von schizophrener Psychose. Diss. Heidelberg 1918. 20 S. — 155. SCHWAB, GEORG: Vorläufige Mitteilung über Untersuchungen zum Wesen der subjektiven Anschauungsbilder. Psychol. Forschg. **5,** 321—339 (1924). — 156. SÉGLAS, J.: Des troubles du langage chez les aliénés. Paris: Rueff 1892. 304 S. — 157. SELZ, OTTO: Über die Gesetze des geordneten Denkverlaufs, Stuttgart 1913. — 158. Zur Psychologie des produktiven Denkens und des Irrtums. Bonn: Cohen 1922. — 159. SNELL, L.: Über die veränderte Sprechweise und die Bildung neuer Worte im Wahnsinn. Allg. Z. Psychiatr. **9,** 11—24 (1852). — 160. SPECHT, GUSTAV: Über den pathologischen Affekt in der chronischen Paranoia. Festschr. der Univ. Erlangen 1901. Erlangen-Leipzig: A. Deichert. — 161. SPITZER, LEO: Die Wortbildung als stilistisches Mittel. Halle 1910. — 162. STAUDENMAIER, LUDWIG: Die Magie als experimentelle Naturwissenschaft. Leipzig: Akadem. Verlagsgesellschaft 1912. — 163. STORCH, ALFRED: Über das archaische Denken in der Schizophrenie. Z. Neur. **78,** 500—511 (1922). — 164. Das archaisch-primitive Erleben und Denken der Schizophrenen. Berlin: Julius Springer 1922. 89 S. — 165. STRANSKY, ERWIN: Über Sprachverwirrtheit. Halle: Marhold 1905. 110 S. — 166. Zur Lehre von der Dementia praecox. Zbl. Nervenheilk. **27,** 1—29 (1904). — 167. Über Sprachverwirrtheit. Alts Sammlung **6.** Halle: Marhold 1905. 110 S. — 168. Über die Dementia praecox. Grenzfrag. Nerv.- u. Seelenleb. **67,** 1—46. Wiesbaden 1909.

169. Tanzi, Eugenio: I neologismi degli alienati in rapporto col delirio cronico. Riv. sper. Freniatr. **15**, 352—393 (1889); **16**, 1—35 (1890). — 170. Teulié, G.: Les rapports des langages néologiques et des idées délirantes en médecine mentale. Paris-Leipzig: Picard-Lorentz 1927. 165 S. — 171. Trénel, M.: „Néologìsmes". Artikel in Nouvelle pratique médico-chirurgicale illustrée 5. — 172. Tuczek, Karl: Analyse einer Katatonikersprache. Z. Neur. **72**, 279—307 (1921).

173. Vogt, Ragnar: Zur Psychologie der katatonischen Symptome. Zbl. Nervenheilk. **25**, 433—437 (1902). — 174. Vorkastner, W.: Epilepsie und Dementia praecox. Berlin: Karger 1918. 112 S.

175. Wetzel, Albrecht: Über Massenmörder. Berlin: Julius Springer 1920. 121 S. — 176. Das Weltuntergangserlebnis in der Schizophrenie. Z. Neur. **78**, 403—428 (1922). — 177. Weygandt, W.: Alte Dementia praecox. Zbl. Nervenheilk. **27**, 613—625 (1904). — 178. Kritische Bemerkungen zur Psychologie der Dementia praecox. Mschr. Psychiatr. **22**, 289—302 (1907). — 179. Wiersma, D.: Dementia praecox und psychische Energie. Z. Neur. **95**, 218—230 (1925). — 180. Wilmanns, Karl: Zur Psychopathologie des Landstreichers. Leipzig: Barth 1906. 418 S. — 181. Die Schizophrenie. Z. Neur. **78**, 325—372 (1922). — 182. Wilmanns-Ranke: Fall Emil Dahl. Nissls Beiträge **1**, 3—41 (1915).

183. Zingerle, H.: Zur Kenntnis der Störungen des sprachlichen Ausdrucks bei Schizophrenie. Neur. Zbl. **31**, 290—298 (1912).

Das Sonderheft der Psychiatrische en Neurologische Bladen **32**, Nr. 5 und 6 von 1928 kam leider erst in meinen Besitz, als diese Arbeit schon im Druck war. Im Bande „Schizophrenie" des Bumkeschen Handbuches für Psychiatrie wird dieses Heft noch besonders berücksichtigt werden.

Für mancherlei wichtige Hinweise bin ich den Herren Professor Wilmanns und Privatdozent Mayer-Gross dankbar verpflichtet.

Verlag von Julius Springer in Berlin W 9

Aus der Sammlung der
# Monographien aus dem Gesamtgebiete der Neurologie und Psychiatrie

Herausgegeben von

**O. Foerster**-Breslau und **K. Wilmanns**-Heidelberg

Band 4: **Affektstörungen.** Studien über ihre Ätiologie und Therapie. Von Dr. med. Ludwig Frank, Spezialarzt für Nerven- und Gemütskrankheiten in Zürich, ehem. Direktor der Kantonalen Irrenheilanstalt Münsterlingen, Thurgau. VII, 399 Seiten. 1913. RM 16.—

Band 9: **Selbstbewußtsein und Persönlichkeitsbewußtsein.** Eine psychopathologische Studie. Von Dr. Paul Schilder, Assistent an der Psychiatrischen und Nervenklinik der Universität Leipzig. VI, 298 Seiten. 1914. RM 14.—

Band 10: **Die Gemeingefährlichkeit** in psychiatrischer, juristischer und soziologischer Beziehung. Von Dr. jur. et med. M. H. Göring, Privatdozent für Psychiatrie, Assistenzarzt an der Klinik für psychische und nervöse Krankheiten zu Gießen. VII, 149 Seiten. 1915. RM 7.—

Band 12: **Studien über Vererbung und Entstehung geistiger Störungen. I. Zur Vererbung und Neuentstehung der Dementia praecox.** Von Professor Dr. Ernst Rüdin, München. Mit 66 Figuren und Tabellen. V, 172 Seiten. 1916. RM 9.—

Band 13: **Die Paranoia.** Eine monographische Studie. Von Dr. Hermann Krueger. Mit 1 Textabbildung. IV, 113 Seiten. 1917. RM 6.80

Band 17: **Das manisch-melancholische Irresein** (Manisch-depressives Irresein Kraepelin). Eine monographische Studie von Dr. Otto Rehm, Oberarzt der Bremischen Staatsirrenanstalt. Mit 14 Textabbildungen und 18 Tafeln. VI, 136 Seiten. 1919. RM 10.50

Band 21: **Die Influenzapsychosen und die Anlage zu Infektionspsychosen.** Von Professor Dr. K. Kleist, Frankfurt a. M. III, 55 Seiten. 1920. RM 4.50

Band 23: **Beiträge zur Ätiologie und Klinik der schweren Formen angeborener und früh erworbener Schwachsinnszustände.** Mit einem Anhang über Längen- und Massenwachstum idiotischer Kinder. Von Dr. A. Dollinger, Oberarzt am Kaiserin Auguste Victoria-Haus, Charlottenburg. Mit 22 Kurven. VI, 98 Seiten. 1921. RM 8.—

Band 24: **Die gemeingefährlichen Geisteskranken im Strafrecht, im Strafvollzuge und in der Irrenpflege.** Ein Beitrag zur Reform der Strafgesetzgebung, des Strafvollzuges und der Irrenfürsorge. Von Dr. Peter Rixen, Nervenarzt in Brieg. VI, 140 Seiten. 1921. RM 9.—

Band 26: **Studien über Vererbung und Entstehung geistiger Störungen.** Von Ernst Rüdin, München. **II. Die Nachkommenschaft bei endogenen Psychosen.** Genealogisch-charakterologische Untersuchungen von Dr. Hermann Hoffmann, Ass.-Arzt der Universitätsklinik für Gemüts- und Nervenkrankheiten in Tübingen. Mit 43 Textabbildungen. VI, 234 Seiten. 1921. RM 18.—

*Die Bezieher der „Zeitschrift für die gesamte Neurologie und Psychiatrie" und des „Zentralblattes für die gesamte Neurologie und Psychiatrie" erhalten die „Monographien" mit einem Nachlaß von 10%.*

If you have any concerns about our products,
you can contact us on
**ProductSafety@springernature.com**

In case Publisher is established outside the EU,
the EU authorized representative is:
**Springer Nature Customer Service Center GmbH
Europaplatz 3, 69115 Heidelberg, Germany**

Printed by Libri Plureos GmbH
in Hamburg, Germany